EXTREM! 2

*Christoph Brandhurst*

# EXTREM! 2

*Frauen, Männer und Paare erzählen von der Lust an ihrer Leidenschaft*

*Schwarzkopf & Schwarzkopf Verlag*

## 3. SADIS'ME

## 4. EXTREM ANDERS

# VORWORT

**Abartig.** Der Ausdruck bezeichnet Sexualverhalten, das vom Sprecher missbilligt wird. Durch die Implikation, dass die getadelten Personen »aus der Art geschlagen«, also biologisch minderwertig sind, soll die Missbilligung als naturwissenschaftlich begründet erscheinen. Es handelt sich aber einfach um ein Schimpfwort ohne wissenschaftlichen Erkenntnisgehalt.

*Archiv für Sexualwissenschaft.*
*Humbold-Universität zu Berlin*

Nach dem Erscheinen von *Extrem!* erhielt ich einen Brief von einem Doktor der Physik, der sich über eine Bemerkung in meiner Einführung erregte. Darin hatte ich geschrieben: »Biologie und Physik haben alles erklärt und erforscht, die Geographie jeden Fleck der Erde entmystifiziert, und das Fernsehen zeigt uns täglich, was beim Nachbarn unter der Bettdecke passiert: Wenn wir ehrlich sind: Nichts wirklich Aufregendes.«

Letzteres sei vielleicht korrekt, räumt der Wissenschaftler ein, die erste Behauptung jedoch sei völlig falsch und zeuge von meiner Unwissenheit; denn nichts sei wirklich erklärt und erforscht. Genaugenommen stehe die Menschheit heute dank der Technik, die immer mehr sichtbar mache, vor größeren Rätseln als jemals zuvor. Es folgt eine längere Abhandlung über die Untiefen der Physik – und ich ließ mich bereitwillig aufklären. Der Doktor hat sicherlich Recht; viele wahrlich interessante Fragen aus dem Bereich der Biologie und der Physik beschäftigen sind noch heute offen. Zwar steigt die Technisierung des Alltags rapide an und suggeriert ein tiefes Verständnis und eine ebensolche Kontrolle der Natur, doch die Realität sieht anders aus. Nach wie vor gibt es viele ungelöste (fundamentale) Rätsel und entzieht sich die Natur einer vollständigenBeobachtung. Zugegeben, meine Einführung war leicht überzogen, vielleicht sogar etwas polemisch. Doch was schadet das?

Denn es ist doch die Aufklärung in letzterem Bereich, die mir am Herzen liegt: Die Tatsache, dass Menschen, die Erotik jenseits des »Herkömmlichen« leben, nach wie vor als »anders«, »abartig« oder »pervers« diskreditiert werden, ohne dass hinterfragt wird, warum und wie sie so ticken, verlangt danach, erklärt zu werden. Heutzutage sind die verschiedenartigsten, sexuellen Neigungen zwar wohlbekannt, doch immer noch mit Vorurteilen behaftet. Es mangelt noch immer an Verständnis. Und wenn es nur gelingt, sich durch Polemik Gehör zu verschaffen, dann soll es so sein.

23 Gesprächspartner erzählten in *Extrem!* ausführlich und mitunter sehr intim über ihre Neigungen, ihre Beweggründe, ihre Lebensgeschichten. Einige Berichte waren schlicht, einfach fürs Gemüt. Andere, exhibitionistisch und hart, verlangten Standfestigkeit vom Leser. Mehr als einmal habe ich mich gefragt: »Kann ich das überhaupt schreiben? Will das wirklich jemand lesen?« Man kann. Und man will, wie die Reaktion der Leser zeigt. Das Forum der deutschen SM-Szene, *Lustschmerz*, befand: »Gut ist auf jeden Fall die Normalität, dass Bücher dieser Art (...) geschrieben werden, Einzug in deutschen Buchhandlungen halten und ein Verlag wie Schwarzkopf & Schwarzkopf eine Schneise für Veröffentlichungen über den Tellerrand schlägt.«

Sowohl der Verlag als auch ich waren überrascht, wie viele Leser sich für *Extrem!* begeistern konnten. Natürlich, das Thema SM wird von den Medien inzwischen weit offener gehandhabt als noch vor 20 Jahren. Jede Erotiksendung hat schon mindestens einmal über Peitschen, Andreaskreuze und Dominas berichtet und auch in Boulevardsendungen gehören Lack und Leder längst zum alltäglichen Geschehen. Oft jedoch bleiben die Beiträge recht plakativ und oberflächlich und tragen somit wenig dazu bei, Verständnis und Toleranz zu erzeugen. Offenkundig besteht noch ein großer Bedarf an Büchern wie *Extrem!*

Und genau das ist der Grund, warum Sie jetzt *Extrem! 2* in den Händen halten. Denn wer glaubt, dass mit dem ersten Band bereits alles gesagt sei, der irrt. Die Möglichkeiten sexueller Lust und Leidenschaft sind noch viel mannigfaltiger. Noch mehr Frauen, Männer und Paare berichten freimütig über ihre geheimen Neigungen, wie sie sie entdeckt haben, wie sie lernten, damit umzugehen und wie sie heute dazu stehen.

*Christoph Brandhurst,*
*im Oktober 2004*

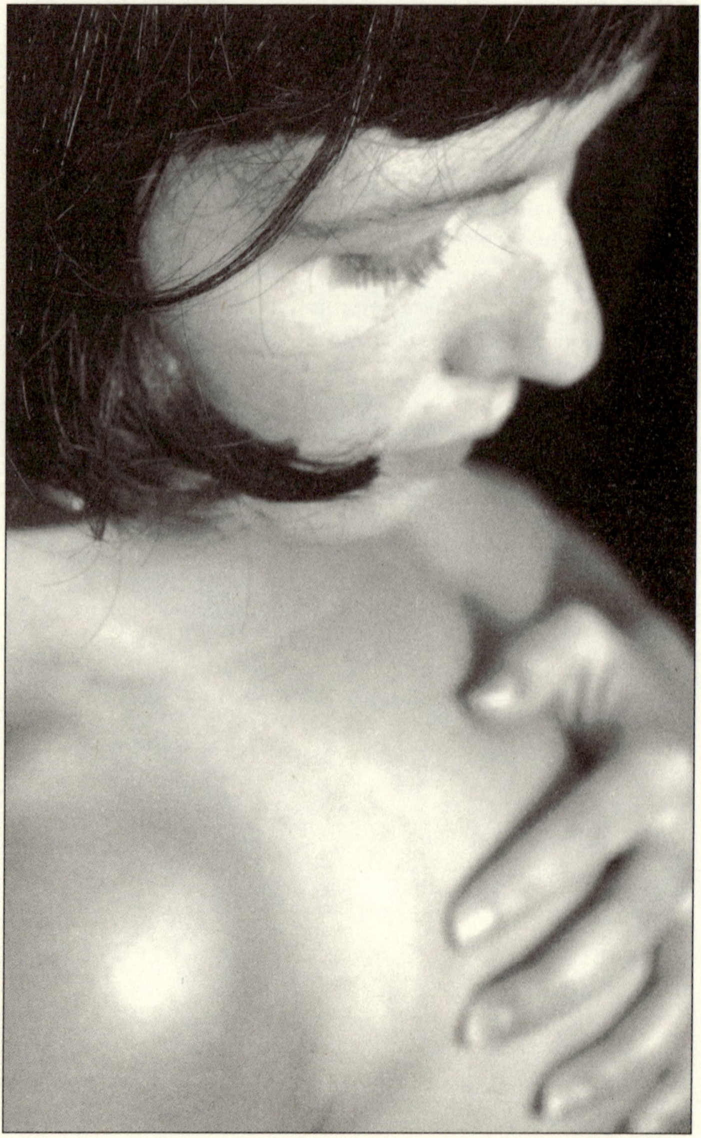

# SWING UP YOUR LIFE

**Swingen.** (Jargon)
a) von Zeit zu Zeit statt mit dem eigenen Partner mit einem anderen geschlechtlich verkehren;
b) Gruppensex betreiben.

*Duden. Fremdwörterbuch*

# »NATÜRLICH MUSS MAN BEIM SWINGEN SEX UND LIEBE TRENNEN.«

*Alexandra, 42 & André, 36*

**Alexandra:** Wir haben uns vor 16 Jahren kennen gelernt, bei einem Volkslauf. Verheiratet sind wir seit neun Jahren.

**André:** Es waren die gleichen Interessen ...

**Alexandra:** ... in Bezug auf den Sport ...

**André:** ... die uns zueinander brachten. Außerdem die humorvolle Art des jeweils anderen; besonders faszinierte mich ihre selbstbewusste Ausstrahlung und Zielstrebigkeit.

**Alexandra:** An ihm gefiel mir besonders seine Unbekümmertheit. Das kommt nicht von ungefähr. Er ist ja sechs Jahre jünger als ich.

**André:** Natürlich spielte Sex bei uns auch eine sehr große Rolle.

**Alexandra:** Ja, es hatte einen sehr großen Stellenwert. Wir waren ja noch jung ...

**André:** Interessanterweise gab es bei uns dann nicht die typische Entwicklung, wie sie in anderen Beziehungen üblich ist, so etwas wie: anfangs schüchterne Verschmustheit, dann wilde Leidenschaft, am Ende tote Hose ...

**Alexandra:** Klar, dass die anfängliche Ekstase nachließ, aber bis heute wechseln sich Phasen, in denen wir schmusen, mit denen ab, in denen wir wild übereinander herfallen. So richtig tote Hose über einen längeren Zeitraum ist bei uns eigentlich noch nicht vorgekommen, höchstens mal ein paar Tage, oder wenn es aus nachvollziehbaren Gründen nicht ging.

**André:** Vor acht Jahren sind wir zum ersten Mal in einem Swingerclub gelandet.

**Alexandra:** Der eigentliche Grund, weswegen wir in den Swingerclub gingen, tja, das war Neugierde. Wir sind eher durch Zufall auf solche Clubs gestoßen, durch so ein Anzeigenblatt, in dem auch Werbeanzeigen für Swingerclubs abgedruckt waren.

**André:** Wir fanden die Vorstellung, sich so etwas doch mal anzusehen, sehr spannend.

**Alexandra:** So genau wissen wir nicht mehr, wer von uns beiden derjenige war, der den Vorschlag gemacht hat, doch mal selbst einen Swingerclub zu besuchen.

**André:** Aber es war wohl Alexandra, die das Thema immer mal wieder zur Sprache brachte.

**Alexandra:** Und André reagierte nicht ablehnend. Aber trotzdem sind uns erst einmal viele Gedanken durch den Kopf gegangen. Meist fragten wir uns, was uns denn wohl dort in so einem Swingerclub erwarten würde.

**André:** Wir haben viel darüber gesprochen und diskutiert.

**Alexandra:** Von der ersten Idee bis zur »Tat« hat es bestimmt fast zwei Jahre gedauert. Diskutiert haben wir tatsächlich viel. Wir machten uns Gedanken und sehr viele Phantasien. Aber die Neugierde siegte dann irgendwann. Ja, Neugierde, das war eigentlich das wichtigste Argument für einen Besuch im Swingerclub.

**André:** Und natürlich haben wir uns für unseren ersten Besuch Regeln aufgestellt.

**Alexandra:** Eigentlich nur eine einzige Regel. Die Regel war, sich alles nur anzusehen. Der Gedanke, etwas mit anderen Personen zu machen, stand am Anfang gar nicht zur Debatte. Und wir wollten das auch überhaupt nicht.

**André:** Wir informierten uns über einige Clubs. Damals noch nicht übers Internet, sondern ausschließlich über Zeitschriften. Der erste Club, den wir besuchten, war ein Swingerclub mit Herrenüberschuss. Dass es auch Pärchenclubs gibt, wussten wir damals noch nicht. In einen Paareclub nämlich kommen keine Solopersonen rein, zumindest keine einzelnen Herren. Bei Damen wird schon mal gelegentlich eine Ausnahme gemacht, aber das wird von Club zu Club unterschiedlich gehändelt.

**Alexandra:** Unsere Wahl fiel deshalb auf diesen Club, weil er von der Entfernung her ideal für uns erschien. Allzu weit fahren wollten wir damals noch nicht. Heute schauen wir, wenn wir in einen Club gehen, auch auf andere Sachen, die passen sollten. Da spielt die Entfernung keine allzu große Rolle mehr.

**André:** Nun, unser erster Abend in einem Swingerclub war ingesamt recht positiv.

**Alexandra:** Wenn es auch sehr gewöhnungsbedürftig war, sich nackt vor anderen zu zeigen, anderen beim Sex zuzusehen oder zu wissen, dass andere einem selbst dabei zusehen. Insgesamt aber waren die Leute alle sehr zurückhaltend und nicht aufdringlich.

**André:** Nicht so toll waren lediglich die vielen einzelnen Herren, die sich zwar zurückhielten, aber am Gucken konnte man sie ja nicht hindern ... Das hat mich anfangs doch etwas gestört.

**Alexandra:** Wir haben aber auch automatisch die schützende Nähe zueinander gesucht. Wir blieben den ganzen Abend beieinander, das war in gewisser Weise auch von Anfang an klar. Alleine wären wir uns ziemlich verlassen vorgekommen. Ohne den anderen hätten wir uns nicht wohl gefühlt.

**André:** Der Partner gab natürlich eine gewisse Sicherheit in so einer unbekannten Situation. Aber enttäuschend war der Abend eigentlich nicht.

**Alexandra:** Im Gegenteil, wir hatten auf jeden Fall guten Sex zusammen.

**André:** Unser erster Clubbesuch hatte allerdings, wie fast alle anderen heute auch noch, einige »Nachwehen«, als wir wieder daheim waren. Wir waren von den ganzen Eindrücken und dem Erlebten noch so erregt, dass sich das noch lange auf unseren Sex auswirkte. Vor allem gab es – und gibt es immer wieder – neuen Gesprächsstoff, über das Erlebte, positive wie auch negative Eindrücke.

**Alexandra:** Es war uns eigentlich schon klar, dass wir nicht zum letzten Mal in einem Club dieser Art waren. Wir fanden die vielen Situationen sehr spannend und erregend. Und wir hatten ja noch so vieles, was wir vielleicht auch mal ausprobieren wollten, irgendwann in einem dieser Clubs ...

**André:** Wie lange es schlussendlich dauerte, bis wir zum zweiten Mal in einen Club fuhren, daran kann ich mich nicht mehr erinnern.

**Alexandra:** Aber so ein paar Wochen werden es wohl gewesen sein. Die Erlebnisse vom ersten Mal mussten erst einmal sacken und verarbeitet werden.

**André:** Heute gehen wir fast regelmäßig in einen Swingerclub, meist an den Wochenenden. Dabei suchen wir immer verschiedene Clubs aus. Anlässe dazu gibt es natürlich auch, ständig neue, besondere Mottopartys oder Geburtstage, die man dort feiert.

**Alexandra:** Ja, ein Clubbesuch ist äußerst faszinierend. Was uns daran fasziniert? Jeder Besuch ist ein neues Erlebnis. Nichts ist so, wie man es vorher erlebt hat. Jeder Besuch ist anders.

**André:** Natürlich haben wir auch Kontakte zu anderen Paaren in den Clubs geschlossen.

**Alexandra:** Aber keine Paare, mit denen wir uns außerhalb der Clubs zu sexuellen Vergnügungen treffen.

**André:** Das ist eine goldene Swingerregel, die uns ein erfahrenes Paar mit auf den Weg gab: Im Club ist alles möglich, außerhalb tabu!

**Alexandra:** Zudem gefällt uns Swingen im privaten Rahmen auch nicht wirklich. Ein Schlafzimmer kann eben die Atmosphäre und Stimmung eines Clubs nicht ersetzen.

**André:** Und Freundschaften über die berühmte Bettkante hinaus funktionieren sowieso nicht. Da käme vielleicht der Faktor Eifersucht zu sehr ins Spiel, wenn man sich auf privater Ebene zu gut verstehen würde.

**Alexandra:** Obwohl sich unsere Regeln mit der Zeit schon verschoben haben.

**André:** Auf jeden Fall. Wobei es an so einem Clubabend viel auf die Situation und die persönliche Stimmung ankommt. Grundsätzlich heißt aber »Nein« auch »Nein«. Und das hat jeder von uns beiden zu akzeptieren. Sonst klappt es nicht mit dem Swingen und es würde unnötigen Streit und Stress geben.

**Alexandra:** Natürlich muss man beim Swingen Sex und Liebe ganz klar trennen, sonst könnte das fatale Folgen haben. Es ist ja auch nicht Sinn der Sache, sich anderweitig zu verlieben.

**André:** Von daher können wir nur sagen, dass unsere Gefühle füreinander noch immer dieselben sind wie vor der Swingerei.

**Alexandra:** Aber wo gibt es schon eine hundertprozentige Treuegarantie?

**André:** Es gibt ja Leute, die behaupten, ein Swingerclub wäre ein organisierter Seitensprung ...

**Alexandra:** O ja, um auf den »organisierten Seitensprung« zu kommen! Ein Seitensprung ist für uns etwas, was heimlich hinter dem Rücken des Partners passiert. Das heißt: Man *betrügt* ihn.

**André:** Da wir aber nie alleine etwas unternehmen, sondern immer nur als Paar unterwegs sind, betrügen wir nicht.

**Alexandra:** Mal ehrlich: Welcher Mann, welche Frau hat nicht schon mal davon geträumt, fremde Haut zu spüren oder mehr?

**André:** Genau. Und bevor ein Partner seine Phantasien heimlich woanders verwirklicht, kann man sie doch besser gemeinsam ausleben.

**Alexandra:** Und wie schon gesagt: Wenn jemand etwas nicht möchte, dann gilt das für beide.

**André:** Und wir reden DAHER auch nicht von Seitensprung, wenn wir im Swingerclub sind. Weil es für uns kein Seitensprung ist.

**Alexandra:** Das Schlimme an einem echten Seitensprung wäre auch nicht der eigentliche Sex, sondern der Vertrauensbruch. Es schmerzt bestimmt mehr, wenn man sich des Partners nicht mehr wirklich sicher sein kann.

**André:** Aber in einer Beziehung wie der unsrigen hat es eigentlich keiner von uns beiden nötig, aus rein sexuellen Motiven fremdzugehen. Dahinter würde dann wahrscheinlich mehr stecken. Und das wäre schlimmer.

**Alexandra:** Verzeihen würden wir uns das sicherlich ...

**André:** ...das ist auch schon mal passiert ...

**Alexanra:** ... aber dran zu knacken hätten wir schon. Sollte man es daher beichten? Sollte man das? Eigentlich nicht, solange es keine richtige Affäre ist. Was der andere nicht weiß, macht ihn nicht heiß. Und wir sind doch alle nur Menschen.

**André:** Genau. Und deswegen gehen wir noch heute immer wieder gerne in einen Swingerclub.

**Alexandra:** Wo wir schon sehr viel Interessantes erlebt haben.

**André:** Von einem schönsten oder aufregendsten Erlebnis kann ich allerdings nur schwer reden, da wir mittlerweile so viel unterwegs waren. Jeder Abend verläuft anders.

**Alexandra:** Ich würde eher behaupten: Jeder Abend ist ein ganz neues, eigenes Erlebnis. Ein absolutes Highlight lässt sich deshalb schwer festmachen.

**André:** Toll ist, wenn es mit den Leuten, zu denen wir intimen Kontakt hatten, einfach gut passt und wir uns toll verstehen.

**Alexandra:** Abende mit einem Bi-Herren gehören zu den besonderen Ereignissen. Und André findet es natürlich immer sehr aufregend, wenn ich mit einer Frau etwas mache ...

**André:** Schlimm dagegen war, wenn wir beide uns während eines Swinger-Abends nicht mehr verstanden haben. Oder der eine gerne etwas machen, zum Beispiel mit bestimmten Leuten auf die Matte gehen wollte, – und der andere nicht, weil es vielleicht von der Sympathie oder der Optik her nicht gepasst hat.

**Alexandra:** Sehr unschön sind natürlich auch Streitigkeiten zwischen anderen Paaren, die sich im Club in aller Öffentlichkeit in die Haare kriegen.

**André:** Ansonsten waren andere kleine Unannehmlichkeiten nicht wirklich schlimm. Wie gesagt, jeder Abend verläuft anders.

**Alexandra:** Und was wir im Club nicht erleben wollen?

**André:** Schwierige Frage ...

**Alexandra:** Ganz sicher Gewalt oder brutale Übergriffe.

**André:** Oder dass sich ein Partner über sämtliche gemeinsame Spielregeln hinwegsetzt und möglicherweise alleine losgeht.

**Alexandra:** Das ist auch etwas, was wir anderen Paaren raten. Sie sollten sich im Vorfeld nicht nur über den Club ihrer Wahl gut informieren; viele glauben, damit wäre alles schon geregelt.

**André:** Viel wichtiger sind gemeinsame Spielregeln ...

**Alexandra:** Und das Vertrauen zum Partner!

**André:** ... und die Bereitschaft, sich auch daran zu halten. Vertrauen ist sehr wichtig, vor allem wenn man im privaten Leben ein Paar ist und Gefühle im Spiel sind. Bei allen anderen, den so genannten »Fickgemeinschaften«, die sich nur zum Poppen im Club verabreden, spielt das sicher eine wesentlich geringere Rolle.

**Alexandra:** Natürlich müssen *beide* Partner einen Besuch im Swingerclub wollen. Ein überredeter Partner ist keine gute Idee und führt ganz bestimmt nur zu Frust, Ärger und Streit.

**André:** Solche Paare haben wir in den Clubs auch schon erlebt. Unschöne Szenen.

## »EIN BESUCH IM SWINGERCLUB IST FAST WIE URLAUB.«

*Renate, 51, & Erich, 53*

Wir beide sind fast 30 Jahren verheiratet, das ist eine verdammt lange Zeit, das trifft man heutzutage nur noch selten. Solche Paare sterben wirklich aus. Ernsthaft, Paare, die heute jung heiraten, halten keine zehn Jahre mehr durch. Wahrscheinlich liegt das an unserer Gesellschaft, dem schnellen Konsum, der Wegwerfmentalität. Weswegen sollte man heute noch lange um etwas kämpfen, wenn man es an jeder Ecke neu bekommt? Mag sein, dass dieser Vergleich ein wenig hinkt, wir finden aber, er trifft das Problem heutzutage. Damit eine Beziehung auf Dauer hält, bedarf es viel Arbeit, die man investieren muss. Das fällt natürlich nicht immer leicht, gerade in Zeiten, in denen im Beruf viel abverlangt wird. Aber wer hat behauptet, dass das Leben einfach sei?

Nein, wir werden jetzt nicht philosophisch. Was wir damit ausdrücken wollen, ist: Alles hat seinen Preis. Auch der Partner fürs Leben.

Selbstverständlich hat auch unsere Beziehung Höhen und Tiefen erlebt. Und mit Sicherheit standen wir auch irgendwann einmal an einem Punkt, wo bei uns im Bett nicht mehr viel passiert ist. Wir sitzen nicht hier, um zu erklären, wir hätten dic Patentlösung für die ideale, lustvolle Beziehung auf Lebenszeit. Wer das erwartet, sollte besser nicht mehr zuhören. Wir können lediglich von eigener Erfahrung sprechen; Erfahrung, die dazu geführt hat, dass wir 30 Jahre verheiratet sind – und bleiben werden.

Grundsätzlich nicht überraschend, wenn man zwanzig Jahre ein Paar ist, verliert der Partner an Reiz. Darüber machen auch wir beide uns überhaupt keine Illusionen. Darüber haben wir irgendwann gesprochen, ganz offen, ganz ehrlich. Sicherlich ist das auch ein großer Vorteil, den wir beide genießen – wir können über alles reden. Wir sind offen und ehrlich zueinander. Das schafft Vertrauen. Und wenn der eine sagt: »Lass uns doch mal was Neues im Bett ausprobieren,« dann ist der andere nicht gleich eingeschnappt, nimmt das nicht persönlich oder zweifelt gar an seiner Attraktivität. Wo kämen wir da hin? Wer über zwanzig Jahre jedes Jahr den Urlaub an der französischen Atlantikküste verbracht hat, hat dort wahrscheinlich auch jedes Fleckchen Erde erkundet und entdeckt nicht unbedingt mehr viel Neues. So ähnlich ist es doch auch in einer Beziehung – wenn man zwanzig Jahre lang Sex mit dem Partner hatte, dann weiß man, worauf er wie reagiert und was er am liebsten mag. Der Reiz des Unbekannten ist verflogen, Gewohnheit kehrt ein. Es kann auch durchaus Vorteile haben, den anderen in- und auswendig zu kennen.

Zumindest war das bei uns der Fall. Es hat uns ungeheuren Spaß bereitet, den anderen zum Höhepunkt zu bringen, weil wir genau wussten, wie. So konnten wir uns, wenn wir wollten, geschickt und schnell gegenseitig zum Rasen bringen, oder uns raffiniert und in aller Gemächlichkeit auf die Folter spannen. Wie gesagt, es hat seinen Reiz, die Körperregionen des anderen bis ins Detail erschlossen zu haben.

Gleichzeitig sollte man sich aber immer neuen Dingen aufgeschlossen zeigen. Sonst geht der Reiz vielleicht irgendwann tatsächlich verloren. Unsere Tochter würde dazu sagen: Der Kick wäre weg! Ja, das bringt es auf den Punkt: der Kick.

Wie wir aber eingangs sagten – man darf den Partner nicht ausschließen. Man muss ihn an der Suche nach dem neuen Kick beteiligen. Bei uns beiden ist das kein Problem, denn wir reden darüber.

Wir wollen nicht behaupten, dass wir ein sexuell besonders aufgeschlossenes Paar sind. Doch wir haben viele Stellungen ausprobiert, immer mal wieder mit neuem Sexspielzeug experimentiert und uns ein wenig in das Feld der SM vorgewagt. Richtige SM-Anhänger würden wahrscheinlich über uns und unsere Utensilien lachen: Handschellen, Fesseln, Seile, Peitschen, solche Dinge eben, nichts Spektakuläres. Gelegentlich haben wir Wachs zur Hilfe genommen und uns gegenseitig auf den Körper geträufelt. Ein paar Mal haben wir es mit Urin versucht, den wir uns gegenseitig auf den Intimbereich pinkelten, aber das hat uns weniger Spaß gemacht. Alles in allem geben wir, rein sexuell gesehen, wohl ein durchschnittliches Ehepaar ab.

Es ist auch noch gar nicht so lange her, dass Renate fragte, ob wir es nicht mal in einem Swingerclub versuchen sollten. Dass ausgerechnet sie den Vorschlag gemacht hat, hat mich doch ein wenig verwundert. Denn normalerweise sind es ja die Männer, die es in die Pärchenclubs zieht. Es überraschte mich, denn ich hatte mit diesem Vorschlag nicht gerechnet; das Thema war vorher nie aufgekommen. Ich fragte: »Wie kommst du darauf? Hast du da schon öfter dran gedacht?«

Renate erklärte: »Ja, ich habe daran schon häufiger gedacht.«

»Und du hast nie darüber gesprochen?«

Renate sagte: »Ich habe mich nicht getraut.«

Das war der Moment, der mich vollends bestürzte. Denn eigentlich hatten wir angenommen, über alles reden zu können, vor allem auch über sexuelle Aspekte unserer Beziehung. Denn uns war immer klar: Wenn wir ein Paar bleiben wollen, wie wir es uns vor dem Traualter geschworen haben – und die Formel »in guten wie in schlechten Zeiten, bis dass der Tod euch scheidet« haben wir verdammt ernst genommen –, dann *müssen* wir offen über Sex reden, bevor einer von uns aus der Not, Verzweiflung, aus unterdrückter Lust oder verdrängter Leidenschaft einen dummen Fehler begeht.

Dass Renate ausgerechnet in dieser Sache nicht mit mir reden konnte, gab uns dann doch zu denken, so dass wir den Gedanken an einen Swingerclub für die erste Zeit vergaßen und uns erst einmal mit uns selbst beschäftigten. Im Nachhinein sind wir ganz froh darüber, denn es hat uns einander noch näher gebracht und wahrscheinlich erst für einen Pärchenclub reif und stark werden lassen.

Denn natürlich hing da noch die Frage im Raum, was genau wir von einem Besuch in einem Club erwarten wollten und durften. In erster Linie war es der – wir wiederholen uns – *Kick*. Denn zugegeben, die letzten Monate war der Sex bei uns mehr oder minder eingeschlafen und nur noch selten erwacht. Das war kein Grund zur Sorge, aber auch kein Grund, in Zukunft ganz darauf zu verzichten. Also musste eine Lösung her, etwas, was uns ein bisschen anregte, natürlich auch erregte.

Pornofilme haben wir in den 30 Jahren unserer Beziehung mehr als einmal geguckt. Je nachdem, welche man sich anschaut, sind die Streifen ganz nett und stimulierend – wenn man bereit ist, sich darauf einzulassen und sich nicht an der schlichten Story stört. Anderen Paaren beim Sex zuzuschauen, hat was ungemein Faszinierendes. Vielleicht auch etwas Schmutziges, Verdorbenes. Etwas, worüber man manchmal nicht gerne spricht.

Wir sind bieder aufgewachsen, irgendwo auf dem Land, wo ein Dorf wie das andere ist. Sonntags gehörte man in die Kirche und wenn Pfarrfest war, an irgendeinen Stand, wo man Kaffee und Kuchen an Senioren und den örtlichen Musikverein ausschenkte. Dagegen begehrte man nicht auf, wieso auch, schließlich traf man nette Menschen, die so waren wie man selbst. Man trank einen oder zwei über den Durst, hatte im Verlauf des Tages eine Menge Spaß und ging am nächsten Montag wieder zur Arbeit. Pornofilme, Swingerclubs, SM, das alles war so weit entfernt wie der Mond. Undenkbar, ihn zu erreichen. Also redete man auch gar nicht drüber. Mag sein, dass dahinter noch viel mehr Gründe steckten – Prüderie, Spießigkeit, Konservatismus. Aber das ist uns gar nicht so bewusst.

Jedenfalls kamen wir vorher nie auf die Idee, in einen Club zu gehen und leibhaftig aus der Nähe zu verfolgen, wie andere Paare es miteinander treiben. Wenn man uns fragt, warum, wir haben keine Antwort darauf. Vielleicht weil wir so aufwuchsen, wie wir aufgewachsen sind.

Nun aber stand das Thema Swingerclub im Raum, und auf einmal bekam der Gedanke, anderen Paaren beim Sex zuzuschauen, einen ganz neuen Blickwinkel. Wir machten uns klar, wo wir unsere Grenzen stecken würden und wir waren uns sicher, dass es daran nichts zu rütteln gäbe.

War nur noch die Frage, wie wir den richtigen Club für uns finden würden. Wir waren völlig unbedarft und getrauten uns auch nicht, im Bekanntenkreis nachzufragen. So weit steckte die Erziehung dann doch noch in uns drin, dass uns das peinlich gewesen wäre. Wir leben immerhin auf dem Dorf, und da spricht sich so was schnell herum. Man darf nicht vergessen, wir sind fest verwurzelt hier. Wir üben Berufe aus, bei denen wir nahezu täglich mit Kunden konfrontiert sind, Nachbarn, Bekannte, deren Freunde, deren Familien und so weiter und so fort. Selbst unsere Tochter hat eine Ausbildung in einem der örtlichen Betriebe begonnen. Vorsicht ist die Mutter der Porzellankiste.

Also blieb im Grunde nur das Internet. Es dauerte noch mal zwei Monate, in denen wir allerhand Clubs anschauten, uns in einigen Chats informierten und schließlich eine Wahl trafen. Er sollte gediegen sein, nicht schmuddelig, nicht unbedingt nur von jungem Publikum frequentiert, das uns ältere Herrschaften mitleidig begutachten würde. Damit wollen wir nicht sagen, dass wir beide zwei dicke, alte, runzelige Gestalten sind. Wir finden, für unser Alter haben wir uns gut gehalten, okay, hier und da eine Falte, eine graue Strähne, und der kleine Bauchansatz von Erich auch nicht zu vergessen. Aber wir wollten uns wohl fühlen, im Hintergrund halten, Eindrücke sammeln, nicht auf einem Präsentierteller sitzen. Das war noch nie unsere Art, nicht wenn man wie wir auf dem Dorf aufgewachsen ist. Hier bleibt man lieber unscheinbar. Fast unsichtbar.

Unser Club lag knapp dreihundert Kilometer entfernt, das schien uns die richtige, sichere Entfernung zu sein. An einem lauen Freitag fuhren wir dorthin und erlebten eine Überraschung. Wir hatten im Vorfeld viel darüber gesprochen, natürlich, das blieb nicht aus. Und wie geschildert, hatten wir uns sehr viele Internetseiten angesehen. Aber das alles hilft nicht wirklich, sich einen Eindruck zu verschaffen. Im Grunde wussten wir nur, was wir zu erwarten hofften. Aber wir wussten nicht, was uns wirklich erwartete. Der Club, in den wir gingen, übertraf all unsere Erwartungen.

Von Atmosphäre zu sprechen, damit täte man ihm beinahe Unrecht. Atmosphäre klingt so schwammig und unbestimmt. Flair trifft es besser. Flair hat was Positives, Angenehmes, etwas Warmes, Seidenes, Gehaltvolles. Allein die Umkleiden, Räumlichkeiten, in denen man sich im Verlauf einer Clubnacht doch am allerwenigsten aufhält, waren mit derart viel Geschmack eingerichtet, dass man Lust verspürte, bei einem guten Glas Wein, den Rest des Abends hier zu verbringen.

Und erst einmal die Clubräume! Wie im Urlaub. Nur irgendwie viel besser und schöner. Was natürlich am Ambiente lag, aber auch an den Gästen, die mit ihrer Anwesenheit dazu beitrugen. Im Urlaub trifft man auf Touristen, die in knallbunten Shorts und in weißbesockten Sandalen durch die Pampa stampfen. In diesem Club aber herrschte erotisches Flair – da ist es wieder, dieses wunderbare Wort.

Die Frauen trugen Spitzenunterwäsche, Dessous, Strings, Bikinis, dazu nicht selten High Heels, und auch die Männer hatten sich Mühe gegeben, attraktiv zu wirken. So kam es, dass selbst Paare, die ein paar Pfunde mehr auf die Waage brachten, alles andere als unansehnlich waren, sondern sich nahtlos in das Geschehen einreihten.

Es gab einen Gastronomiebereich mit üppigem Buffet, eine Bar, eine Discothek und viele Zimmer, in denen man seinen Trieben – alleine oder mit mehreren – nachgehen konnte. An der Bar lernten wir recht schnell ein anderes, älteres Pärchen kennen, das sich offenkundig nicht zum ersten Mal hier aufhielt und es sich zur Aufgabe gemacht hatte, Frischlinge einzuweisen. Sie überstürzten nichts, führten uns umher, drängten zu nichts und zeigten uns alle Spielwiesen.

Am späteren Abend fielen bei den meisten die Hemmungen und auf den Zimmern herrschte reger Betrieb. Wir schauten hier, schauten dort und fühlten uns eigentümlich jung und frisch, so dass wir uns weit nach Mitternacht selbst in einem der kleineren Zimmer wiederfanden und uns miteinander vergnügten. Einmal versuchte sich ein anderes Pärchen bei uns einzuschalten, aber wir lehnten dankend ab.

An einem anderen Paar waren wir gar nicht interessiert. Wir hatten unseren Spaß alleine. Das war gut so. So weit hatten wir uns auch im Vorfeld abgesprochen. Und das ist bis heute geblieben. Das Bedürfnis, eine andere Frau oder einen anderen Mann hinzuzuziehen, haben wir nicht. Dazu lieben wir uns viel zu sehr und es würde uns wahnsinnig machen zu sehen, wie der Partner eine andere Frau oder einen anderen Mann im Arm hält. Deshalb lassen wir es bleiben.

Wir sind nicht oft im Swingerclub. Vielleicht fahren wir alle zwei Monate einmal dorthin, das reicht uns völlig aus, es soll nicht zur Gewohnheit werden. So erhalten wir uns den Reiz, den *Kick*. Aber wenn wir fahren, genießen wir die Zeit, das Essen, die Getränke, die Erotik, das Flair. Wir verwöhnen uns beide, fallen übereinander her, lassen uns animieren und fühlen uns danach wie erholt. Von diesem Erlebnis zehren wir die nächsten acht Wochen. Beinahe ist es wie Urlaub.

## »WIR ERWEITERTEN GEMEINSAM UNSEREN HORIZONT.«

*Romina, 23 & Arndt, 31*

**Romina:** Ist schon witzig, wenn man bedenkt, wo Arndt und ich uns kennen gelernt haben.

**Arndt:** Ja, eigentlich darf man das niemandem erzählen. Das war nämlich in einem Pärchenclub, vor zwei Jahren.

**Romina:** Damals war ich noch mit meinem Ex-Freund zusammen, dem Klaus. Mit ihm war ich drei Jahre liiert und unsere Beziehung war gar nicht mal schlecht. Wir hatten einen sehr offenen Umgang miteinander. Von Anfang an war uns klar, dass wir keine ach so typische Beziehung führen werden wie andere Paare, nicht nur aufeinander glucken, sondern einiges erleben wollten – vor allem sexuell. Ich gebe zu, ich bin sehr freizügig aufgewachsen. Meine Eltern haben nie viel Aufhebens um Sex gemacht. »Wenn du was machst, mach es safe«, haben sie mir immer nur gesagt – und daran halte ich mich, bis heute. Macht ja schließlich auch Sinn.

Wenn ich aber sage: »Freizügig«, dann heißt das nicht, dass Klaus und ich durch die Gegend vögelten und laufend fremdgingen. Nein, nein, wir waren schon ein Paar und traten als solches auf. Das war so weit zwischen uns geklärt. Aber wir hatten ein Agreement, sozusagen: Wir erweiterten *gemeinsam* unseren Horizont, indem wir eine zweite Frau mit ins Bett nahmen, manchmal einen zweiten Mann, oft auch ein anderes Paar.

**Arndt:** Bei mir war das ganz ähnlich, obwohl ich sagen muss, dass meine Freundin Anke, mit der ich damals zusammen war, anfangs nichts von solchen Eskapaden hielt. Das soll nicht bedeuten, dass sie dagegen war, aber sie konnte sich auch nicht wirklich dafür begeistern. Mit anderen Worten: Sex mit anderen spielte innerhalb einer Beziehung keine Rolle für sie. Wahrscheinlich lag das an ihrer Erziehung. Ihre Eltern waren ziemlich konservativ und hatten ihr diese Einstellung mit auf den Weg gegeben. Obwohl sie unheimlich gerne Sex machte – sie war ein richtiger Wirbelwind, wenn wir einmal in Fahrt waren. Aber an Sex mit einer Frau, einem Mann oder mit einem Paar hatte sie bis zu jenem Tag noch nicht gedacht. Das spielte einfach keine Rolle.

Ich selbst fing recht früh damit an, wie überhaupt der ganze Sex bei mir sehr früh begann. Mit 13 habe ich zum ersten Mal mit einem Mädchen geschlafen. Sie war 15. So richtig kann ich mich heute zwar nicht mehr daran erinnern, das ist viel zu lange her. Aber ich weiß irgendwie noch, dass es recht schnell vorbei war – ich war viel zu aufgeregt. Naja, geil war es trotzdem. Und irgendwie hat es mich gepackt – damals, als das Mädchen mich im Sommer am Badesee vernaschte.

Ich hebe dies besonders hervor, weil ich glaube, dass gerade dieser Kick draußen am Badesee, der Nervenkitzel, dabei beobachtet zu werden, viel dazu beigetragen hat, dass ich Gefallen an Sex in der Öffentlichkeit fand. Jedenfalls passierte es in der Pubertät mehr als einmal, dass wir Jungs, wenn wir uns zu feuchtfröhlichen Abenden in den Partykellern unserer Eltern trafen, uns voreinander einen runterholten – oder gelegentlich die Freundinnen miteinander teilten. Ich bin mir nicht mehr so sicher, aber ich glaube, mit 16 war es das erste Mal, dass ein guter Freund und ich gemeinsam mit einem Mädel ins Bett gingen. In der Folgezeit passierte uns das öfters, nach coolen Partynächten, im Urlaub, das war nichts Ungewöhnliches, sondern machte nur einfach mehr Spaß.

Mit 18, das weiß ich noch genau, hatte ich zum ersten Mal Sex mit zwei Frauen. Es geschah einfach im Anschluss an eine After Hour, wir hatten einiges gekifft, waren schon ziemlich zugedröhnt, aber nach wie vor noch ganz schön rattig. Irgendwann zog ich mich mit den beiden Mädels, mit denen ich die ganze Zeit herumgeschäkert hatte, in ein Nebenzimmer zurück, wo wir begannen, uns zu begrabschen. Es war nett anzusehen, wie die beiden Mädels es vor meiner Nase miteinander trieben, aber noch viel geiler war es, als sie beide mich in die Mitte nahmen. Die Krönung war, als sie mich abwechselnd ritten – o Mann, der absolute Hammer. Die eine auf meinen Lenden, die andere schaute dabei zu ... Wirklich, das war die Krönung – für mich in meinen jungen Jahren.

**Romina:** Ich würde behaupten, du hast eine exhibitionistische Ader. Und bei mir ist das nicht anders. Obschon mir das ursprünglich nicht bewusst war. Das bildete sich erst mit der Zeit heraus, je öfter Klaus und ich Frauen, Männer oder Pärchen in unser Sexspiel einbezogen. Mir ging es gar nicht darum, frische, neue Haut zu spüren. Klar, beim Vorspiel gehörte das irgendwie dazu, aber am meisten Spaß bereitete es mir, wenn die anderen mir beim Sex mit Klaus zuschauten.

Das klingt fast so, als hätten Klaus und ich uns jede Woche mit anderen Leuten getroffen. Das ist natürlich Blödsinn. Es passierte vielleicht einmal im Monat, meist alle zwei Monate. Wir schalteten Anzeigen, siebten die Leute aus, die sich meldeten – meist waren es Männer, gelegentlich Paare, äußerst selten Frauen –, lernten sie kennen und hielten dann Kontakt.

**Arndt:** Bei mir war das nicht anders. Solche Erlebnisse zu dritt waren gewiss nicht an der Tagesordnung. Doch wenn sie passierten, war ich der Letzte, der sich dagegen sperrte. Ich verkehrte mit Leuten, die gegenüber solchen Dingen ohnehin offener waren – weswegen es mir im Durchschnitt häufiger widerfuhr als dem Otto Normalverbraucher. Manchmal hielt ich auch danach Ausschau. Und als ich mal eine Zeit solo war und sich partout nichts finden lassen wollte, bin ich sogar mal in den Puff gegangen und habe dafür bezahlt. War ein teurer Abend, denn zwei Frauen gleichzeitig, das kostet. Noch einmal würde ich es auch nicht machen. Es ist schon ein Unterschied, ob du zwei Frauen hast, die wirklich geil drauf sind, Sex zu haben – oder ob du zwei Huren hast, die du dafür bezahlst. Das muss ich mir nicht noch mal geben.

Dann lernte ich Anke kennen. Das übliche Prozedere begann. Verliebtsein, Händchen halten, wir wurden ein Paar, der Sex war cool, wir zogen zusammen, recht schnell sogar. Ich bin halt bisweilen sehr spontan. Was spricht dagegen?

Irgendwann machte ich ihr der Vorschlag, es doch mal mit einer zweiten Frau zu versuchen. Oder einem zweiten Mann. Ein guter Kumpel von mir hatte mir zu verstehen gegeben, dass er Anke äußerst attraktiv fände und ob ich was dagegen hätte, wenn er mal zu uns stoßen würde.

Wie ich schon sagte, ursprünglich konnte Anke der Idee, eine dritte Person einzubeziehen, gar nichts abgewinnen. Ich drängte sie aber auch nicht dazu. Ich erzählte ihr einfach ein bisschen davon, fantasierte mir beim Sex was zusammen, heizte sie mit Worten an – und irgendwann muss es wohl Klick bei ihr gemacht haben.

Wir sprachen mehrmals darüber und sie entschied, dass sie fürs erste Mal keinen Mann, sondern lieber eine Freundin dazuholen wolle. Kerstin, eine gute Freundin von mir, war ganz locker in solchen Sachen und wir sprachen sie drauf an. Spontan sagte sie, wir sollten bei ihr vorbeischauen, zu einem Glas Sekt oder zwei, wir könnten uns doch mal überraschen lassen, was sich ergeben würde.

Wir taten es und tatsächlich hatten wir Sex miteinander. Nicht wirklich Sex zu dritt, eigentlich trieben es nur Anke und Kerstin miteinander, während ich den beiden zuschaute und sie gelegentlich streichelte. Zum Schluss befriedigte Anke mich, was mich natürlich ganz besonders scharf machte, weil Kerstin dabei zusah. Nicht weil es Kerstin war, sondern weil sie zuschaute. Der Abend verlief ganz entspannt, ohne Stress oder Druck.

**Romina:** Das ist auch das Wichtigste. Wenn nämlich die Idee dazu ursprünglich nur von einer Seite kommt, darf man den anderen auf keinen Fall unter Druck setzen. Das geht nur in die Hose. Glücklicherweise brauchte ich mir darum bei Klaus überhaupt keine Gedanken machen. Wir beide waren uns einig und irgendwann kamen wir auf die Idee, doch einfach mal in einen Pärchenclub zu gehen. Die Idee kam, wie solche Ideen halt manchmal entstehen, aus dem Nichts. Naja, vielleicht spukte der Gedanke schon eine Weile in uns herum, aber es gab keine Notwendigkeit, es anzusprechen. Und als es draußen war, gab es nichts, was dagegen sprach.

**Arndt:** Anke fand Gefallen an den Sexspielen, wollte sich aber immer noch nicht mit dem Gedanken anfreunden, dass wir andere Leute zu uns nach Hause ins Bett holten. Da steckte dann doch die Erziehung in ihr drin. Vielleicht war es zu guter Letzt auch nur die Angst davor, dass – wenn wir mit anderen Leuten Sex daheim hatten – doch etwas auf unsere Beziehung abfärben würde. Deshalb schlug ich ihr vor, es doch in einem Pärchenclub zu versuchen. Ich ließ ihr die Zeit, darüber nachzudenken.

**Romina:** Klaus und ich gingen in Pärchenclubs. Irgendwann fanden wir unseren Favoriten, den wir regelmäßig aufsuchten. Auch hier möchte ich betonen, wir vögelten nicht kreuz und quer durch die Betten. Wir lernten nette Paare kennen, mit denen wir uns fortan im netten Ambiente verabredeten. Daraus ergaben sich ständig neue, schöne Konstellationen. Meist trieben wir es zu dritt, während einer zuschaute: zwei Männer, eine Frau; zwei Frauen, ein Mann. Selten tauschten wir die Partner. Darum ging es nicht, nicht ums reine Vögeln mit einem anderen. Dafür hätten wir schließlich nicht in einen Club gehen müssen.

**Arndt:** Irgendwann landeten auch Anke und ich in einem Pärchenclub. Die ersten paar Mal blieben wir unter uns und genossen das Gefühl, den anderen Leuten beim Sex zuzusehen oder wie andere uns beim Sex zuschauten. Dabei blieb es auf Dauer natürlich nicht. Irgendwann gesellte sich ein anderes Pärchen zu uns. Es war uns sympathisch und wir ließen es auf einen Versuch ankommen. Selbstverständlich hatten wir uns klare Grenzen gesetzt: Nichts passierte ohne die Zustimmung des anderen. Partnertausch war ebenso tabu.

**Romina:** Bis *wir* uns eines Tages begegneten.

**Arndt:** Ja, als wir vier uns über den Weg liefen, da änderte sich einiges.

**Romina:** Mit dem Ergebnis, dass wir die Partner tauschten – und zwar endgültig.

**Arndt:** Anke und Klaus wurden ein Paar. Romina und ich wurden ein Paar. Schon witzig, oder?

**Romina:** Ich könnte gar nicht sagen, von wem zuerst der Impuls ausging.

**Arndt:** Es passierte einfach. Von allen Paaren, die wir im Club trafen, wart ihr beide uns am sympathischsten. Ihr wart auch die Ersten, mit denen wir uns außerhalb des Clubs trafen.

**Romina:** Das war für Klaus und mich natürlich nichts Neues. Aber trotzdem war es diesmal anders. Aufregender, prickelnder. Da spielte etwas ganz anderes eine Rolle.

**Arndt:** Schwer zu sagen, wie das alles ablief. Im Grunde ist es ja auch egal. Die Situation ist heute so, wie sie ist, und das ist gut so.

**Romina:** Und ich finde, alles passt noch viel besser. Denn Klaus war offen und tolerant, aber er hatte seine Grenzen. Arndt geht noch ein Stück weiter.

**Arndt:** Genau das schätze ich auch an Romina. Mit ihr brauche ich nicht viel zu reden, wir verstehen uns auf Anhieb.

**Romina:** Weil wir uns sehr ähnlich sind. Es passt einfach.

**Arndt:** Finde ich auch.

**Romina:** Wir vier haben auch heute noch Kontakt zueinander, auch wenn wir nicht mehr gemeinsam in die Kiste steigen. Wir sind Freunde geblieben. Aber mehr? Nein, ich glaube, das haut nicht hin.

**Arndt:** Das wäre, glaube ich, nicht gut. Das klingt natürlich eigenartig, gerade wenn man so offenherzig ist wie wir und dann auch noch die Vorgeschichte kennt. Aber in dieser besonderen Konstellation sagt mir mein Gefühl, auf Sex sollte man verzichten.

**Romina:** Außerdem geht es uns gar nicht mehr so darum, Sex mit anderen zu haben.

**Arndt:** Eigentlich geht es viel mehr darum, unseren Exhibitionismus auszuleben.

**Romina:** Ja, wir beide mögen es, wenn andere uns beim Sex zuschauen.

**Arndt:** Weswegen wir uns inzwischen was ganz Neues überlegt haben.

**Romina:** Das erste Mal war im Pärchenclub, wo wir hörten, dass dort ein Film mit Amateuren gedreht werden sollte.

**Arndt:** Das klang interessant.

**Romina:** Wir sagten uns: Warum nicht?

**Arndt:** Und meldeten uns zur Teilnahme an.

**Romina:** Alles ging ganz schnell. Wir waren vielleicht zehn oder zwölf Paare, die sich an einem Wochenende im Club trafen. Es gab eine kurze Einweisung, worauf wir beim Dreh zu achten hätten, von wegen Kamera, Lichteinstellung, Nahaufnahmen, solche Sachen eben.

**Arndt:** Jetzt könnte man meinen, der Dreh wäre sehr technisch gewesen und hätte gar keine richtige Lust aufkommen lassen.

**Romina:** Dem war aber nicht so. Es gab einige Pärchen, für die war das nicht das erste Mal, dass sie vor der Kamera agierten. Sie gingen sehr routiniert zur Sache, aber eben nicht wie Profis. So sahen sie auch gar nicht aus. Nicht dass sie hässlich waren. Aber eben keine Hochglanztypen, wie man sie aus normalen Pornostreifen vielleicht kennt. Jedenfalls waren sie ziemlich geil aufeinander und lieferten vor der Kamera ein Heidenspektakel ab.

**Arndt:** Wir ließen es gemächlich angehen. Aber nicht so gemächlich, dass gar nichts passierte. Es war schon ein cooles Gefühl, mit Romina vor der Kamera zu vögeln. Natürlich hatten wir daheim etliche Videoaufnahmen von uns in Aktion – aber das war jetzt das erste Mal, dass es professionell geschah und womöglich in einer Videothek zu sehen sein würde. Diese Vorstellung machte schon an.

**Romina:** Naja, ich gebe zu, ich brauchte dann doch Anlaufzeit. Zwar hielten sich die Kameramänner im Hintergrund, aber das grelle Licht der Scheinwerfer zu spüren, war dann doch eine Umstellung. Aber nach zwei, drei Sekt konnte ich mich auf mich selbst konzentrieren – und ab da war alles kein Problem mehr.

**Arndt:** Das war das erste Mal in einem Pornofilm.

**Romina:** Es hat uns gefallen.

**Arndt:** Und wir möchten das öfters machen.

**Romina:** Wir haben kürzlich eine Anzeige in einem Stadtmagazin aufgegeben. Vielleicht meldet sich ja eine Produktion bei uns.

**Arndt:** Ich denke schon, dass wir ganz gute Chancen haben. Wir sind frisch und unverbraucht und wir sind ein Paar, das miteinander harmoniert und noch dazu aufgeschlossen ist. Und wenn man dann noch ein paar Euro damit verdienen kann ...

**Romina:** Zumindest können wir dann unsere ganze Neigung ausleben.

**Arndt:** Ja, wir sind exhibitionistisch veranlagt. Das sollte man schon sein.

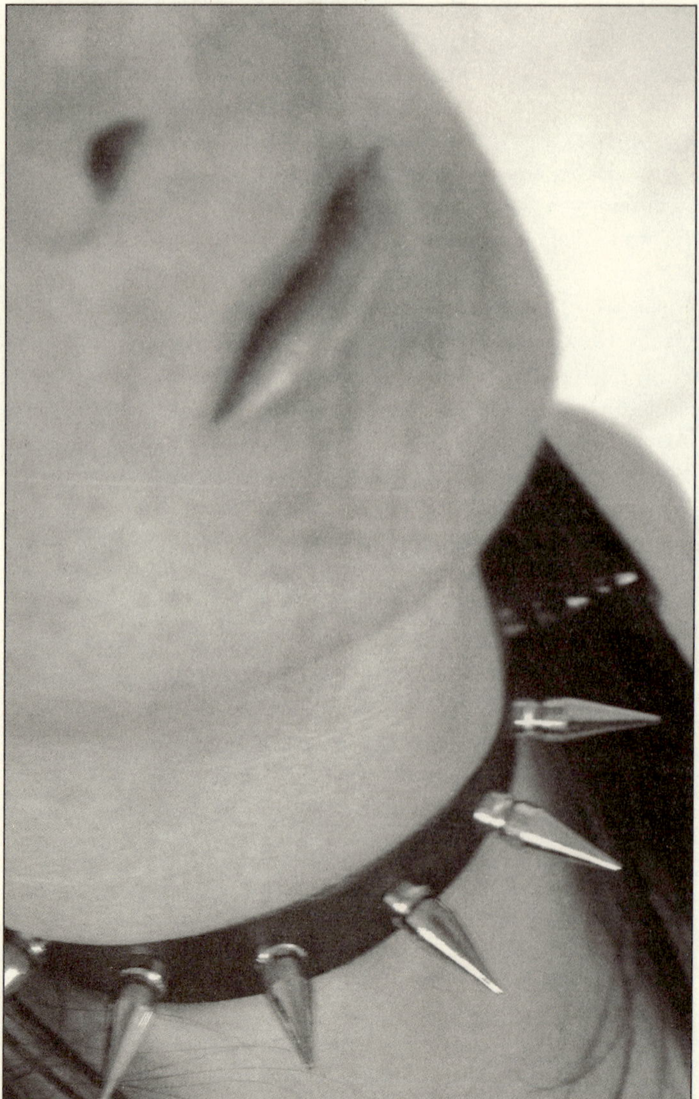

# PIERCE'IN

**Piercing.** (Engl. »pierce«: durchstechen.) Piercings sind heute der neueste Modeschrei. Meist sind die weichen Bereiche des Gesichts mit Schmuckringen durchstochen – Ohren, Nasenflügel, Lippen –, doch viele Menschen ließen und lassen sich auch andere Körperteile durchstechen: Bauchnabel, Brustwarze, Genitalien.

*Marcel Feige:*
*Tattoo- & Piercing-Lexikon*

## »PIERCINGS MACHEN SÜCHTIG.«

*Erich, 41, Mechaniker*

Piercings sind wie Drogen. Sie machen süchtig, und manchmal kosten sie dich Kopf und Kragen. Als ich mir meine ersten Ringe stechen ließ, war freilich nicht daran zu denken, dass alles mal so bizarre Ausmaße annehmen würde – ich war 13 und es waren Ohrringe. Natürlich sind Ohrringe nicht sonderlich spektakulär, damals allerdings kam für meine Mutter mein Wunsch, mir Ohrringe stechen zu lassen, einem Erdbeben gleich. Die Welt ging unter. Wie kann der Junge nur? Das ist doch was für ... Keine Ahnung, was meine Mutter alles ins Feld führte, es überzeugte mich nicht. Ich wollte Ohrringe, deshalb bekam ich sie auch, allem Zetern zum Trotz. So war ich, ich musste immer meinen Willen kriegen.

Von Piercings wusste ich damals noch nichts. Damals waren Piercings noch ein Ding der Subkultur und dort, wo ich aufwuchs, ein kleines Dörfchen in Hessen, kein Thema. Was nicht verwundert, wenn schon schlichte Ohrringe so einen Aufstand hatten entfachen können.

Ich ließ mir die Ohrringe mit der Ohrlochpistole beim Optiker schießen und war einige Monate ziemlich glücklich damit. Heute kann ich nur darüber lachen, aber damals fühlte ich mich ziemlich cool, männlich und erwachsen, dass ich diesen ungeheuer mutigen Schritt vollzogen hatte – meinen Eltern zum Trotz. Beinahe alle Jungs meiner Clique trugen Ohrringe. Mit Ohrringen gehörte man dazu.

Als ich die Schule verließ und meine Lehre begann, nahm ich die Ringe wieder heraus. Das war wohl so etwas wie ein stiller Kompromiss, den ich freiwillig in Kauf nahm. Mein Chef hatte zwar, als ich mich für die Stelle in seiner Firma bewarb, nie ein Wort über meinen Ohrschmuck verloren, aber mir war wohler bei dem Gedanken, nicht sonderlich aufzufallen. In der ersten Zeit fehlten mir meine Ohrringe, irgendwie hatte ich mich ja daran gewöhnt, nicht selten selbstvergessen daran herumgespielt. Plötzlich war da nichts mehr, an dem man gedankenverloren zupfen konnte, ein ungewohntes Gefühl, dass sich aber mit der Zeit legte. Und damit vergaß ich das Thema Körperschmuck.

1992 verlor ich meinen Job. Eine lange Zeit fand ich nichts Neues und ich zog um, weil ich hoffte, in Frankfurt mehr Chancen zu haben. Meine Wohnung lag in Offenbach und in unmittelbarer Nachbarschaft zu einem Tattoo- und Piercingstudio. War das Zufall? Eine guter Freund von mir ist der Auffassung, nichts sei Zufall. Wird wohl was dran sein. Jedenfalls gab es für mich praktisch keine Möglichkeit, dem Studio aus dem Weg zu gehen. Damals liefen noch nicht so viele Menschen mit Piercings herum, sie waren noch nicht so in Mode gekommen, aber das, was ich im Studioschaufenster sah, imponierte mir mächtig. Das sah wirklich cool aus, viel besser als ein schlichter Ohrring. Etwas regte sich in mir: Das war doch mal was? Ganz klar, so etwas wollte ich auch haben.

Es dauerte nicht lange, da war ich selbst Besucher in dem Piercingstudio. Zuvor hatte ich mir noch einen Haufen Passbilder anfertigen lassen, damit ich gewappnet war für weitere Bewerbungsmappen und dann ließ ich mir ein Augenbrauenpiercing stechen. Warum das Augenbrauenpiercing? Ich weiß es nicht. Vermutlich, weil es mir von allen Möglichkeiten am besten gefiel. Eine besondere Funktion hat es ja nicht, außer dass es gut ausschaut. Dem folgte schon bald ein Nasenpiercing und dann, ganz kühn, die Zunge. Gerade das Zungenpiercing war ein wichtiger Schritt für mich. Ein Augenbrauenpiercing oder ein Nasenring waren halbwegs überschaubare Eingriffe, doch mit dem Zungenpiercing ging's für mein Gefühl zum ersten Mal ans Eingemachte. Traute ich mich das? Oder kniff ich doch vorher? Ich hatte den Mumm!

Ich begann mich in der Folgezeit noch mehr mit dem Thema auseinander zu setzen und stellte, nicht ganz ohne Begeisterung fest, was noch alles möglich war. Ich sollte schon bald Gelegenheit dazu bekommen. Denn als sich eine Firma auf meine Bewerbung meldete und ich den Job bekam, musste ich die Piercings in Nase und Augenbraue wieder herausnehmen. Zuviel Kundenkontakt, leider.

Das war aber ohnehin halb so wild. Inzwischen liefen immer mehr Menschen mit diesen sichtbaren Piercings herum, was ich weniger prickelnd fand. Piercings wurden so was wie eine Modeerscheinung. Ein bisschen abheben wollte ich mich dann aber doch mit meinem Piercingschmuck; wenn auch nicht unbedingt öffentlich, so aber doch für mich selbst.

1996 ließ ich mir die Brustwarzen stechen, beide auf einmal. Einen besonderen Grund hatte auch das nicht. Viele lassen sich ja die Brustwarzen piercen, weil sie sich eine sexuelle Stimulanz dadurch erhoffen. Das war für mich kein Grund, obschon ein positiver Nebeneffekt, das möchte ich nicht verleugnen. Aber es ging mir mehr um den Schmuckfaktor – ich fand es einfach toll, wie schon damals bei dem Augenbrauen- beziehungsweise Nasenpiercing. Außerdem wollte ich es einfach ausprobiert haben. Man kann doch nur mitreden, wenn man die Erfahrung gemacht hat. Gleiches gilt auch für den Prinz Albert und den Hafada, die beide wenige Monate später hinzukamen.

Mit diesen Piercings lernte ich auch meine Frau vor sieben Jahren kennen. Sie war ein wenig erstaunt darüber, kannte Piercings in der Form nicht, fand den Intimschmuck aber interessant, offensichtlich so interessant, dass sie sich auf mein Werben einließ. Und: Die Piercings, insbesondere der Prinz Albert, waren für sie von Nutzen, das wollte sie nicht leugnen.

Doch irgendwie war klar, dass es bei diesen wenigen Piercings nicht bleiben würde. Die Piercings, die danach kamen, habe ich mir allerdings alle selbst gemacht. Bis es so weit war, hat es natürlich eine Weile gedauert, denn ich wollte mir ganz sicher sein, dass ich es auch wirklich kann. Aber ich wollte es, denn es erschien mir erstens einfach durchzuführen, zweitens viel zu teuer, für jeweils einen kleinen Piekser ins Studio rennen zu müssen. Man musste doch schließlich nur auf die entsprechende Hygiene achten. Ich habe mich im Vorfeld informiert, bei dem Piercer um die Ecke, dem ich natürlich nicht sagte, weshalb ich mich so ausgiebig für seine Arbeit interessierte, aber wahrscheinlich hat er es sich gedacht. Zudem erkundigte ich mich bei einem Freund, der als Krankenhauspfleger arbeitete und in etlichen Büchern zum Thema Anatomie und Biologie. Und dann kam schon der Augenblick, in dem ich mir das Frenum stach. Weitere Ringe an der Penisunterseite folgten, eine so genannte Frenum-Ladder. Diese Zeit war echt krass, irgendwie war ich wie weggetreten, auf meine Piercings konzentriert, ein richtiger Rausch, in dem nur eine Frage galt: Wieviel geht noch?

Meine Frau legte irgendwann ihr Veto ein, ich glaube da war ich bei 20 oder 21 Piercings am Glied angelangt, und ein halbes Dutzend Hafada Ringe hing am Hodensack. Wir bekamen richtig Streit, als ich nicht aufhörte. Aber ich konnte nicht aufhören, ich wollte es auch nicht. Wie ich schon sagte: Die Piercings waren eine Sucht für mich geworden, und das Gefühl der Ringe in der Unterhose, die ja auch ein ganz schönes Gewicht zusammenbrachten, machte mich irgendwie stolz und selbstbewusster. Weil auch die wenigsten davon wussten. »Wenn die wüssten« war einer meiner Lieblingsgedanken.

Freunde und auch Arbeitskollegen dagegen hörten es natürlich manchmal rasseln und wollten wissen, was da an mir scheppert. Also weihte ich sie in mein Geheimnis ein. Eine der Standardfragen war: »Mensch, das tut doch bestimmt weh?« Ich konnte sie beruhigen: »Nein, das tut nicht weh, es piekst nur kurz.« Die zweite Frage war in der Regel: »Und was soll dir das bringen?« Darauf konnte ich nur sagen: »Ich find es schön, würde ich es sonst machen?«

Sexuell brachte mir die Anzahl der Ringen im Intimbereich natürlich nichts mehr. Zu viel Metall, um noch halbwegs anständig Sex praktizieren zu können. Selbst wenn ich gekonnt hätte, ich hätte es nicht gedurft. Meine Frau fand es nur noch widerlich. Wir sprachen kaum noch ein Wort miteinander. Aber es gab Momente, da war mir dies völlig egal. Ich wollte nur noch wissen, wie weit ich gehen kann. Ist da noch ein Platz für ein weiteres Piercing? Wo liegt meine Grenze? Ja, diese Piercings waren für mich eine Art Grenzerfahrung. Und irgendwie auch nicht. Denn ich habe mir von Anfang an Grenzen gesteckt. Die Grenze war für mich immer dort, wo das Risiko begann – gesundheitlich zumindest. Damit ist nicht der Fall gemeint, bei dem der eine oder andere Ring in den Reißverschluss meiner Jeans geriet. Ein paar Mal ist mir das passiert, meist ging es gut. Zweimal habe ich mir den Ring allerdings rausgerissen. Schicksal. Ein kurzes Zwicken und eine kleine Narbe, die nach dem Abheilen der Wunde zurückblieb. Nach wenigen Tagen war die Lücke bereits wieder gefüllt.

Inzwischen hat sich meine Piercingwut auf ein Normalmaß reduziert. Ich glaube, meine Frau hätte auch nicht länger mitgemacht. Wir standen kurz vor der Trennung. Ich musste mich ernsthaft fragen, ob es das wert gewesen wäre. Ich denke, meine Entscheidung war richtig. Ich habe die Grenzen angetestet, das reicht. Ich will nicht ganz auf meine Piercings verzichten, was meine Frau auch nicht von mir verlangt. Sie hat ja auch ihre Freude daran. Aber alles muss im erträglichen Rahmen bleiben.

## »EIN PENNER IST MIR SYMPATHISCHER ALS SO EIN GELACKTER GENTLEMAN.«

*Reinhold, 52*

Ist es Lebensphilosophie? Eine Einstellung? Haltung? Oder nur das Aufbegehren gegen eine Gesellschaft, die dir vorschreibt, was du zu tun und zu lassen hast?

Ich für meinen Teil will mein Leben leben, wie ich will. Und ich will das machen, was ich will. Schon immer wollte ich mich den gesellschaftlichen Normen entziehen, ein bisschen anders sein, vielleicht auch schockieren. Manche Menschen fragen mich, woher das kommt. Vielleicht liegt es an meinen Eltern, die in Hessen wohnten, sehr konservativ, sehr spießig, sehr katholisch die Gegend. Entsetzlich! Meine Kindheit und Jugend war wie ein Gefängnis für mich. Natürlich hat mich niemand wirklich eingesperrt, ich konnte kommen und gehen, wann ich wollte – aber trotzdem waren da die Erwartungen, die auf mir lasteten. So kam es mir vor, als wäre ich eingeschlossen in einem großen Zimmer namens Elternhaus.

Als ich 29 war, das war Karfreitag 1979, daran kann ich michseltsamerweise noch ganz genau erinnern, brach ich aus. Ich habe meine Eltern verlassen. Das klingt jetzt eigentümlich, als hätte ich mich zuvor nicht von Mutters Rockzipfel lösen können. Das ist Quatsch. Was ich sagen will, ist: Als ich meine Eltern verließ, tat ich dies *für immer*. Seit dem Karfreitag 1979 bin ich nie mehr nach Hause zurückgekehrt.

Ich glaube nicht, dass ich mir diesen Tag bewusst auserwählt habe – irgendwann später, als ich darüber nachdachte, was ich getan hatte, begriff ich erst, dass der Karfreitag durch mein Verschwinden für meine Eltern eine ganz neue, eine doppelte Bedeutung bekam. Denn das Wort Karfreitag leitet sich vom althochdeutschen Begriff »chara« oder »kara« ab, was Trauer, Klage oder Elend bedeutet. Dieser Tag ist nach der Überlieferung der Todestag von Jesus, dem Sohn Gottes. Wenn man so will, an jenem Tag ist meinen Eltern ihr Sohn gestorben ...

Leute, denen ich davon erzähle, wie ich mich 1979 entschloss abzuhauen, fragen mich manchmal, warum ich damals weglief. Darauf habe ich nur eine Antwort: Es war kein Entschluss von einem Tag auf den anderen, aber es war das Wissen, dass ich keine Lust mehr hatte auf meine Eltern, die Erwartungen, die Gesellschaft, die Heimat, die Traditionen, ergo das komplette Leben dort. Es machte für mich einfach keinen Sinn mehr. Ich konnte nichts entdecken, was mir Freude bereitete. Was mir eine Zukunft gab. Mein Leben? War irgendwie, aber im Grunde nichts. Ich hatte ja nicht einmal eine Lebensphilosophie. Ich wusste nichts mit meinem Leben anzufangen. Nur eines wusste ich: Das, was von mir erwartet wurde, wollte ich nicht aus meinem Leben machen.

Deshalb setzte ich mich ab. Nahe liegend war die erstbeste Großstadt, Frankfurt, wo ich in der Flughafenabfertigung zu arbeiten begann. Dort verdiente ich gutes Geld und war – in gewisser Weise – endlich frei; zwar noch nicht endgültig, aber der erste Schritt war vollzogen. Alles Weitere würde kommen, da war ich mir sicher, gleichwohl ich nicht wusste, was es war. Vorerst genoss ich das Leben in der Großstadt, lebte mich aus – was schon ganz schön heftig war.

Aber trotz allem auch noch nicht richtig erfüllend. Ich würde sagen: Ich war auf der Suche, nach mir selbst, einem Weg, mit dem ich in Zukunft rundum zufrieden sein und der mich glücklich machen würde.

Dann entdeckte ich Piercings. Ich bin mir nicht sicher, und ich bin auch nicht der Typ, der seine Persönlichkeit derart mystisch verklären will, aber vielleicht hat meine Piercingleidenschaft mit meinem chinesischen Sternzeichen zu tun. Mein chinesisches

Sternzeichen ist ein Stahltiger. Wenn man so will, hat mein Interesse an Piercings also durchaus einen Hintergrund.

Es begann 1981, da entdeckte ich, als ich am Frankfurter Flughafen arbeitete, eines Tages ein Werbeplakat für eine Fotoausstellung. Auf dem Plakat war ein Mann zu sehen, der Brustwarzenpiercings trug. Da löste sich etwas bei mir. Diese Form von Körperschmuck fand ich – wie man heute wohl sagen würde – geil. Das machte mich an. Und es war ein Zeichen jener Individualität, das ich händeringend suchte. Denn ich wollte das 08/15 nicht mehr. Selbst in Frankfurt fiel mir auf: Die Menschen sind in gewisser Weise doch alle gleich. Auch in einer Großstadt, die so tolerant zu sein vorgibt. Aber das muss nicht sein. Ich bin doch ein individuelles Lebewesen!

Ich entschied, mir ein Brustwarzenpiercing stechen zu lassen. Allerdings fehlte mir jegliches Wissen darüber, wo man sich ein Brustwarzenpiercing stechen lassen konnte. Piercingstudios gab es damals ja noch nicht, nicht in der Form, wie es sie heute gibt. Das wurde damals, wenn überhaupt, »unter dem Tisch« gemacht, war schmuddelig, pervers – so zumindest sahen es die Leute. Piercings waren damals noch keine Modeerscheinung.

Selber machen wollte ich mir das Piercing aber auch nicht. Heute weiß ich, dass es gar nicht so schwer ist, und ich weiß auch, dass sich schon damals sehr viele Leute ihre Piercings in Ermangelung geeigneter Piercer selbst stachen. Aber das war mir dann bei allem Freiheitsdenken doch zu viel Freiheit. Da traute ich mich nicht ran. Ich bin ja kein Mediziner.

Also dauerte es noch eine Weile, bis ich endlich ein Piercing bekam. Das war dann auch eher einem Zufall zu verdanken, als mir nämlich in einem Sex-Shop ein Magazin in die Hände fiel, in der eine Anzeige war. Reinhard und Conny, die in Rodgau ein Studio betrieben, boten Intimschmuck an. Das war's natürlich! Es verging nicht viel Zeit, da saß ich bei den beiden im Studio und ließ mir mein erstes Piercing machen – das Brustwarzenpiercing. O Mann, war das aufregend. Aber ich stand es durch und spürte diese Befreiung. Das mag jetzt ein wenig pathetisch klingen, aber den Ring durch meinen Nippel zu spüren, war schon so etwas wie eine Offenbarung.

Und weil es so etwas besonderes für mich war, ließ ich mir gleich noch Goldschmuck als Piercing einsetzen. Das machte die ganze Angelegenheit prickelnder und irgendwie außergewöhnlicher. Schnell zeigte sich auch, dass es bei dem einen Piercing nicht bleiben würde. Bei Reinhard und Conny erfuhr ich, was alles noch möglich ist. Und das machte mich, um in dem Jargon zu bleiben, noch geiler. Das war unglaublich, das wollte ich auch haben, jedes einzelne dieser Piercings. Und so kamen weitere Ringe hinzu, am Säckle, am Schwanz, am Bauchnabel.

Nun ließ ich mir aber keinen Goldschmuck mehr einsetzen. Hätte ich all diese Piercings mit Goldschmuck versehen müssen, dann wäre ich heute wahrscheinlich bettelarm. Und nicht auszudenken später, als ich mir die Brustwarzen aufdehnen ließ – dafür brauchte ich große, schwere Ringe. Die alle aus Gold? O je, ein Vermögen! Deshalb setzte ich Silberschmuck ein. Letztendlich erfüllt er ja auch seinen Zweck. Aber witzigerweise, vor drei Jahren, 2001, ließ ich mir meine Goldkronen einschmelzen und daraus einen Goldstab für die Brustwarzen formen.

Anfang der 90er ließ ich mir den Prinz Albert stechen, damit waren Schwanz und Sack so gut wie dicht. Da war nicht mehr viel machbar, alles in allem vielleicht zwei Kilogramm Metall. Natürlich möchte ich nicht unter den Tisch fallen lassen, Intimschmuck ist für mich auch eine sexuelle Stimulanz, das schon. Aber mit dem »unsichtbaren« Schmuck kann ich auch die Leute gut verarschen. Wenn man durch die Geschäfte läuft und es so herrlich klimpert, weiß keiner, woher es kommt ... Heute trage ich nicht mehr so viele Intimpiercings. Kürzlich habe ich alle rausgenommen. Ich muss das nicht mehr haben. Ich weiß jetzt wie sich das anfühlt, heute sind mir andere Dinge wichtiger. Meine Tiere zum Beispiel. Ich habe acht Katzen, einem Hund, zwei Schafe, drei Hängebauchschweine, zwei Ziegen, fünf

Pfaue, neun kleine Vögel, drei Gänse, acht Eulen, 10 Küken und eine Hausente ...

1994 begann ich, mich tätowieren zu lassen. Zwangsläufig. Denn auch Tattoos sind Körperschmuck. Und ich finde, Tattoos und Piercings gehören einfach zusammen, das kann man nicht voneinander trennen. Da überlegte ich gar nicht lange, sondern legte los. Anfangs waren es nur die Arme, der Rücken, die Beine, der Bauch, dann die Hände, die Finger, der Hals, mein Gesicht. Zehn Jahre sind vergangen und heute bin ich voll mit Tätowierungen. Wie man so schön sagt: von Kopf bis Fuß.

Da brauchte ich auch in Sachen Piercings keine Rücksicht mehr nehmen. 1996, zwei Jahre, nachdem ich damit begonnen hatte, mich tätowieren zu lassen, ließ ich mir auch die Ohren, die Nase und den Mund piercen. Ich trage sechs Piercings an der Un-

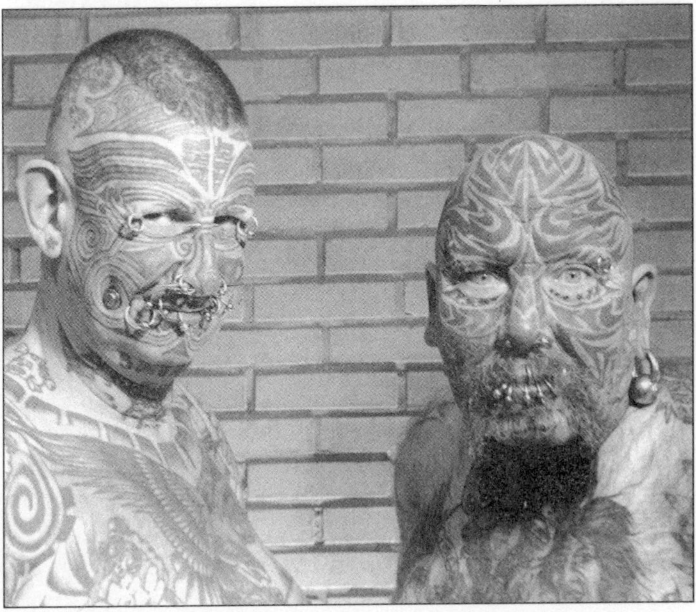

*Reinhold (rechts) mit Freund Dicki Dick*

terlippe, eines durchs Septum, ein Augenbrauenpiercing – und der Ohrring ist deutlich aufgedehnt. Ich finde es geil, wenn schwerer Schmuck in den Piercinglöchern hängt.

Den Schmuck hat mein Freund Dicki Dick gesetzt, mit dem ich inzwischen in Holland nicht weit von Arnheim wohne. Er hat dort ein Piercingstudio, sammelt Militärfahrzeuge und wir fühlen uns wohl miteinander. Die Niederländer sind viel offener im Umgang mit Tätowierungen und Piercings, ein toleranteres Völkchen.

Ganz anders als die Deutschen. Die meisten in Deutschland schütteln den Kopf, manche zeigen mir sogar den Vogel. Mütter ziehen ihre Kinder von mir fort. Es ist schade, aber wenn man so wie mein Freund Dicki Dick und ich ein bisschen anders ausschaut, dann wird man angeguckt wie ein Marsmensch. Oder wie ein Knastbruder. Das ist schon erschreckend. Ich meine, wir kommen doch nicht vom Mars. Und im Knast habe ich erst recht nicht gesessen. Wie kommen die Leute also dazu, mich auf den Blick hin zu verurteilen, nur weil ich ein bisschen anders ausschaue als sie es gewohnt sind? Wo soll das denn hinführen? Haben sie denn nicht aus ihrer Vergangenheit gelernt?

Ich habe kürzlich mal einen älteren Mann getroffen, in einer Bäckerei, der guckte mich, während ich meine Bestellung aufgab, die ganze Zeit an. Ich spürte den Blick förmlich auf mir ruhen und irgendwann war es mir schon richtig unangenehm. Ich dachte, wieder einer von der konservativen Sorte, die mich angaffen und nicht glauben können, was ihre Augen sehen. Als ich mich umwandte und den Laden verlassen wollte, hielt der Mann mich fest und ich sah, wie er Tränen in den Augen hatte. Das verwunderte mich natürlich sehr und ich fragte ihn, was mit ihm sei. Er sagte: »Das letzte Mal, dass ich einen Menschen mit so vielen Tätowierungen gesehen habe, war während des Zweiten Weltkrieges – im KZ.« Es stellte sich heraus, der Mann war Jude und von den Nazis als Kind mit seinen Eltern ins KZ ver-

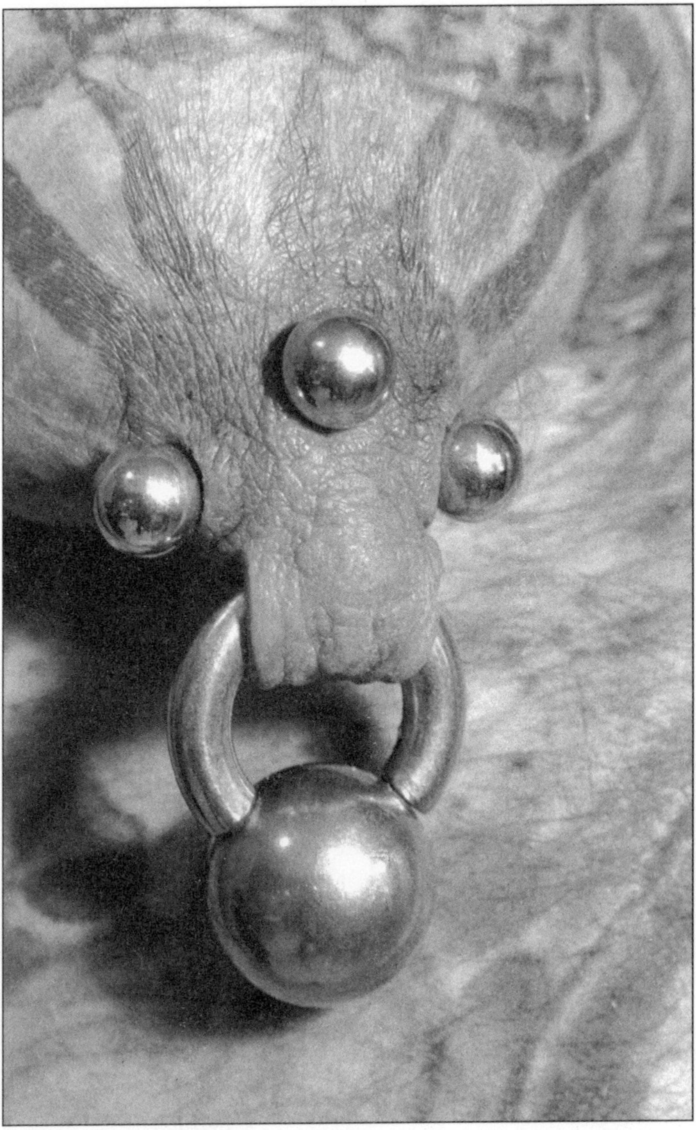

frachtet worden. Als er mir seine Geschichte erzählte und wie er im KZ den deportierten Tätowierten gesehen hatte, musste ich auch weinen. Selbst jetzt, wo ich mich daran erinnere, muss ich die Tränen zurückhalten, so ergreifend war die Situation mit dem alten Mann in der Bäckerei.

Das meine ich mit: Haben die Leute nichts aus der Vergangenheit gelernt? Man sollte doch erst einmal hinterfragen, woher man kommt, wer man ist, was man macht. Aber das tun sie nicht. Ist ihnen das zu anstrengend? Oder haben sie etwa Angst vor mir? Manchmal scheint mir das der Fall zu sein. Ich kann so freundlich sein, wie ich will – es nimmt mir keiner ab. Früher habe ich alten Damen noch helfen und ihnen ihren Schirm aufheben wollen; doch als sie mich sahen, winkten sie erschrocken ab. Heute bücke ich mich nicht mehr danach. Sollen sie ihren Scheiß doch alleine aufheben.

Was soll's? Heute stehe ich auf dem Standpunkt: Leben und leben lassen. Ich würde behaupten: Um mich frei zu fühlen, ist das alles passiert. Ja, ich gebe zu, die vielen Tätowierungen und Piercings habe ich mir machen lassen, damit die Leute Abstand halten. Ich wollte meinen Weg gehen, und nur die Leute, die mir wirklich wohlgesonnen sind, sollten diesen Weg mit mir beschreiten. Die, denen es nicht passt, die können bleiben, wo sie hingehören. Ich bin nun mal anders, ich bin ein Individualist. Wenn Menschen was von mir wollen, dann müssen sie sich mit mir auch als Mensch auseinander setzen. Erst dann finde ich auch sie sympathisch. Wie du mir, so ich dir ... Und ganz ehrlich: Seit ich tätowiert und gepierct bin, sehe ich die Welt mit anderen Augen. Markenartikel sind nicht mehr wichtig. Warum auch? Ein Penner ist mir sympathischer als so ein gelackter Gentleman.

Meine Eltern haben mich so, wie ich heute bin, noch nie gesehen, vielleicht im Fernsehen, aber nicht persönlich. Mich würde es schon interessieren, was meine Eltern heute dazu sagen. Würden sie sich auch erschrecken? Würden sie nichts mehr mit mir zu tun haben wollen? Oder würde ich nach wie vor ihr Sohn sein? Ich habe mal überlegt, sie besuchen zu fahren. Das ist lange her. Manchmal denke ich noch darüber nach … aber die Fahrerei, ach nee, das ist mir alles zu aufwendig. Da bleibe ich lieber bei Dickie Dick – und unseren Tieren. Die Tiere nehmen mich so wie ich bin. Sie haben keine Angst. Sie lieben mich auch mit Tätowierungen und Piercings. Die Viecher sind mein Leben. Das ist meine Lebensphilosophie.

## »WENN ES DEN URVÖLKERN HILFT, WARUM NICHT AUCH UNS?«

*Barry, 33, Bäckermeister*

Manche Leute, denen ich von meinen »Spielereien« erzähle, glauben, es ginge mir um Schmerz. Sie vermuten sogar, ich wäre masochistisch veranlagt. Sie sagen: »Wenn man so was macht, ist man doch nicht normal!« Oder eben: »Du stehst auf Schmerz?« Aber das hat mit »normal« oder Schmerz gar nichts zu tun. Ich habe auch mit SM nichts am Hut. Im Gegenteil, wenn ich Sex habe, mag ich es viel lieber romantisch und bei Kerzenschein. Es muss natürlich kein »Kuschelrock« laufen, aber ich muss auch nicht alle Positionen durchexerzieren und dabei irgendwelche Rollenspiele ausleben. Ich habe da kein Kopfkino laufen oder andere Phantasien, die mich antreiben. Ich glaube, bei mir gestaltet sich die Sache ein bisschen anders; womit ich nicht sagen möchte, dass ich »anders« als andere Menschen bin. Aber jeder Mensch hat seine eigene Geschichte und seine eigenen Beweggründe, so auch ich.

Schon als Kind hatte ich einen besonderen Hang zum »Extremen«, meine Eltern hat das regelmäßig zur Verzweiflung gebracht. Damals waren das natürlich keine Piercing- oder Blutspiele. Aber ich musste alles das ausprobieren, wovor Eltern ihre Kinder normalerweise warnten. Wenn es beim Toben im Sandkasten hieß, »Pass auf, dass du den Sand nicht in den Mund bekommst!«, war ich der erste, der die Schippe herauszog und sie abschleckte. Und wenn wir Jungs uns auf dem Abenteuerspielplatz beim Piratenspiel gegenseitig fesselten, war ich derjenige, der die Seile nicht fest genug um den Leib geschnürt bekommen konnte. Ich weiß noch genau: Meine Eltern waren eines Abends völlig entsetzt, als sie die tiefen Einschnitte in meiner Haut entdeckten. Die Seile hatten blutige Schürfwunden hinterlassen, doch das machte mir gar nichts aus. Im Gegenteil, ich fand den Anblick faszinierend, um nicht zu sagen: geil. Natürlich ist »geil« übertrieben, denn damals war mir die erotische Komponente dieser Wundmale noch nicht bewusst. Aber zumindest rührte sich da etwas, was immer das auch war. Jedenfalls hat es mich viel Mühe gekostet, meine Eltern davon abzuhalten, sofort mit mir zum Arzt zu fahren.

In den Folgejahren blieb die Faszination bestehen, obschon ich sie nicht weiter auslebte. Wie auch, es fehlten Gleichgesinnte. Und einfach offen drüber reden mochte ich auch nicht – dass ich mit meiner fixen Idee von Körperzierden jenseits von Silberkettchen oder Goldring abseits der Norm stand, so viel war mir schon klar. Rückblickend lässt sich vielleicht sagen: Mein Interesse wurde immer dann geweckt, wenn ich Zeitungsartikel oder Filme entdeckte, die irgendwas mit Skarifikationen zu tun hatten, egal welcher Art: Piercings, Tätowierungen, Narbenschmuck und so weiter. Einer der eindrucksvollsten Filme, den ich irgendwann zu sehen bekam, war »Piercing Extrem & Tattoo Total«. Das war eigentlich nur ein Zufall, dass der Film bei mir landete. Ich hatte mich kurz vorher tätowieren lassen und ein Freund von mir, der Tattoos und Piercings gar nichts abgewinnen konnte, drückte mir das Tape in die Hand und sagte: »Hier, pass bloß auf, dass du nicht so endest!«

Tja, er erreichte das genaue Gegenteil damit. Ich fand das Video äußerst interessant und weiß gar nicht, wie oft ich es mir angesehen habe. Ich hab's meinem Kumpel auch nie zurückgegeben – zurückgeben müssen. Er bemerkte nur, als ich es ihm irgendwann später zurückgeben wollte und er meine zwischenzeitlich neuen Tätowierungen entdeckte: »Behalt es, bei dir scheint es besser aufgehoben.«

Damit hatte er vermutlich sogar recht. Unser Kontakt hat sich danach verloren. Wahrscheinlich gefiel ihm die Entwicklung nicht, die ich nahm. Überhaupt zogen sich im Laufe der Jahre einige Freunde – oder sollte ich besser sagen: vermeintliche Freunde? – vor mir zurück. Andere Freundschaften dagegen festigten sich; sie kamen sogar auf mich zu und meinten, dass sie das ziemlich mutig von mir fänden, was ich da täte, sie würden es sich nicht trauen ... Viele haben das Gespräch gesucht, wollten verstehen, warum ich es mache, was es mir gibt, wie ich es mache. So was ist wichtig, finde ich. Gerade Freunde sollten verstehen können, was man warum tut.

Bei meinen Eltern war das eine haarigere Angelegenheit. Sie sind nicht unbedingt die spießigsten Eltern der Welt, aber Tätowierungen und Piercings wurden trotzdem mit Skepsis betrachtet und gehörten für sie in die Schublade: »Wir doch nicht!« Ich stand also vor der Wahl: Erzähle ich ihnen, was in mir vorgeht und was ich zu tun gedenke – oder verschweige ich es? Ich denke, es wäre ein ungleich schwereres Unterfangen gewesen, es über Jahre hinweg vor ihnen zu verheimlichen. Man kennt doch diese Geschichten von Männern oder Frauen, die ihr Leben lang Sommer wie Winter mit langen Hemden zu ihren Eltern fahren, weil sie nicht wollen, dass diese mitbekommen, wie sehr das optische Erscheinungsbild sich verändert. Und dabei quälen sie sich womöglich noch mit einem schlechten Gewissen, weil sie ihre Eltern belügen oder hintergehen. Ich weiß nicht, ob ich damit auch ein Problem gehabt hätte, diese Schuldgefühle – ich entschied mich, mit ihnen drüber zu reden. Und das hatte im Wesentlichen einen Grund: Ich spielte mit dem Gedanken, meinen Job zu schmeißen, weil er mich nicht mehr ausfüllte, weil meine Liebe längst anderen Dingen gehörte und weil ich diese für mich und meine Zukunft nutzen wollte. Spätestens dann hätte ich meinen Eltern ohnehin keine Lügenmärchen mehr auftischen können ... Also schenkte ich ihnen reinen Wein ein; überraschenderweise nahmen sie es gelassen auf – zumindest den Umstand, dass ich mich für Tattoos und Piercings interessierte. Meine Mutter meinte sogar, sie hätte sich so was in der Richtung schon gedacht. Mütter sind wohl immer ein bisschen sensibler. Mein Vater meinte nur: »Du musst selbst wissen, was du machst.« Das mit dem Beruf verschwieg ich ihnen, das kam später ...

Am einfachsten ist es, seine Neigungen zu leben, wenn man Leute kennt, die ähnlich drauf sind, wie man selbst. Bei mir war das am Anfang nicht so einfach. Aber das ergibt sich automatisch, je konsequenter man vorgeht. Und diese neuen Leute, die man kennen lernt, eröffnen neue Perspektiven, Möglichkeiten und Ideen. Man tauscht sich aus, berichtet über eigene Erfahrungen, schildert besondere Erlebnisse.

Als ich Sandy über den Weg lief, waren meine Arme und Beine schon ziemlich mit Tattoos zugetackert, in jenen Wochen lief eine Session für meinen Rücken. Brustwarzen und Penis waren gepierct, in der Nase trug ich ein Septum Piercing und meinen Job in der Bäckerei hatte ich geschmissen, lange bevor mein Chef auf die Idee kam, mich wegen meiner Körperzierden zu feuern. Meine Eltern waren darüber entsetzt. Das war mir von Anfang an klar gewesen, weswegen ich es zu Beginn meiner Tattoo- und Piercingleidenschaft auch verschwiegen hatte. Ich erlag auch nicht dem Irrglauben, meine Eltern wären die Einzigen, die eine Entscheidung mit derartigem Unverständnis aufnehmen würden. Ich glaube, 90 Prozent aller Eltern drehen durch, wenn ihre Kinder den Beruf kündigen, um etwas zu machen, was bis vor zehn Jahren noch mit Knast, Asozialismus und anderen, negativen Aspekten behaftet war. Immerhin, diesen Punkt hatte ich bei meinen Eltern längst überwunden. Ich war doch das beste Beispiel, dass Tattoos und Piercings nicht automatisch mit diesen Vorurteilen einhergehen. Aber sauer waren sie trotzdem.

Ich hatte beschlossen, dass meine Zukunft im Körperschmuck liegt. Mein Geld verdiente ich fortan in einem Piercingstudio, wo ich anfangs Kunden beriet und für den Piercer Handlanger spielte. Mein Ziel war es allerdings, später einmal selbst zur Nadel greifen zu können, deshalb habe ich diese Zeit in dem Studio auch als so etwas wie eine Lehre begriffen. Daheim unternahm ich bereits erste Gehversuche, und weil ich niemand anderem dies hatte antun wollen, piercte ich mich erst einmal selbst – einen simplen Hafada am Hodensack. Das ging einfacher als ich erwartet hatte. Von da an ging es Schlag auf Schlag. Irgendwann hingen vier oder fünf Ringe an meinem Sack, den Bauchnabel hatte ich mir selbst gepierct und selbst das zweite Brustwarzenpiercing, diesmal senkrecht, stammte von mir. Eines Tages durfte ich dann auch im Studio ran und verdiente meine Brötchen fortan als Piercer; ein nettes Wortspiel, wenn man bedenkt, welchen Beruf ich ursprünglich gelernt habe ...

Im Piercingstudio lernte ich auch Sandy kennen. Zwei Gedanken waren es, die mich bestürmten, als ich ihr ein Nasenpiercing stechen sollte. Ich dachte zuerst: »Scheiße, was hat das Mädel mit seinen Armen gemacht?« Und der zweite Gedanke war: »Aber auf eine besondere Art sieht es gut aus!«

Ich traf mich ein paar Tage später mit ihr und das Thema kam recht schnell auf die Narben an ihren Armen. Sie erzählte mir, dass sie sich gerne schneide. Wie sprachen sehr lange darüber und ich erfuhr einige der Gründe, die sie dazu trieben, schlechte Kindheit, traumatische Erlebnisse, Therapien und ihre ganz eigene Form, mit der Vergangenheit umzugehen. Es sei, sagte sie, als würde sie den Dämonen, die seit ihrer Jugend in ihrem Körper gefangen seien, eine Möglichkeit zur Flucht bieten. Einmal mehr merkte ich, wie unterschiedlich Geschichten sein können. Und welch unterschiedliche Beweggründe Menschen zu bestimmten Körpererfahrungen treiben. Während es für sie so etwas wie eine tiefe Qual ist, die sie dazu treibt, sich zu schneiden, war es bei mir die Faszination am Blut, dem Lebenssaft.

Ich bat sie, es mir doch einmal zu zeigen. Sie lehnte ab. Ich glaube, ich wirkte in diesem Augenblick wie ein billiger Voyeur auf sie und es kostete mich ebenso viel Anstrengung, sie davon zu überzeugen, dass mich das Thema tatsächlich faszinierte, wie es mich als Junge gekostet hatte, meine Eltern zu überzeugen, dass die Wundmale an meinen Gelenken nur die Folge dummer Jungenstreiche waren.

Sandy ließ sich schließlich erweichen, was mit Sicherheit auch daran lag, dass wir inzwischen ein Paar waren. Als sie sich eines Abends dann schnitt, saß ich daneben. Sie zelebrierte es als eine richtige Session. So wie manche Paare einen erotischen Abend verbringen, stimmten wir uns auf das Schneiden ein. Wir entzündeten Kerzen, Räucherstäbchen, spielten Ambient-Musik und rauchten eine Tüte – so stimmen wir uns noch heute meist darauf ein. Und als sie sich dann schnitt, war ich dermaßen davon angetan, wirkte Sandy so entrückt und in sich gekehrt auf mich, so glücklich, dass das Schneiden wie ein Akt der Liebe war. Als würde man sich selbstbefriedigen.

Ich bat sie, mir auch zwei, drei Schnitte zuzufügen. Wir hatten zuvor schon drüber gesprochen und uns darauf verständigt, dass es ganz alleine bei mir läge – und meine Entscheidung stand fest. Sie tat es und es schmerzte. Nicht sehr, aber es tat weh. Allerdings verging der Schmerz, kaum dass das Blut hervorströmte und sich warm und weich auf meiner Haut verteilte. Das Gefühl ist sehr schwer zu beschreiben. Es ist, als würde ein Teil von einem selbst herausfließen; ein wohliges Schaudern, eine prickelnde Hitze.

Es gibt keine bestimmten Tage, an denen ich mich schneide. Ich muss dazu in Stimmung sein. Manchmal treffen wir uns mit mehreren und trinken vorher Alkohol. Wenn wir Alkohol trinken, werden die Blutgefäße durch den Alkohol stark erweitert. Das heißt, wir bluten noch mal mehr als normalerweise. Es ist manchmal schon ganz schön heftig, aber unheimlich aufregend, wenn das Blut über den Körper strömt, man es förmlich von seinen Fingern tropfen spürt.

Manchmal binden Sandy und ich das Blut in unser Sexspiel mit ein. Und manchmal piercen wir uns auch dabei. Dann fügen wir uns Oberflächenpiercings zu, rings um die Brustwarzen, manchmal durch die Augenbrauen, seltener durch ihre Schamlippen. Aber Sandy hat es nicht so mit Sex. Das hat wahrscheinlich mit der Erfahrungen in ihrer Kindheit zu tun. Sie redet nicht viel darüber und wenn wir Sex haben, glaube ich, dass sie es mehr für mich tut. Ich bemühe mich, sie nicht unter Druck zu setzen. Irgendwie brauche ich das auch nicht. Unsere Blut- und Piercingspiele sind manchmal wie Sex. Und irgendwie sind sie es nicht. Es geht schließlich nicht ums wilde Vögeln oder einen Orgasmus. Auch der Schmerz steht dabei nicht im Vordergrund, zumindest nicht bei mir.

Eher würde ich es handhaben wie die Urvölker, von denen solche Sachen wie Tätowierungen, Piercings und Narbenschmuck kommen. Es ist ein Mittel, Dämonen zu verscheuchen. Die Naturgeister zu besänftigen. Wenn es bei ihnen geholfen hat, warum sollte es bei uns nicht auch helfen?

## »ICH BIN JEMAND, DER GRENZEN SUCHT, VOR ALLEM KÖRPERLICHE GRENZEN.«

*Rolf, 43, Diplom-Informatiker*

Ich habe schon immer körperliche Erfahrungen gesucht, und immer mussten sie intensiver sein, als andere Menschen sie für gewöhnlich machen. In der Jugend begann es bei mir mit Sport. Ich würde sogar behaupten, der Sport war eine meiner wichtigsten Erfahrungen. Wahrscheinlich auch, weil er mich so viele Jahre meines Lebens begleitete.

Zu Anfang joggte ich; joggen tun viele, was daher auch nichts Außergewöhnliches war. Ich entschied daher, Marathon zu laufen. Ich steigerte mein Pensum, lief zunehmend längere Strecken. Meine Kondition nahm zu und irgendwann reichte sie für 200 Kilometer in 40 Stunden. Bereits damals strich ich allerhand Pokale für meine Marathon-Leistungen ein.

Meine damalige Freundin brachte mir dann den Reitsport näher. Und wieder kniete ich mich mit ganzer Kraft in diese Erfahrung. Ungezählt die Stunden, die ich in den Reithallen verbrachte, Pferde pflegte, sie ritt, trainierte, mich schließlich in Wettbewerben stellte. Ergebnis: Ich wurde Westfalenmeister im Distanzreiten.

Später fand ich Gefallen am Radsport. Das gleiche Spiel vollzog sich erneut – ich wollte alles, ich gab alles. Das wohl schönste Erlebnis war die Rennstrecke von Brest nach Paris – 1.200 Kilometer an einem Stück ...

Irgendwie haben all diese Sportarten miteinander zu tun. Ich bin jemand, der Grenzen sucht, vor allem körperliche Grenzen. Mit Sicherheit ist das auch der Grund, warum ich heute die Piercing- und Tattoo-Leidenschaft so exzessiv auslebe. Ich gebe ja zu, ich fand Piercings schon immer interessant. Hin und wieder habe ich wirklich stark gepiercte Menschen gesehen und das hat mich auf Anhieb unheimlich fasziniert. Sicherlich schlummerte der Wunsch schon längere Zeit in mir, mich auch verzieren zu lassen. Allerdings war ich wohl noch nicht reif dafür; ich steckte noch in meinen sportlichen Aktivitäten, die das Tätowieren und Piercen nicht wirklich zuließen.

Aber dann, 1999, schien der Augenblick gekommen. Ich weiß gar nicht mehr genau, weshalb, aber ich besuchte die Tattoo Convention in Berlin. Wie schon so oft beim Sport erfahren – die Veranstaltung war die Initialzündung. Von da an gab es kein Zurück, nur noch ein mächtig drängendes Nach-Vorne.

Schon auf der Convention legte ich mich unter die Nadel und ließ mir die Brustwarze piercen. Ich fand die Brustwarze eine

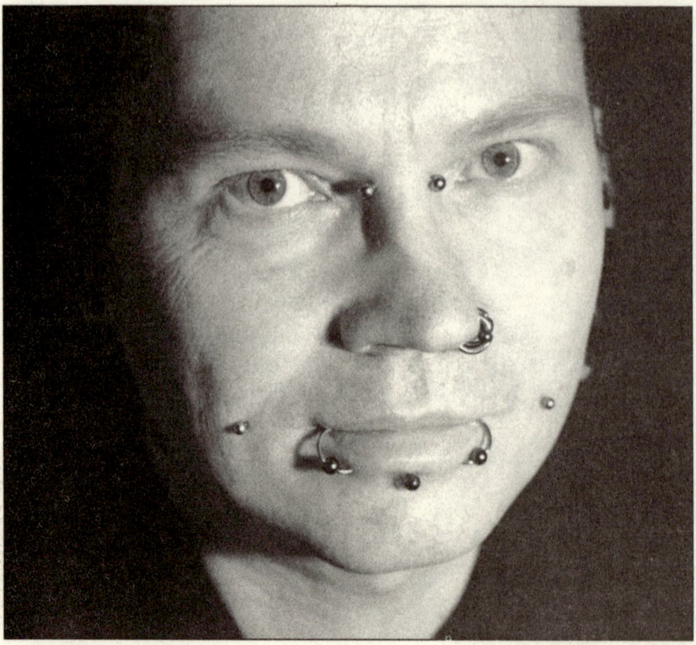

sehr schöne Stelle für ein Piercing. Aber natürlich war das Piercing nicht nur Schmuck für mich, es war eine körperliche Erfahrung. Das war es bei mir schon immer, egal was ich tat. Deswegen trage ich inzwischen wahrscheinlich auch so viele Piercings. Denn schon kurze Zeit nach der Berliner Convention saß ich erneut beim Piercer und ließ mir ein Piercing ins Ohr stechen, gleich darauf die andere Brustwarze, die Zunge, Nase, Wangen – und Intimpiercings. Das erste, ein Prinz Albert, ließ ich mir Anfang 2002 stechen. Ich möchte noch einmal betonen, auch das Intimpiercing war eine körperliche Erfahrung; dass es mir beim Sex was bringt, daran habe ich anfangs gar nicht gedacht.

Allerdings war die Überraschung groß, als sich da tatsächlich positive Nebenwirkungen bemerkbar machten. Die waren jedoch nicht der Grund dafür, dass im Verlauf der nächsten Wochen und Monate weitere Intimpiercings hinzukamen. Es kam der Ampallang hinzu, Hafadas und noch einige andere. Es ist wie beim Sport: Ich kann einfach nicht aufhören, ich will immer mehr erreichen, will ausreizen, wie weit ich mit meinem Körper gehen kann. Heute trage ich bereits 15 Intimpiercings. Und am Ende bin ich damit noch lange nicht. Es ist alles offen. Grenzen habe ich mir keine gesetzt – die suche ich noch.

Meine Piercings sind nach und nach entstanden, meine Freunde und Bekannten konnten sich also mit der Zeit daran gewöhnen. Ich bin auch der Auffassung, dass die Leute die nötige Toleranz aufbringen sollten. Auch im Familienkreis; neulich war ich zum Beispiel auf der Hochzeit meiner Schwester. Natürlich habe ich meine Piercings im Gesicht gelassen und wurde schon ziemlich angestarrt. Aber darauf nehme ich keine Rücksicht, in meinen Job habe ich schließlich auch nur bedingt Rücksicht genommen. Einen Teil meiner Piercings hätte ich natürlich rausnehmen können, aber die Flesh-Tunnel in den Ohren zum Beispiel, die dürften nur schwerlich wieder zusammenwachsen; die Ohrläppchen würden ohne Schmuck herunterhängen. Es wä-

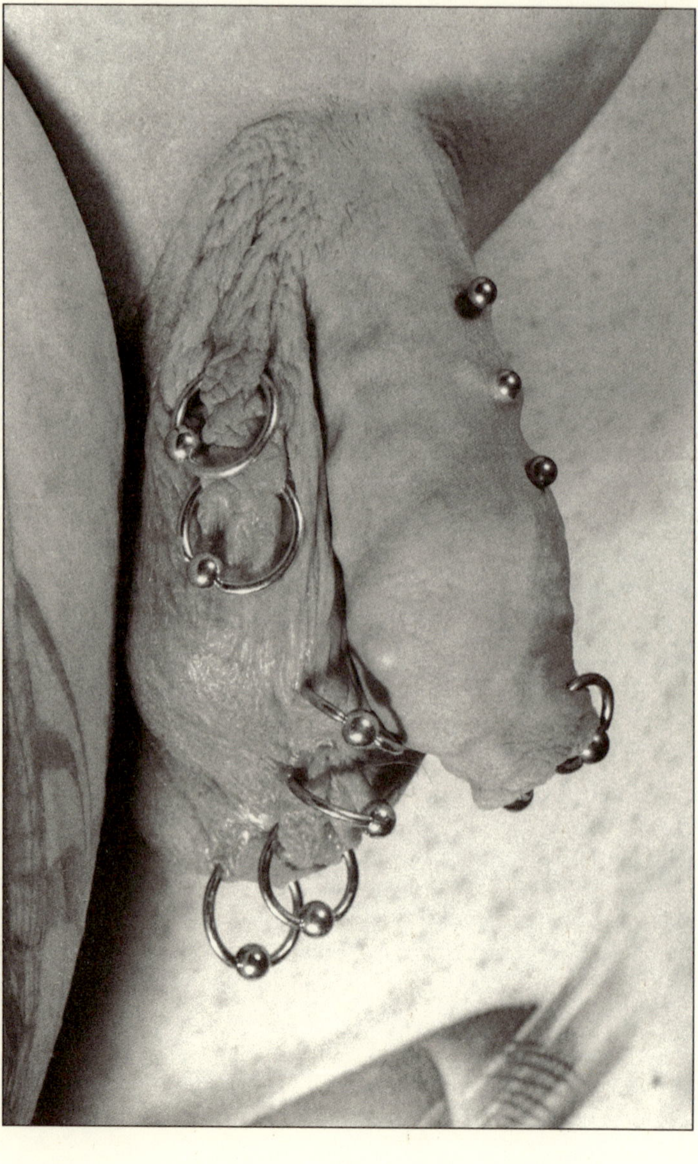

re mittlerweile also auch ziemlich schwierig, Kompromisse einzugehen.

Sicherlich kriege ich mit, dass einige Leute mich fassungslos anschauen und ich möchte nicht wissen, was sie hinter meinem Rücken über mich sagen. Doch direkt angesprochen hat mich bisher noch nie jemand. Aber selbst wenn das passieren würde, glaube ich nicht, dass ich auf meine Piercings verzichten wollte. Ohnehin wären die Spuren meiner Leidenschaft immer zu sehen, egal ob mit oder ohne Piercingring.

Irgendwann, vor drei Jahren, kamen Tätowierungen hinzu. Ich war der Auffassung: Wer A sagt, muss auch B sagen. Piercings und Tätowierungen gehören zueinander. Wie man sieht, ich mag es, mir Frauen in interessanten Posen tätowieren zu lassen. Und wie die vielen Jahre zuvor beim Sport gelingt es mir auch mit meinen Tätowierungen, Pokale einzuheimsen. Auf den Conventions bin ich bekannt wie ein bunter Hund – im wahrsten Sinne des Wortes. Ich weiß gar nicht, wieviele Pokale ich auf den Veranstaltungen inzwischen abgeräumt habe; es müssen allerhand sein. Bald ist mein Körper dicht mit Tätowierungen. Zusammen mit den Piercings ergibt es ein Gesamtbild.

Manchmal denke ich mir, ich würde nebenher gerne auch wieder ein bisschen Sport treiben. Reiten zum Beispiel. Oder Fahrrad fahren. Aber das ist mit den vielen Piercings im Schritt nahezu unmöglich. Da muss ich wohl durch. Denn auf meinen Körperschmuck würde ich nicht verzichten wollen. Ich glaube, ich habe gefunden, wonach ich die vielen Jahre gesucht habe. Der Sport war eine wichtige Erfahrung für meinen Körper, aber er war eine vergängliche Erfahrung. Der Körperschmuck bleibt. Ihn werde ich nicht mehr so schnell los. Darüber war ich mir von Anfang an klar. Aber das ist okay. Ich fühle mich wohl damit.

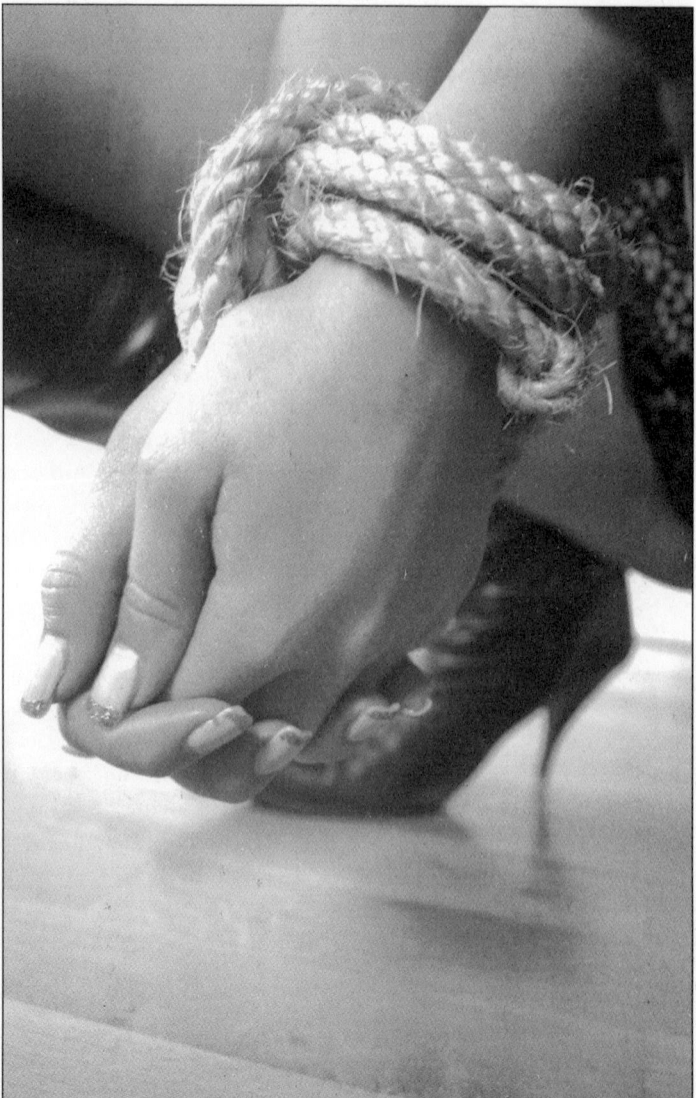

# SADIS'ME

**SM.** (Sadomasochismus.)
Sadomasochistische Beziehung, bei der sich der eine Partner freiwillig den Anweisungen des anderen Partners unterwirft und sich bewusst quälen und peinigen lässt, wodurch beide sexuell erregt und befriedigt werden.

*Lykke Aresin,*
*Lexikon der Erotik, 1996*

## »WIR SIND DAS ERSTE VON EINEM SM-GESPRÄCHSKREIS GESTIFTETE EHEPAAR.«

*Extensis, 39, selbstständiger PR-Berater & Babette, 43, Beamtin*

**Extensis:** Ich erfreue mich an den Schmerzen meiner Partnerin. Bin ich deswegen ein Sadist? Ich glaube, das hängt sicher ganz stark davon ab, welche Definition von »Sadismus« angelegt wird. In sexueller Hinsicht würde ich sicherlich zustimmen, aber ich finde es keineswegs lustig, wenn im Alltag Menschen oder Tiere gequält werden. Auch meiner Frau würde ich außerhalb der Sexualität keine Schmerzen zufügen. Außerdem ist ja die »Schmerz-Vermittlung« nicht der einzige Aspekt meiner Veranlagung. Daher sehe ich das Etikett »Sadist« immer auch etwas zwiespältig und würde mich Außenstehenden gegenüber eher mit der globaleren Bezeichnung »Sadomasochist« beschreiben, da die Abgrenzung von sexuellem Sadismus zu dem Alltags-Sadismus der Klientel, die zur Bevölkerung der Frauenhäuser beiträgt, für die meisten Mitmenschen nur schwer nachzuvollziehen ist.

**Babette:** Ich bin eindeutig »schwerpunktmäßig« masochistisch. Zwar liebe ich auch das Gefühl, gefesselt zu sein und gezwungen zu werden, aber was richtig anturnt, sind Schmerzen. Ideal ist, wenn beides zusammenkommt.

**Extensis:** Wann ich meine Neigungen zum ersten Mal entdeckt habe, also die Freude am Schmerz meines Partners? Oha, das ist gar nicht so leicht zu sagen. Es gibt da einen Bereich eher diffuser Phantasien als Jugendlicher. Da haben mich »typische« optische Signale angemacht, also High Heels, Frauen in Le-

derklamotten, lange Nägel und Make-Up. Dazu kamen Phantasien von gefesselten oder geschlagenen Frauen, aber auch Bilder von eher starken Frauenfiguren, die man heute wohl als dominant bezeichnen würde. So ab einem Alter von 15, 16 Jahren hat sich das dann immer weiter differenziert. Zuerst wurde mir klar, dass ich auf eine andere Art Frauen stehe, als es damals in meiner »Peer Group« sanktioniert war. Da waren sportliche, »natürliche« Frauen das Maß aller Dinge – das, was mich angemacht hat, wurde von beiden Geschlechtern gleichermaßen als »Bah« verurteilt.
Dann wurde mir klar, dass ich eine deutliche Neigung zu Fetischen habe. Etwas später dämmerte mir, dass ich wohl auf etwas seltsame Dinge stehe. Allerdings hatte ich zu der Zeit noch eine normale Beziehung. Weder Fetisch noch SM waren dabei ein Thema. Mit Mühe habe ich meine damalige Freundin dazu gekriegt, mal Strümpfe und höhere Schuhe anzuziehen. In dieser Zeit war ich gefühlsmäßig sehr hin- und hergerissen. Fetisch gab es nur in der Phantasie; ich hab dann heimlich Pornos gelesen, auch mal eine Latexmaske gekauft und zumindest die Fetisch-Neigung mit Prostituierten ausgelebt. In Studios hab ich mich erst viel später getraut. Es gab auch Phasen, in denen ich glaubte, die Neigung überwinden zu können und die Magazine und angesammelten Spielsachen entsorgt habe.
Nach einer Weile ging natürlich alles von vorne los. Irgendwann gab es auf einmal im Bahnhofskiosk unter »Mode« die deutsche Ausgabe von »Skin Two«. Das war die erste nachhaltige Begegnung mit Latex-Mode. Ich hab das Heft gekauft und sogar gemeinsam mit meiner Freundin angesehen. Nun, sie rastete immerhin nicht völlig aus, war aber arg konsterniert. Ich dagegen war erleichtert, das Thema Latex mal auf den Tisch gebracht zu haben. Die anderen Phantasien, also die SM-Wünsche, waren ja nicht ansprechbar. Ich konnte meine Freundin dann überreden, mal einen Latex-Rock anzuprobie-

ren. Ein völliges Fiasko! Sie hatte den Rock kaum an, sah sich im Spiegel und rauschte wie eine Rakete aus dem Laden. Ich stand ganz schön belämmert da. Ich bekam dann über eine Kleinanzeige in einem Stadtmagazin das erste Mal Kontakt zu anderen SMlern und besuchte meine erste Party, die war in Mannheim.

Also, so ab Mitte 20 war mir deutlich klar, dass ich SM brauche und auch, dass ich eher der aktive Part bin. Aber so richtig ausprobieren und ausleben, das ging eben mangels passender Partnerin nicht. Ich war dann wohl mal in einem Studio, um überhaupt SM auszuleben, aber dort konnte ich nur die passive Rolle ausprobieren. Es war trotzdem sehr erregend, allein durch die Situation. Aber mir war auch klar, dass die Sub-Rolle nicht meine ist.

**Babette:** Bei mir reicht meine erste Erfahrung zurück bis in die frühe Kinderzeit. Die oft erzählte Geschichte vom Indianer am Marterpfahl trifft auch auf mich zu: Ich gehörte bei Kinderspielen immer zu denen, die gefesselt wurden, unterlagen oder irgendwie gezwungen wurden. In meinen ersten Beziehungen war der Sex nicht sonderlich befriedigend. Ich habe mir mit 18 Jahren die »Geschichte der O« gekauft und atemlos am Stück verschlungen. Bis zum Coming-out vergingen dann aber noch 15 Jahre.

**Extensis:** Ja, es ist schwer, mit seinen Neigungen herauszukommen, wenn man Partner an seiner Seite hat, die das nicht nachempfinden können. Da geht dann eben nur normaler Sex. Alles, was mit Fetisch und SM zu tun hatte, schreckte meine Freundin damals völlig ab. Das höchste der Gefühle war schon, es mal nicht im Bett zu machen, aber selbst das war ihr hinterher irgendwie unangenehm. Rückblickend würde ich sagen, dass meine Freundin auch vor ihren eigenen Abgründen Angst hatte und deshalb alles von sich wegdrängte. Letztlich ist die Beziehung ja auch an diesen sexuellen Unvereinbarkeiten kaputt gegangen.

**Babette:** Mein Freund damals wusste gar nichts von meinen Neigungen, weil ich mir selbst lange Zeit nicht eingestehen konnte, masochistisch zu sein. Ich war sexuell so verklemmt, dass ich nicht in der Lage war zu sagen, was mich anmacht.

**Extensis:** Das ist schlimm, wenn man nicht darüber reden kann, weil man glaubt, aussätzig oder gar krank zu sein. In der ersten Zeit, also noch in der Schule, als mir auch noch nicht alles so klar war, war es erst mal unangenehm. Denn ich musste aufpassen, dass ich nichts Falsches von mir gebe. Alle anderen waren ja begeistert von dem sauberen, natürlichen Mädchentyp. Wenn ich dann andeutete, dass ich etwas anderes auch sexy fände – nun, ich merkte schon, dass ich mit dieser Meinung allein auf weiter Flur stand. Später wurde mir dann klar, dass ich das bin, was der Otto Normalverbraucher im Ruhrgebiet unter pervers einstuft. Von Zeit zu Zeit versuchte ich, die Neigung zu verdrängen und dachte, dass es auch ohne SM geht. Mein Gott, was sind da Klassiker der Fetisch-Presse im Papiercontainer verschwunden ...

Irgendwann zeigte sich jedoch, dass es ohne SM nicht ging und ich akzeptierte es, war aber frustriert, weil ich es nicht ausleben konnte. Die Frauen, die ich kannte, waren alle ganz brav und schon die vorsichtige Andeutung von »verruchten Dingen« – bis zu SM kam es da gar nicht – hat ein deutlich negatives Echo erzeugt. Außerdem war ich kolossal schüchtern, was die Sachlage nicht verbesserte. Die Frauen, die ich später – da war ich ja noch in einer festen Beziehung – kennen lernte, waren zwar SMlerinnen, aber entweder fest vergeben oder eher aktiv, so dass das auch nicht richtig passte. Und ich war wohl auch mit den Gepflogenheiten nicht so weit vertraut, dass ich mich da getraut hätte, eine Frau offensiv nach Sex zu fragen.

Als etwas Besonderes habe ich mich – zumindest mit meinen SM-Neigungen – nicht gefühlt. Natürlich, es gibt auch Menschen, die ihre Veranlagung als etwas Besonderes ansehen und auch alle Unwägbarkeiten ihres Lebenslaufs damit entschuldigen, aber die Idee ist mir nie gekommen. Ich war allerdings schon froh, als ich merkte, dass ich doch nicht der Einzige mit der Veranlagung bin. Es war sehr befreiend, mit anderen über SM und ihre Erfahrungen sprechen zu können.

**Babette:** Ich versuchte anfangs, die Neigung zu leugnen; meine Phantasien beschränkte ich auf »Blümchensex«. Das klappte aber nicht. Meine Beziehungen funktionierten nicht, ich habe bloß nicht wahrhaben wollen, aus welchem Grund. Ich war total frustriert, trotzdem konnte nicht wahr sein, was nicht wahr sein durfte. Ich war außerdem überzeugt, weit und breit die einzige »Perverse« zu sein. Wer »so was« gut findet, kann doch nur krank sein, dachte ich. Erst als der Leidensdruck unerträglich wurde, bin ich – mit sehr gemischten Gefühlen und Lampenfieber – zu einem SM-Gesprächskreis gegangen. Da war ich bereits 33 Jahre alt.

**Extensis:** Man konnte ja selbst im engsten Umfeld nicht darüber reden. Mit meinen Eltern – ich bin Einzelkind – wurde über Sex nicht geredet und ihren gelegentlichen Kommentaren zu Talk-Shows und Fernsehsendungen, die irgendwie »Perversionen« ansprachen, war auch zu entnehmen, dass es kein Thema für die heimische Plauderrunde ist. Naja, und ich wollte umgekehrt von meinen Eltern ja auch nicht auf die Nase gebunden kriegen, wie sich *ihr* Sexualleben gestaltet. Bei Freunden hatte ich keine Veranlassung, SM zu thematisieren. Man trifft sich ja auch nicht unbedingt, um sich über die Erlebnisse der letzten Nacht auszutauschen – jedenfalls war das in meinem Freundeskreis so. Mit zunehmender Erfahrung wurde mein Umgang mit SM natürlich offensiver und es bekamen dann auch einige der »Stino«-Freunde nach und nach mit. Einige haben sich im Laufe der Zeit etwas zurückgezogen, aber das beziehe ich nicht so sehr auf die Neigung, sondern auf Berufs- und Ortswechsel, Kinder und so weiter. Da lebt man sich zwangsläufig auseinander.

**Babette:** Meiner Familie von diesen Problemen zu erzählen, stand nie zur Debatte. Es war für mich völlig ausgeschlossen, mit meinen Eltern über sexuelle Dinge zu sprechen. Geschwister habe ich nicht. Damals hatte ich auch keine Freunde, mit denen ich darüber hätte sprechen können. Ich brauchte nichts im eigentlichen Sinne geheim zu halten; solche Themen fanden einfach nicht statt.

**Extensis:** Die ersten »richtigen« Erfahrungen kamen über verschiedene Studio-Besuche, die durchweg positiv waren. Das waren größtenteils professionelle Frauen, die mir neben dem Sex auch eine ganze Menge Know-how vermittelten. In einem dieser Studios war ich zum Beispiel das erste Mal damit konfrontiert, dass mir plötzlich eine sehr devote Sklavin gegenüberhockte und, die Handrücken auf den Oberschenkeln, abwartete, was ich jetzt mit ihr anstellen würde. Junge, muss ich blöd ausgesehen haben. Es ist schon ein Unterschied, ob man vor sich hin phantasiert oder ob die Situation plötzlich wirklich gegeben ist. Ich wusste auch gar nicht, wie man sich denn so zu benehmen hat, als dominanter Mann. Lehrbuch gab's da keins ... Aber die Sklavin war dann sehr nett und hat mir unterschwellig auf die Sprünge geholfen.
Und natürlich lernte ich über den Besuch von SM-Partys. Bei denen konnte ich mich zwar nicht selbst ausleben, aber es war sozusagen Anschauungsunterricht über das Sozialverhalten von SMlern.

**Babette:** Ich für meinen Teil musste mir nach und nach eingestehen, dass ich nur dann wirklich Lust empfinden konnte, wenn ich meinen SM-Phantasien freien Lauf lasse. Wie das so ist, mit der Zeit wird man mutiger ... Wohl nie vergessen werde ich ein Erlebnis bei einem One-Night-Stand: Mutiger als sonst, weil angeschwipst, habe ich den Typen gebeten, mich zu schlagen. Die Reaktion kam postwendend und wie in einer amerikanischen Komödie. Er sprang nämlich aus dem Bett – und zwar nicht im übertragenen Sinn, sondern tatsächlich –, als ob er sich verbrannt hätte. Heute kann ich drüber lachen ...

Dann habe ich Kontaktanzeigen in Stadtmagazinen gelesen, aber mich nicht getraut, auch darauf zu antworten. Ich konnte einfach nicht abschätzen, wie hoch mein Risiko war. Ich hatte keine Ahnung, ob und wie viele Verrückte sich in dieser Szene tummeln oder wie ich die Durchgeknallten von den »Seriösen« unterscheiden kann. Also habe ich's gelassen.

Wie gesagt, als der Leidensdruck groß genug war, habe ich mich in einen SM-Gesprächskreis getraut. Das war eine total nette Gruppe, die in lockerer Atmosphäre über SM – aber nicht nur darüber – redete und viel Spaß dabei hatte. Meine ersten praktischen Erfahrungen mit SM folgten dann sehr schnell.

Da ich völlig unerfahren war, ging es erst mal darum herauszufinden, was mir aus dem breiten Spektrum des SM gefällt beziehungsweise was gar nicht mein Ding ist. Herauskristallisiert hat sich jedenfalls ziemlich schnell, dass ich nicht wirklich devot bin. Soll heißen, dass die Spielchen mit »auf die Knie und Stiefel lecken« nicht so meine Welt sind, sie sagen mir nicht wirklich zu. Im Gegenteil, ich kann dann richtig renitent werden ... Meine ersten Partner lernte ich auch über den Gesprächskreis kennen.

**Extensis:** Auch ich ging eines Tages zu einem Gesprächskreis. Manche würden behaupten, weil ich Schwierigkeiten hatte, Gleichgesinnte zu finden. Das klingt ein bisschen nach »Kegler sucht Kegelklub«. Aber so war es wohl auch, denn das Internet hatte damals für uns praktisch keine Bedeutung. Kontakte gab es über Inserate in Zeitungen und Stadtmagazinen. Da entdeckte ich die Anzeige von dem Gesprächskreis und ging mit der Idee erst mal schwanger. Das war nicht weit weg, in Essen, aber ich brauchte ein paar Wochen. Schließlich hatte ich keine Vorstellung davon, was mich da für Typen erwarten und wie sie mich aufnehmen würden. Es wäre immerhin übel gewesen, wenn ich dort festgestellt hätte, dass ich da auch nicht hingehöre.

Aber es war dann doch sehr spannend, sicher aus heutiger Sicht auch etwas skurril, aber wir reden ja von der »Steinzeit« der Szene. Und dann gab es einen Ableger des Gesprächskreises in Düsseldorf. Das war praktisch, denn da konnte ich direkt von der Arbeit aus hin und brauchte keine Diskussion zu Hause zu fürchten. Außerdem war der Stammtisch in Düsseldorf auch nicht, wie sonst vielfach üblich, sozialpädagogisch überfrachtet. Da waren einfach nur Leute, die Spaß haben wollten und viel lachten. Angenehm normal, das Ganze. In den Räumen der AIDS-Hilfe, wo wir uns trafen, hieß es immer, dass wir die lustigste Selbsthilfegruppe seien, die man dort je erlebt hatte.

**Babette:** Bei diesem Gesprächskreis in Düsseldorf ist es dann auch zu einem denkwürdigen Erlebnis gekommen ...

**Extensis:** Dort lernten wir uns kennen. Schon witzig. Heute sind wir verheiratet, wahrscheinlich das erste Ehepaar, das von einem SM-Gesprächskreis gestiftet wurde ...

Tja, es war ja damals nicht anders als wohl heute auch noch – es gab unter den SMlern einen ungeheuren Männerüberschuss. Erschwert wurde das Ganze noch dadurch, dass natürlich die Veranlagung auch passen musste. In unserem Gesprächskreis – mein Gott, das klingt so ein bisschen wie »Pfadfinder-Singkreis« ... – war es nicht anders. Der sexuelle Notstand war recht weit verbreitet. Irgendwann tauchte dann Babette dort auf. Wir waren uns recht sympathisch, aber es dauerte alles eine Weile. Im Grunde verlief es erst mal nicht anders als bei jeder Stino-Bekanntschaft. Richtig »klick« gemacht hat es auf einer Party, auf der wir uns näher kamen.

**Babette:** Kurz darauf sind wir dann bei mir zu Hause ins Spielen gekommen und haben uns langsam an unseren gemeinsamen SM herangetastet. Spielsachen waren noch nicht da – früher hätte man gesagt: »Wir hatten ja nichts ...« Lediglich eine eigentlich viel zu lange Reitgerte. Mit der haben wir angefangen. Das war richtig befreiend.

**Extensis:** Da wir beide keine Ahnung hatten, probierten wir aus und – ja, wir übten. Wir stellten fest, dass wir beide auch Fetischisten sind, beide auf Latex und Leder stehen. Und dann ist die ganze Sache irgendwie explodiert.

**Babette:** Wir waren wie elektrisiert,besuchten alle möglichen Partys, kauften Spielsachen und Fetisch-Klamotten und entdeckten ständig etwas Neues.

**Extensis:** Es war eine ziemliche Atemlosigkeit. Wir haben Fetischklamotten und Spielzeug en gros gekauft, sind auf alle möglichen Feten gegangen und waren schnell »in der Szene«.

**Babette:** Mit zunehmender Erfahrung stiegen auch die Sicherheit und das Selbstbewusstsein. Das führte nicht nur zu einer größeren Gelassenheit im Umgang mit dem Thema SM nach außen, sondern auch dazu, dass wir immer neue Spielrichtungen ausprobierten.

**Extensis:** Jetzt könnte man natürlich fragen, was damals, als wir uns kennen lernten, das Besondere an unserer Beziehung war – von der Sexualität abgesehen. Die Sexualität war schon wichtig. Ich hätte keine Beziehung mehr angefangen, in der das nicht stimmte. Denn die Erfahrung, wie sehr sich sexueller Frust auf das gesamte Leben auswirkt, hatte ich ja. Babette und ich hatten das Glück, uns ja schon unter dem Vorzeichen »SM« kennen gelernt zu haben. Das nahm uns eine Menge Druck.

Wir mussten uns keine Veranlagung gestehen und dabei hoffen, dass der Partner das auch gut findet. Und wir hatten Glück, dass auch innerhalb der Veranlagung die Spielart passte. Entscheidend war die Sexualität aber trotzdem nicht. Wenn wir uns nicht gut verstanden aber trotzdem eine Menge Gemeinsamkeiten entdeckt hätten, wäre aus uns beiden nie mehr als eine kurzfristige Party-Bekanntschaft geworden. Schließlich führen wir keine 24/7-Beziehung, sondern sind den größten

Teil des Tages eben ein ganz normales Ehepaar. Da ist die Partnerschaft schon das Wichtigste.

**Babette:** Ich weiß nicht, ob ich »das Besondere« so konkret benennen kann. Kann das überhaupt jemand ernsthaft bei dem Menschen, den er liebt? Natürlich haben wir uns über das Thema SM kennen gelernt. Fest steht aber, dass da nicht nur SM war und ist. Wir sind – von SM abgesehen – ein ganz normales Ehepaar, glaube ich.

**Extensis:** Unsere Beziehung heute – nach all den Jahren ... Tja, Sex ist auch heute noch wichtig, wobei Sex eigentlich immer SM heißt. Obwohl wir schon oft Zugeständnisse an Alltag und Beruf machen mussten und einfach zu erschöpft waren, um noch zu spielen. Aber selbst dann ist eine Andeutung von SM dabei. Und wenn es nur ein Kneifen in die Brustwarze ist. Insgesamt also auch hier eine völlig normale Beziehung, außer, dass man bei uns eben ab und an über Spielsachen oder Latex-Klamotten stolpert. SM ist in unserer Wohnung präsent, weil wir einfach nichts mehr verstecken. Wer also zu uns kommt, darf die Sachen gern übersehen, aber wir räumen sie nicht mehr weg.

**Babette:** Wir sind täglich davon umgeben, weil wir in unserer Wohnung wirklich nichts mehr verstecken. Am Bett sind Ketten befestigt, in der Vitrine im Wohnzimmer stehen eindeutige Dinge wie Figuren herum. Flaschenzug, Bock und Schaukel hängen beziehungsweise stehen sichtbar im Zimmer. Es gibt Spielzeug und Lektüre wie die »Schlagzeilen« oder das »Heavy Rubber«.

Wie es bei vielen anderen Ehepaaren auch der Fall ist, kommt das, was Spaß macht, in dem alltäglichen Stress leider oft zu kurz. Soll heißen, SM als richtige Session mit viel Zeit findet seltener statt, als uns beiden lieb ist.

**Extensis:** Eine richtige Session findet bei uns mittlerweile zwar seltener statt, aber hat sie sich deswegen verändert? Rückblickend würde ich sagen, es ist jetzt etwas weniger ungestüm, vielleicht etwas »detaillierter« als ganz zu Anfang. Wir haben einfach im Laufe der Zeit mehr Erfahrung gewonnen, kennen uns natürlich auch sehr genau; da ist das gezielte Stimulieren und auch das Hinauszögern von Lust schon eine nahe liegende Option. Im Grundsatz hat sich allerdings unsere Spielweise nicht verändert – wir waren ja schon immer auf der etwas »handfesteren« Seite des SM angesiedelt. Das ist auch so geblieben. Allerdings kamen im Laufe der Zeit mehr Elemente hinzu. Wir haben verschiedene Sachen ausprobiert, etwa Reizstrom, Nadeln, Atemreduktion und so weiter.

Das Spiel wird dabei immer bestimmt von Grenzen sowohl körperlicher als auch seelischer Art, von denen ich weiß, dass sie nicht überschritten werden können. Bei uns finden zum Beispiel keine Demütigungsspiele statt, weil sich einfach gezeigt hat, dass wir uns damit nur die Stimmung ruinieren.

Ansonsten hängen die Grenzen stark von der Tagesform und der Geilheit ab. Naja, und dass keine bleibenden Schäden entstehen dürfen, ist eigentlich schon so selbstverständlich, dass ich es fast nicht erwähnt hätte.

**Babette:** Ein Spiel kann sich beschränken auf ganz kleine Dinge wie Klammern, Festhalten des Partners oder ein bisschen Atemreduktion. Eine Session, für die wir richtig Zeit haben, kann auch schon mal zwei Stunden dauern. Alle möglichen Hilfsmittel aufzuzählen, würde etwas weit führen; hauptsächlich sind es Hand- und Fußfesseln, Masken, Knebel und Halsbänder, Schlagwerk wie Peitschen, Gerten oder Rohrstock sowie Klammern und Gewichte. Zur »Ausrüstung« gehören aber auch ein Reizstromgerät, Kerzen und Nadeln. Die Grenzen liegen da, wo einer von beiden physische oder psychische Probleme bekommt. Das ist nicht abstrakt für alle Fälle vorher festlegbar. Zum Beispiel kann einem der Kreislauf einen Strich durch die Rechnung machen oder einer von uns beiden stellt mittendrin fest, dass ihm eine Aktion zu weit geht. Dann muss halt abgebrochen werden. Das ist aber kein Drama.

**Extensis:** Ob sich mit der Zeit unsere Grenzen verschoben haben, ist rückblickend gar nicht so leicht zu sagen. Aus meiner Sicht nicht wirklich. Sicher sind wir partiell im Laufe der Zeit mutiger geworden, haben uns getraut, etwas zu probieren, was wir vorher noch nicht gemacht haben. Aber im Großen und Ganzen sind es die Grenzen geblieben, die schon vorher festgelegt waren. Das war ja auch keine bewusste Entscheidung, mehr so ein nach und nach entstehendes gemeinsames Feststellen von Dingen, die wir mögen und Dingen, die wir ablehnen.

**Babette:** Mit zunehmender Erfahrung haben wir andere Dinge ausprobiert; uns haben mehr Spiele als zu Anfang interessiert. Aber Grenzen verschoben? Ausgehend von meiner Erklärung für Grenzen: Nein.

**Extensis:** Manche glauben ja, es gibt einen Punkt, an dem man alles ausprobiert hat und der Reiz der Spiele sich verliert. Ich glaube das nicht. Jedes Spiel ist neu und individuell. Beide Partner haben ihre individuelle Tagesform, ihre »Wünsche für den Tag«. SM ist da viel zu sehr zentriert auf ein gemeinsames Erleben, das ist aus meiner Sicht nicht vergleichbar mit dem »Mal wieder poppen«-Blümchensex.

**Babette:** Jedes Spiel, auch mit dem gleichen Partner, ist anders. Außerdem halte ich die Spielarten bei entsprechender Kreativität der Akteure für nahezu unendlich. Ist »Blümchensex« nicht viel schneller zu Ende?

**Extensis:** Blümchensex ist für uns nicht mehr denkbar. Zur Sexualität in unserer Beziehung gehört SM dazu. Natürlich haben wir auch Abstufungen, manchmal ist es Sex mit SM-Elementen, manchmal eine »richtige« Session. Kuscheln findet dann wiederum – ohne Sex – auf der Couch statt.

**Babette:** Auch für mich ist es praktisch nicht denkbar. Weil sich bei mir ohne SM-Phantasien nix tut. Ich habe auch keine Lust mehr, mich damit zufrieden zu geben.

**Extensis:** Immer wieder mal unternehmen wir auch Versuche, andere Personen in unsere Spiele miteinzubeziehen.

**Babette:** Haben wir schon gemacht; ist aber schwierig, weil so viel passen muss.

**Extensis:** Es ist nicht so einfach, passende Partner zu finden. Wir haben schon den Anspruch, die Menschen attraktiv finden zu wollen, dann auch noch sympathisch und gesprächstauglich und schließlich noch mit der passenden Spielart versehen. Das sind dann gleich drei Wünsche auf einmal und unsere Versuche, da ein passendes Paar zu finden, waren denn auch mir recht unterhaltsamen Erlebnissen verbunden.

**Babette:** Ja, ich erinnere mich. Wir waren damals noch nicht so lange in der Szene und warfen uns mit einer enormen Portion Neugier auf alle Möglichkeiten, die sich boten, in Sachen SM Erfahrungen zu sammeln. Wir antworteten also auch auf Anzeigen und gaben welche auf, um andere Paare kennen zu lernen.

**Extensis:** Tja, da war jede Menge Unsinn dabei. Nachdem wir erst den Typen, der einen Tag vor dem ersten Treffen plötzlich keine Freundin mehr hatte, aber – »ist kein Problem, echt« – eine neue Frau aus dem Hut zaubern wollte, abgewimmelt haben, klang diese Zuschrift aus einem Ort hinter Dortmund ganz nett. Offensichtlich ein Paar, das sogar schon etwas länger zusammen war, auch ungefähr in unserem Alter. Und der Brief war sogar in lesbarem Deutsch geschrieben.

**Babette:** Nun, wir sind vorsichtig und deshalb telefonierten wir vorher. Auch nicht schlecht, der Mensch am andern Ende klang nett, verständig und auf unserer Wellenlänge. Also fuhren wir an einem schönen Samstagnachmittag hin, natürlich schon arg neugierig, was uns erwarten würde. Ein weiteres, mit unseren Briefschreibern befreundetes Pärchen sollte auch dort sein. Die Wegbeschreibung war gut, allerdings sind wir dann doch im ersten Anlauf an dem beschriebenen Haus vorbeigefahren. Wir hielten an der nächsten Ecke, um uns zu orientieren, als laut hupend ein Auto neben uns hielt und ein Mensch in einem BVB-Shirt uns angrinste und meinte »Ihr wollt doch sicher zu ... Fahrt hinter mir her.« Schon eine etwas seltsame Begrüßung, aber wir waren ja nun schon mal da.

**Extensis:** Am Ziel angekommen stellte sich der Fußballfan als der eine Teil des befreundeten Pärchens heraus. Offenbar hatte man schon am Fenster gelauert, wann wir denn kämen.

**Babette:** Danach erlebten wir einen Rücksturz in die 50er – zumindest war die Einrichtung des Häuschens so alt. Wir wurden in einem Raum um einen Tisch versammelt. Die Plastiktischdecke darauf bereitete uns etwas Unbehagen, genau wie der Rest der Wohnung, die nicht so recht zu Leuten unseres Alters passen wollte. Aber das Rätsel wurde dann auch sofort gelüftet.

**Extensis:** Das Häuschen gehörte seinem Opa, der zum Glück heute nicht da war und daher konnte man auch Besuch empfangen. Sonst, in Anwesenheit von Opa, waren Besuche nicht erwünscht, erklärte uns unser Briefeschreiber. Wie sich herausstellte, hatte Opa nicht etwa etwas gegen Fetisch- oder SM-Besuche, sondern gegen Besuche im Allgemeinen. Die Freundin des Briefschreibers, in ein Geschirr in bester Orion-Qualität gezwängt, grinste seelig. Sie sagte auch sonst wenig, höchstens einmal »ja«, wenn sie zum Bier- oder Essenholen rausgeschickt wurde. Stattdessen pries ihr »Besitzer« ihre Vorzüge an, so in der Art, wie ein schlechter Gebrauchtwagenhändler einen Wagen anpreist. Freund und Freundin der beiden nickten und grinsten begeistert, dazu gab es zustimmendes seelig-debiles Grinsen von seiner Partnerin.

**Babette:** Damals waren wir noch deutlich gehemmter und höflicher als heute und haben also weiter ausgeharrt, obwohl die beiden offensichtlich nicht so recht wussten, was sie da taten. Die eher unsafen Praktiken, die er uns beschrieb, ließen es uns angesichts des gestörten Grinsemädchens jedenfalls kalt den Rücken herunterlaufen.

**Extensis:** Das Gespräch kam nun langsam in Gang, das heißt, die beiden Pärchen unterhielten sich glänzend über die Beerdigungen der letzten Zeit und wie verheult Tante Maria beim Absenken von Onkel Franz ausgesehen habe. Aber die Kapelle hat hinterher schön gespielt und es gab Mettbrötchen. Nun gab es aber nicht nur diese herzerwärmenden Gespräche, die jeder Besucher gerne hört, sondern es wurden ab und an auch interessierte Fragen an uns gerichtet. Etwa, dass man beim letzten Besuch in Düsseldorf doch partout – und das müssten wir als dort Heimische doch wissen – die längste Theke nicht gefunden habe. Fast hätten wir angefangen zu lachen, merkten aber gerade noch, dass die Frage ernst gemeint war.

**Babette:** Nun ja, irgendwann war es doch genug, wir stellten fest, noch eine dringende Verabredung zu haben und machten uns auf den Weg. Dies wurde mit Bedauern aufgenommen, denn man wollte doch gemeinsam noch ein bisschen die Freundin des Hausherren prügeln. Seelig-debiles Grinsen unterstützte dieses Ansinnen. Wir flohen endgültig.

**Extensis:** Im Laufe der Zeit hatten wir noch einige Erlebnisse mit anderen Paaren, die allerdings nicht mehr so spektakulär waren. Da war zum Beispiel das nette Paar, das – auch in der Kombination er dom, sie sub – unbedingt wollte, dass wir gemeinsam spielten. Nicht miteinander, aber doch beide Paare gleichzeitig in der Wohnung. Nun, sie waren sehr nett, auch attraktiv, und der Abend versprach, recht nett zu werden. War er doch nach kurzer Zeit mit diesem Vorschlag ganz problemlos angelaufen. Natürlich unterhielten wir uns auch über Wünsche und Neigungen und entdeckten reichlich Gemeinsamkeiten. Also frohgemut ans Werk. So nach zwanzig Minuten war der Abend dann beendet, denn leider konnte die Dame des Hauses es nicht ertragen zuzusehen, wie ich meiner Frau mit einer Gerte den Hintern versohlte. Es gab Tränen, Diskussionen mit dem Partner und einen strategischen Rückzug unsererseits.

**Babette:** Aber so rasch gaben wir ja nicht auf und lernten bald wieder ein sehr nettes Paar kennen. Vor dem ersten Besuch wurden wir dann schon darauf hingewiesen, dass man gegenüber einem Nonnenkloster und über einer Sparkasse wohne. Wir hielten das zunächst nur für eine Ortsbestimmung.

**Extensis:** Dass dem nicht so war, erfuhren wir dann, als wir aus dem Auto stiegen. Beim nächsten Mal mögen wir doch etwas ziviler kommen, hieß es. Immerhin hatte ich eine Lederhose an und meine Frau hohe Schuhe. Uiuiui. Ach ja, und Geräusche machen könne man natürlich nicht, denn die Nachbarn ... Und ein Kind habe man auch, das dürfe ja nicht geweckt werden. Aber sonst würde man gerne ... Aber wie gesagt, die Nachbarn, die würden ja schon meckern, wenn er sein Auto auf der Straße repariere. Und die Nonnen gegenüber. Aber sonst wirklich gerne ...

**Babette:** Noch ein Versuch. Ein Paar, mit dem wir vorher alles, wirklich alles geklärt hatten. Es gab vor dem Treffen mehrere Telefonate. Diesmal klang es wirklich gut: keine Kinder, kein Lärmproblem, keine Nachbarn. Wir fuhren hin, unterhielten uns gut und freuten uns schon, dass es diesmal wohl klappen würde. Seltsam nur, dass sich die beiden jeder gut anderthalb Flaschen Rotwein einverleibten – in einer knappen Stunde. Beide sprachen schließlich mit etwas schwerer Zunge, als er sie aufforderte, sich auszuziehen, und ihr einen Plug in den Hintern schob. Natürlich ohne Vorbereitung und Gleitmittel, was macht das schon ... Die Sprachqualität ließ noch weiter nach und man schickte sich an, noch etwas Wein als Gegenmittel zu holen.

**Extensis:** An dieser Stelle haben wir dann vorsichtig unsere Bedenken wegen des Alkoholpegels geäußert und gesagt, dass uns dabei etwas mulmig sei und wir deshalb nach Hause fahren würden. Das wurde mit Unverständnis akzeptiert. In den nächsten Tagen wurden wir dann noch zwei- oder dreimal gefragt, weshalb wir nun wirklich gegangen seien – dass es tatsächlich an dem deutlichen Alkoholkonsum gelegen habe, glaubten sie uns nicht.

**Babette:** Vielleicht sollten wir es in Zukunft mal mit einer Einzelperson probieren, mag sein, dass das besser geht.

## »EINE BEFREIUNG VON JAHRZEHNTELANGEM DRUCK.«

*Alexander, 52, Journalist*
*Ehemann von Bianca*

Als gelungen würde ich meinen Start ins Leben vor fast einem halben Jahrhundert nicht gerade bezeichnen. »Was willst du denn mit dem ledigen Bankert, aus dem bestenfalls ein Straßenkehrer werden kann?«, fragten mein Onkel, die Tanten und die Oma meine Mutter, als ich in einem kleinen bayerischen Ort zur Welt kam – ungeplant, denn meine Mutter war bereits 33 Jahre alt, arbeitslos und nach Ansicht so genannter Ärzte aus medizinischen Gründen gar nicht fähig, Kinder zu bekommen. So kann man sich irren!

Bankert, das war Mitte der 50er Jahre eine äußerst abwertende Bezeichnung für ein Kind, das ohne Vater aufwächst, beinahe im Sinne von »unwertes Leben«, wie es noch 15 Jahre zuvor in Deutschland geheißen hatte. In mehreren Prozessen gegen meinen Vater und das Jugendamt erkämpfte sich meine Mutter als erste Frau im Landkreis das Sorgerecht. Als sie wieder Arbeit fand, wurde ich von meiner im gleichen Haushalt lebenden Oma versorgt, die selbst schon vier Kinder großgezogen hatte. Alle fünf waren von meinem Opa körperlich und seelisch schwer misshandelt worden; aus Angst vor den Prügeln war mein Onkel Franz Bettnässer, was ihm sein Vater mit neuen Prügeln austreiben wollte. Im Zweiten Weltkrieg hatte der Onkel eine Hodenverletzung erlitten und war schwul – und wie seine Geschenke und Blicke vermuten ließen, scharf auf mich, den minderjährigen Neffen. »Wenn du den Buben anrührst, bringe ich dich um«, warnte ihn meine Mutter.

Obwohl er es nie versucht hat, holte mich eines Tages doch die Polizei aus meiner Klasse am Gymnasium. Im Direktorat wurde ich regelrecht verhört, was ich denn neulich mit meinem Onkel im Hallenbad gemacht hätte? Ich fiel aus allen Wolken, denn wir waren tatsächlich kurz gemeinsam in einer Umkleidekabine gewesen, wo er eine Zigarette rauchte – passiert war überhaupt nichts, aber irgendjemand hatte ihn denunziert.

Die zweite Konfrontation mit der Polizei hatte ich als Kind, weil einige Buben die üblichen Pimmel-Vergleichsspiele gemacht hatten und einer daheim plauderte; seine Mutter regte sich fürchterlich auf und lief gleich zu den Beamten, denen der angebliche Skandal mindestens so peinlich war wie uns Halbwüchsigen. Heraus kam wiederum nichts, aber ich hatte meine Lektion gründlich gelernt: Sexualität musste man am besten verstecken, sie war beschämend, nicht erwünscht, peinlich, schlecht und verboten. Dies umso mehr, da sich bei uns zu Hause alles in der Wohnküche abspielte und ich bis zum 14. Lebensjahr mit meiner Mutter in einem Zimmer schlafen musste. Also keinerlei Intimsphäre, kein Freiraum, um meinen Körper ungestört zu erkunden, höchstens heimliche Blicke auf Omas ausladenden Hintern im lachsfarbenen Fischstäbchen-Korsett. Erschwerend kam hinzu, dass Onkel Franz ein feiner, gepflegter Mann war, der mir bei den Hausaufgaben half und den ich bei seinen Besuchen wirklich mochte; doch meine kindliche Sympathie und Wertschätzung waren auf eine Weise, die ich damals kaum begriff, nicht in Ordnung, weil er ja ein schwuler und folglich schlechter Mensch war – von den Nazis im Zweiten Weltkrieg bereits zum Tod verurteilt und nur gerettet, weil die Amerikaner in Berlin einmarschiert waren.

Das totale Gefühlschaos: Die Zuneigung zu dem einzigen Männerbild, an dem ich mich als Heranwachsender orientieren konnte, wurde mir untersagt, da sie verwerflich und verdorben sein sollte. Knutschen und Kuscheln, Schmusen und Streiten wie bei einem intakten Elternpaar habe ich ja nie erlebt. Zur Orientierung hatte ich stattdessen zwei voneinander abhängige Frauen, die sich mit ihrem Leben und der Verantwortung überfordert fühlten und deshalb häufig krank waren. Ich lernte, möglichst ruhig und unauffällig zu sein, introvertiert und verschlang stapelweise Bücher, während Gleichaltrige Fußball spielten, Black Sabbath hörten und erste sexuelle Erfahrungen machten. Die waren bei mir rein theoretisch, denn ich verschlang von »Fanny Hill« über »Justine« bis zur »Mutzenbacher« alles, was ich an erotischer Literatur in die Finger kriegen konnte; das war freilich nicht viel, denn Ende der 60er Jahre gab es in einem bayerischen Provinznest weder Porno-Kinos noch Videos oder SM-Studios. Nur unter dem Deckmäntelchen der Aufklärung gab es harmlose Filmchen mit ein wenig nackter Haut. Nicht empfehlenswert, meinte dazu der Katholische Filmdienst, dessen Kurzbesprechungen in einem Schaukasten an der Kirchenmauer ausgehängt waren.

So prüde waren die Zeiten, dass ein Erotik-Versand (seine Kleinanzeige stand in Jerry Cotton-Romanen) ein Fotobuch anbot, in dem Sex-Stellungen anhand beweglicher Holzpüppchen anschaulich gemacht wurden. Erotische Erkundungsspielchen konnte ich mir in der Pubertät nur dann erlauben, wenn Mutter und Oma zum Beispiel ihren Sonntagsausflug unternahmen oder sonst außer Haus waren. Schwul wurde ich zwar nicht, aber meine heimliche Leidenschaft war eine andere: Vom Taschengeld kaufte ich im Haushaltswarengeschäft klopfenden Herzens Plastikmeterware, aus der ich ungeschickt eine Art Unterhose schneiderte, weil mich glattes, latexähnliches Material unglaublich erregte. Begriffe wie Fetischismus, SM und Ähnliches waren mir zu diesem Zeitpunkt noch fremd. Jedoch hatte ich erotische Phantasien, dass ich festgeschnallt auf einer Liege herumgefahren würde, was erregend und peinlich zugleich war.

Das mögliche Motiv für solch seltsame Vorlieben wurde erst später deutlich, denn aus Erzählungen meiner Mutter erfuhr ich, dass ich als Baby einige Zeit allein im Kinderkrankenhaus verbringen musste; bewusste Erinnerungen an Gummiunterlagen, Einläufe und dergleichen habe ich aber keine. Jedoch heiratete ich viel zu früh, mit 22 Jahren, ausgerechnet eine Krankenschwester, deren Mutter zehn Jahre zuvor Selbstmord begangen hatte. Insgeheim hofften wir wohl, aus zwei kaputten Familien wieder eine komplette machen zu können. Aber das funktionierte nicht, obwohl wir zwei erwachsene Töchter haben. Denn zum einen war mein Schwiegervater ein durch und durch autoritärer, konservativer Typ, der bei der Bundeswehr arbeitete, zum anderen war meine Frau nach dem Tod ihrer Mutter in einem katholischen Klosterinternat erzogen worden und nicht gerade ein erotischer Vulkan.

Ich hatte aber zu dieser Zeit – Ende der 70er Jahre – bei München-Besuchen bereits staunend gesehen, was es in den ersten Sexshops alles an wundervollen Schätzen gab, wenngleich es bis zum offenen Umgang mit SM-Accessoires noch Jahre dauerte. Mein mittlerweile gewachsenes Faible für teure Latex-Wäsche, die ich gern auch unter der Alltags-Kleidung trug, hatte mich unbeabsichtigt mit der SM-Szene in Kontakt gebracht. Zwar lag und liegt mir bis heute nichts daran, Ringe durch die Brustwarzen und Nadeln durch die Hoden gestochen zu bekommen; aber Frauen mit Gummiklamotten waren meist nur in Verbindung mit Dominas, Studios und so weiter zu sehen und zu erleben.

So erkaufte ich mir ab und zu eine Stunde mit schlechtem Gewissen und voller Scham, die ich als Kind erlernt hatte. Ans Andreaskreuz oder einen Gyn-Stuhl gefesselt, hatte ich freilich keine Verantwortung für diese schlimmen schönen Sachen – die psychologischen Muster funktionierten auch bei mir einwandfrei.

Immer weniger funktionierte dagegen die Ehe, bei deren Zustandekommen ohnehin meine Frau die treibende Kraft gewesen war. Während sie Kinderbibeltage und Seminare im Kloster besuchte, war ich als Journalist von Brüssel bis Kairo und Paris bis Tokio unterwegs. Wenn ich ihr zum Geburtstag schwarze Strapse schenkte (für Latex war sie auch keinesfalls zu begeistern), warf sie sie in die Ecke mit der Bemerkung: »Ich bin doch nicht deine Hure!«

Wenn ich vorsichtig andeutete, man könne doch mal gemeinsam in München in einen solchen Laden gehen, hieß es: »Ich brauche das nicht ...« Den nicht zu Ende gesprochenen Satz konnte ich mir denken: »... weil ich nicht so pervers bin wie du.«

Es war sicher nicht allein unsere unterschiedliche Auffassung von Erotik, die unsere Ehe schließlich scheitern ließ, aber doch ein wichtiger Punkt. Für mein Leben war Sex immer sehr wichtig gewesen und ich probierte im stillen Kämmerlein alles Mögliche aus wie eine doppelwandige Latex-Maske zum Aufblasen, durch die man nur über einen Luftschlauch atmen konnte.

Extrem? Für manche Zeitgenossen bestimmt, die Erotik in Verbindung mit vermeintlicher Gewalt ablehnen, aber vor der Glotze allabendlich seelenruhig den Irak-Krieg konsumieren.

Wir wohnten inzwischen (Ironie des Schicksals) in der katholischen Werkvolk-Siedlung und ich entwickelte immer stärkere Aversionen gegen CSU und Kirche, bayerische Schützen- und Trachtenvereine, sinnentleerte Moral- und Wertvorstellungen. Wenn es mal Krach mit den Kindern oder mit Nachbarn gab, die heimlich unsere Büsche im Garten umgesägt hatten, bekam ich zu hören: »Sei doch nicht immer so aggressiv.«

So hatte ich unterschwellig ständig das Gefühl: Mit meiner Sexualität und mir ist etwas nicht in Ordnung, ich bin nicht okay, sondern vielleicht eine Art Sexmonster. Hätte ich meine Phantasien leben können, wären sie sicher nicht so stark gewesen. Dabei bin ich durch die Erziehung von zwei Frauen eher ein sensibler Typ, der Frauen mit Achtung und Respekt begegnet.

Man kann sich kaum noch vorstellen, dass es vor 20 Jahren, also Mitte der 80er, keineswegs die heutigen Möglichkeiten gab, sich per Internet unverblümt mit Gleichgesinnten auszutauschen oder in organisierten Gruppen öffentlich zu treffen. Das Privatfernsehen steckte noch in den Kinderschuhen, SM-Accessoires hatten noch nicht Einzug in Mode und Kunst gehalten. Und selbst im Jahr 2004 ist es ja für SMler noch ein weiter Weg bis zur echten Akzeptanz, wie sie sich die Schwulen mittlerweile erkämpft haben. So war ich also gefangen in der Rolle eines mehr oder weniger Perversen, der heimlich davon träumte, nicht immer nur gegen Geld als passiver Part gefesselt und behandelt zu werden oder mit einer geliebten Partnerin Neues auszuprobieren, ihr den Arsch zu versohlen und sie mit schlimmen Worten noch geiler zu machen.

Doch genau das tat ich später mit einer Arbeitskollegin, die nun seit einigen Jahren meine Lebensgefährtin ist. Ich liebte Bianca schon geraume Zeit, ohne dass wir einander unsere tiefsten Neigungen und Wünsche aus dunklen Seelenwinkeln gestanden hätten; erst nachdem sie mich in einem Münchner Lokal auf eine Frau in einem schwarzen Lackledermantel aufmerksam gemacht hatte (»Wie gefällt dir so was?«), testeten wir uns allmählich ans Thema Latex und SM heran und legten uns eine Reihe von Spielsachen zu: Halsbänder, Ketten, Lederfesseln, Latex-Masken, Peitsche und vieles mehr.

Wenn ich nicht schon angeschnallt im Bett gelegen hätte, hätte es mich glatt umgehauen, als Bianca zum ersten Mal – perfekt geschminkt und gekleidet – die Domina spielte. Beim nächsten Mal war sie die Nonne und ich der Beichtvater, der ihre weißen Alabaster-Arschbacken züchtigte. Latex-Kleidung war für sie neu, fand aber, nachdem ich ihr einige Sachen gezeigt hatte, durchaus ihr Interesse; einmal musste sie zum Frühstück in einem Hotel eine schwarze Bermuda-Hose unter die Jeans anziehen, was ihr furchtbar peinlich war, weil sie dachte, alle anderen Gäste würden das Quietschen hören. Leise waren wir auf dem Zimmer nicht gerade, aber es hat sich auch niemand beschwert.

Unsere stundenlangen Spiele bedeuteten für mich eine unbeschreibliche Befreiung von jahrzehntelangem Druck. Nun konnte ich nachfühlen, dass es meinem Onkel Franz mit seiner »abartigen Neigung« gegangen sein muss wie in dem Film »Der scharlachrote Buchstabe«; er war von der Provinz ins liberalere München gezogen, um in der Stadt endlich nach seinen Vorstellungen leben zu können. Auch in mir waren manche Träume und Wünsche so tief vergraben, dass ich sie nur mit der Hilfe, Liebe und Geduld von Bianca nach und nach in die Realität holen konnte.

Ich jubelte vor Glück, eine echte Partnerin gefunden zu haben, die ich liebte und die nicht nur auf erotischem Gebiet meine Interessen teilte. Wir fuhren unter anderem nach Mallorca, Salzburg, Venedig oder Wien und nutzten diese Urlaube auch, um in Ruhe immer neue Spielvarianten auszuprobieren. Zu Weihnachten schenkte ich ihr als anregende Lektüre die »Geschichte der O«.

Der bisherige Höhepunkt unserer gemeinsamen Entdeckungsreise ins Land der Lust war ein Wochenende im Allgäu. Dort hatten wir eine Wohnung gemietet, in der zwei Spielzimmer eingerichtet waren. Gyn-Stuhl, Ketten, Latex, Strafbock, Wachs, verschiedene Rollen – wir probierten alles aus wie zwei neugierige Kinder, die sich ohne Hemmungen in der Spielzeugabteilung eines Kaufhauses austoben dürfen. Nur als ich gregorianische Choräle in den CD-Player legte, hatte Bianca einen Absturz, weil sie unangenehme Erinnerungen mit der Musik verband.

Mit der Zeit lernten wir, wie wichtig solche scheinbaren Details sein können und dass einen zum Beispiel ein falscher Satz umgehend Jahrzehnte zurück in die Kindheit versetzen kann. Solche psychologischen Zusammenhänge erklären für mich auch, warum manche Menschen wirklich extreme Dinge treiben, nicht nur auf sexuellem Gebiet.

Wichtig sind für uns nicht wirkliche Schmerzen, sondern das Kopfkino, das Erleben von Macht und Ohnmacht, auch das Spiel mit der Sprache. Mit ihrer blühenden Phantasie entwirft Bianca manchmal, während sie mich bearbeitet, ganze Szenarien, die wir mangels finanzieller oder räumlicher Möglichkeiten noch nicht in die Realität umsetzen können. Einiges davon ist auch surreal wie Latex-Nymphen in verschiedenenfarbigem Outfit, die wie Blütenpollen durch die Luft fliegen und sich auf steifen Schwänzen niederlassen, die aus der Wiese ragen.

Es muss auch, wie wir gelernt haben, keineswegs immer kostspielige Profiausrüstung aus dem SM-Shop sein. Wenn man kreativ ist, lassen sich viele Alltagsgegenstände zweckentfremden; zum Beispiel kann man Karabinerhaken und meterweise Ketten günstig in BayWa-Märkten bekommen, Latex-Bänder in verschiedenen Stärken (offiziell für Gymnastik) im Sanitäts-Fachgeschäft und so weiter. Auch meinen schwarzen Bürostuhl hat Bianca einmal für geile Spiele umfunktioniert; sie selbst mag es gern, wenn sie mit der flachen Hand auf die Schamlippen geschlagen wird. Vor wenigen Jahren wäre so etwas undenkbar gewesen. Wer weiß, wo wir in zehn Jahren sein werden? Auf jeden Fall nicht bei immer brutaleren, grausameren und härteren Spielen, wie von Kritikern gern behauptet wird; hoffentlich aber bei einem offeneren Umgang mit dem Thema SM.

Unsere ausgedehnten Spiele enden meist mit einem Orgasmus und intensivem Kuscheln zum gegenseitigen Auffangen. Wenn es sehr gut war, habe ich manchmal sogar das Gefühl einer spirituellen Erfahrung, bei der sich das, was man »Ich« nennt, aufzulösen und mit dem ganzen Universum zu verschmelzen scheint. Sonst gibt es keine festen Rituale, wir legen Rollen und Szenerie nach Tagesform fest, sind je nach Laune aktiv oder passiv und lachen uns im Bett halbtot bei der Vorstellung, dass uns jetzt unsere völlig schockierten Mütter sehen könnten. Doch wer weiß, was die in jungen Jahren alles angestellt haben?

## »DANN KANN ICH NACH BELIEBEN ALLES MACHEN, WAS ICH WILL.«

*Bianca, Werbekauffrau, 43*
*Ehefrau von Alexander*

Mit dem Sex ist es nicht anders als mit den meisten anderen Dingen im Leben: Du suchst dir aus, was du willst und hast die Wahl, dieses zu tun oder jenes zu lassen. Das dachte ich zumindest früher, doch nach allem, was ich erlebt habe, bin ich mir da nicht mehr ganz so sicher – denn wie kommen gewisse Gedanken und Bilder in unseren Kopf, wenn man zur Erklärung nicht die Theorie über vergangene und wieder vergessene Leben bemühen will?

Durch mein Gehirn spukt zum Beispiel schon lange die Vorstellung einer mittelalterlichen Szenerie mit gesichtslosen Kapuzenmännern, denen ich in einer Art Gruft ausgeliefert bin; in der kühlen modrigen Luft flackern Kerzen, vielleicht singen auch Mönche gruslige Choräle, während ich nackt auf einen Altarstein gefesselt bin. Offensichtlich gehöre ich zu jenen Frauen, die von Vergewaltigungsszenen erregt werden, die sie als Realität nie und nimmer erleben möchten. Kann man das extrem nennen?

Nein, ich will dazu jetzt keinen psychologischen Mist hören, denn weder bin ich jemals vergewaltigt worden, noch hatte ich eine schlimme Kindheit, ganz im Gegenteil: Aufgewachsen bin ich in den ersten fünf Lebensjahren auf einem bayerischen Bauernhof samt Großeltern und vielen Tieren, von denen Großstadtkinder nur träumen können.

Kein Wunder, dass ich meine über alles geliebten Pferde in der Pubertät den Zweibeinern vorgezogen habe. Zu der Zeit hatte ich einen unheimlichen Bewegungsdrang und war spindeldürr. Manche Leute müssen direkt Mitleid gehabt haben, wenn sie sagten: »Mei Madl, kriegst du daheim denn nicht genug zum Essen?«

Zunächst war mir das egal, ich war ja gern ständig auf Achse, aber als in meiner Klasse fast alle schon Busen, etwas Kurven und ihre Tage bekamen, wollte ich natürlich auch so schnell wie möglich eine richtige Frau werden. Wäre mir das bloß erspart geblieben! Ich hatte nämlich Endometriose und jeden Monat tagelang höllische Bauchschmerzen wie bei den schlimmsten Wehen; nur mit Bergen von Tabletten habe ich das jahrzehntelang ertragen.

Weil ich mich als Mädchen wegen meiner kleinen Brüste schämte, täuschte ich mit ausgestopften BHs falsche Tatsachen vor. Den ersten Zungenkuss, den ich mit 15 von einem Jungen bekam, fand ich ziemlich eklig und auch das weiche Würmchen, das mir zwei Jahre später mein erster »Mann« in die Hand legte. Dieses erste Mal war ohnehin nicht toll, weil es wehtat und der Typ ein echter Idiot war, dem ich als Person überhaupt nichts bedeutet habe.

Weil mein Vater wegen seiner Arbeit nur am Wochenende quasi zu Besuch auf den Hof kommen konnte, wo ich mit meiner Mutter und den Großeltern lebte, konnte ich keine richtige Beziehung zu ihm entwickeln; auch später nicht, als wir mit meinem jüngeren Bruder als komplette Familie unter einem Dach wohnten. Stets habe ich den Vater als aggressiv, aufbrausend und zu streng erlebt; ich durfte weder im Fernsehen den »Beat-Club« anschauen, noch mit der Clique weggehen, jeglicher Widerspruch wurde durch die Androhung körperlicher Gewalt unterbunden. Mit 21 Jahren bin ich dann zu meinem ersten Freund gezogen (allerdings nur wenige Kilometer entfernt) und habe eine regelrechte Abneigung gegen Heiraten, Kinderkriegen und den ganzen Stress in einer Ehe wie bei meinen Eltern entwickelt.

Nach meinem Job im Büro habe ich mich oft ins Münchner Nachtleben gestürzt oder ging, weil die Pferde-Phase inzwischen ausgelebt war, ins Training als Boogie-Tänzerin; allerdings wollten meine Partner mehr von mir als nur tanzen und so gab es öfters Probleme. Wenn dagegen mal mir ein Mann gefiel, war er oft gebunden und ich fand mich schnell in der Opferrolle als Geliebte wieder, die am Wochenende wartet und genau dann allein ist, wenn sie jemanden braucht. Davon hatte ich die Nase so voll, dass ich zur Jahrtausendwende beschloss, man könne ja auch ohne Beziehung glücklich sein oder wenigstens zufrieden. Schließlich bot das Leben außer Sex noch andere schöne Dinge, wenn ich nicht gerade wieder die monatlichen Bauchschmerzen hatte.

Sagte ich eingangs etwas über freien Willen und die Möglichkeit der Wahl? Mir kommt es im Nachhinein wie eine Art Fügung oder Schicksal vor, dass ich – eigentlich gegen meinen Willen und mit schlechtem Gefühl – eine Stelle bei einem Verlag annahm, in dem ich es wegen der unmöglichen Zustände keinen Monat aushielt. Gerade genug Zeit, um dort mit einem Redakteur aneinander zu geraten, den ich so arrogant fand wie er mich zickig.

Mein Typ war Alexander überhaupt nicht. Obwohl wir uns nur ein einziges Mal unterhalten hatten, gab er mir seine Visitenkarte, was in einer kleinen Firma unter Kollegen doch eher ungewöhnlich ist – ebenso, dass ich das bereits im Papierkorb gelandete Kärtchen wieder herauskramte, nachdem ich den Verlag verlassen hatte. Eigentlich wollte ich aus Höflichkeit nur telefonisch »Tschüß« sagen, weil wir uns nicht mehr gesehen hatten; daraus wurde dann ein intensives Gespräch von über einer Stunde. Dass es noch viel intensiver werden sollte, hätte ich mir nie träumen lassen, auch nicht, als wir uns »nur mal so« zum Kaffeetrinken trafen (sieben Stunden) oder zusammen das Musical »Tanz der Vampire« besuchten (eine ganze Nacht, in der wir dann im Hotel zum ersten Mal miteinander geschlafen haben). Es war alles schon recht merkwürdig und rational nicht erklärbar, dass ich ziemlich schnell Vertrauen fasste, obwohl ich – passend zu meinem Sternzeichen Krebs – sonst nicht so leicht aus meiner Höhle zu locken bin. Ich bekam gefühlvolle, seitenlange Briefe und Gewissensbisse, weil ich mich nicht in seine zu dieser Zeit noch bestehende Ehe einmischen wollte. Doch der Mensch denkt und irgendeine Kraft lenkt dann scheinbar die Dinge doch so, dass man am freien Willen manchmal zweifeln möchte. Denn wieso tauchte in einem Lokal plötzlich eine Frau im glänzenden Lackmantel auf, warum fragte ich Alexander, ob ihm das gefällt, weshalb reizte mich seine zögerliche Antwort zum Nachhaken? Jedenfalls war das der Anstoß zu unserem allmählichen Outing.

An einem sonnigen Tag im Park ließ Alex mich erstmals an seinen bislang sorgsam gehüteten Schätzen teilhaben: Bildbände von Frauen in Latex, von Dominas im Studio und Sklaven im Käfig, von bizarren Masken und Utensilien, die mir zwar nicht vertraut waren, aber doch ganz reizvoll erschienen.

Denn trotz meiner strengen Erziehung war ich für erotische Experimente immer offen, was Alexander bald zu spüren bekam: Ich stylte mich als Domina und merkte, wie etwas in mir zum Leben erwachte, das ja wohl längst da gewesen sein muss, bevor es mir bewusst wurde. Mit Ausnahme meiner Phantasiegestalten in der Gruft war SM nie wirklich ein Thema gewesen, jetzt lernte ich mit 40 Jahren schneller, als ich es in der Schule jemals getan hatte: Bücher, Fesseln, Masken, Rollen- und Zungenspiele, Videos – langweilig wurden unsere stundenlangen Spiele nie, zumal wir beide eine rege Phantasie haben und je nach Stimmung aktiven und passiven Part tauschen.

Als Alex eine Nonnengeschichte erfand, sah ich mich nackt unterm Kittel und spürte zu meiner eigenen Verwunderung den Wunsch, mein Abt und Beichtvater möge mir doch den Hintern versohlen. Später merkte ich dann, dass Schläge mit der Hand auch zwischen den Beinen ungeahnte Wirkung hatten und meine Lust ganz schön anstacheln konnten; manchmal geht es ziemlich laut zu, aber leider können wir nicht immer so schreien, wie uns zumute ist. Superpeinlich, wenn plötzlich die von erschrockenen Nachbarn alarmierte Polizei nach dem Rechten sehen würde und einen von uns gefesselt und geknebelt fände! Am Ende landet man noch wegen Freiheitsberaubung und Körperverletzung vor Gericht. Auch wenn wir nicht zusammen sein können, spielen wir weiter und genießen den offenen Umgang mit Requisiten und Themen, auf die unser dörfliches Umfeld wohl mit Abscheu und Entsetzen reagieren würde. So schickt mir mein Meister zum Beispiel per Post böse Briefe, in denen er mir die schlimmsten Strafen androht: »Geliebte Sklavin! Wenn wir am Wochenende nach XY fahren, wirst du für deine Verfehlungen die Konsequenzen erdulden müssen und lernen, was Gehorsam bedeutet. Über den Bock geschnallt, werde ich dir deine Geilheit austreiben …« und so weiter mit vielen Details.

Nicht auszudenken, wenn ein solcher Brief verloren gehen und in falsche Hände geraten würde, ich würde mich zu Tode schämen und wahrscheinlich wegziehen.

Beim letzten Drohbrief musste ich über Alex' gebieterische Gebärden so lachen, dass das ganze Spiel nicht mehr funktioniert hat. Es ist wichtig, dass man auch Spaß dabei hat und der Wochenendausflug dann auch ohne SM schön ist; uns verbindet ja keineswegs nur das, sondern eine ganze Reihe von Gemeinsamkeiten und Interessen. Dazu gehören neue Bücher und Platten, Reisen und Städte ebenso wie die immer wieder überraschenden Entdeckungen im riesigen Reich der Erotik.

Einmal kam Alex mit einem Video an, das mich ganz kribblig gemacht hat: Ein Mann behandelt darin eine Frau, die mit Gurten frei im Raum aufgehängt ist. Mit dem Gesicht zum Boden liegt sie auf einem breiten Bauchgurt, Arme und Beine werden von Schlaufen gehalten, so dass es aussieht, als würde sie schweben. In dieser Stellung überall zugänglich zu sein und geschlagen zu werden, muss echt geil sein.

Auch eine andere Möglichkeit würde ich gern ausprobieren: Gespreizt wie am Andreaskreuz auf ein großes Rad geschnallt zu werden, das in allen Ebenen beweglich ist. Wenn es nach uns ginge und nicht so teuer wäre (SM ist schließlich ein kostspieliges Hobby), würden wir zwei Räume komplett ausstatten und nach der Einweihung vermutlich Erholungsurlaub brauchen. Durch solche Phantasiespielzimmer habe ich Alex einmal während eines langen Telefonats geführt, das hat ihn ziemlich scharf gemacht: Bianca als Gumminymphe in einem Raum, als Zofe mit Strapsen im nächsten Raum und so weiter; manchmal entstehen auf diesem Wege total bizarre Geschichten und viele Arbeitskollegen und Freunde würden uns nicht nur für extrem, sondern für völlig verrückt halten, wenn sie wüssten, womit wir so manchen Sonntag im Schlafzimmer zubringen.

Ich kann schon nachvollziehen, dass auf manche Frauen, die nicht so veranlagt sind, die Vorstellung recht bedrohlich wirken muss, einem Mann ausgeliefert und unterworfen zu sein, selbst wenn es der eigene ist. Gewalt – auch wenn sie nur gespielt ist – und Sex, das passt auch in unserer scheinbar so liberalen Gesellschaft nicht zusammen, wie man an der Aufregung über ein Theaterstück sieht, das vor kurzem in Berlin gelaufen ist.

Wenn ich den passiven Part habe, drücke ich gern mein Gesicht ins Kopfkissen und bin nur noch Gefühl, ganz bei mir und völlig versunken in diesen unbeschreiblichen Empfindungen. Die Sklavin ist bei mir allerdings eine Rolle, die ich nicht in den Alltag übertrage, schon gar nicht in den beruflichen, wo ich Mobbing oder Ungerechtigkeit auf den Tod nicht ausstehen kann. Zwar bin ich kein so leidenschaftlicher Latex-Liebhaber wie Alex, aber dünnes transparentes Material gefällt mir ganz gut, auch einiges, was die Hersteller in ihren Katalogen präsentieren. Am meisten macht es mich jedoch an, wenn mein Gummisklave seinen steifen Schwanz präsentieren muss, weil ich volle Kontrolle über seinen Körper und seine Lust habe: Bewegungsunfähig ist er mir ausgeliefert mit einer Maske über den

Augen, einem Latex-Knebel im Mund, abgebundenen Eiern und einem Dildo im Hintern. Dann kann ich nach Belieben alles machen, was ich will, mich einfach draufsetzen, ihn kommen oder leiden lassen und ihn mit einer geilen Geschichte noch schärfer machen wie zum Beispiel mit dieser.

## »DER WEG IN EIN SM-STUDIO HAT MICH VIEL ÜBERWINDUNG GEKOSTET.«

*Rolf, 39, Sanitäter*

Als kleiner Junge war ich Messdiener. Das war damals bei uns auf dem Dorf eine Sache, auf die man sich einließ, weil es eben alle Jungs machten. Wobei der sonntägliche Dienst in der Kirche nicht einmal das Reizvolle an dem »Job« war, sondern das Messdienertreffen, das wir ein oder zwei Mal die Woche abhielten. Da wurde dann Kicker gespielt, gemeinsam ins Freibad gefahren, wo wir vorpubertären Teens den gleichaltrigen Mädchen ganz mutig dumme Sprüche hinterherbrüllten, oder ins Kino gegangen. Gott spielte dabei am allerwenigsten eine Rolle, da konnte sich unser Gruppenleiter so sehr abmühen, wie er wollte – im Grunde war unsere Messdienergruppe nichts anderes als eine coole Clique, die gelegentliche Handgriffe zur Morgenandacht, an Hochämtern, zu Hochzeiten oder Beerdigungen in Kauf nahm.

Warum ich das erzähle? Nun, die Kirche sollte später noch einmal eine, wenn auch geringe Bedeutung für mich und meine Sexualität erhalten. Im Übrigen sorgte meine Tätigkeit als Messdiener auch dafür, dass ich mein erstes erotisches Erlebnis hatte, obschon nur mit mir selbst, aber egal.

Ich weiß zwar nicht mehr genau, wie alt ich damals war – ich muss so um die elf oder zwölf Jahre alt gewesen sein, genau kann ich es nicht mehr bestimmen –, aber ich erinnere mich noch genau daran, es war ein Sonntagmorgen. Ich war als Messdiener für die Frühmesse eingeteilt. Das bedeutete um 6.30 Uhr aufstehen, anziehen, rüber zur Kirche, die Vorbereitungen treffen, die Messdienerröcke übergeworfen, raus in das Kirchenschiff, wo sich um 7.30 Uhr die üblichen Verdächtigen – Senioren aus dem benachbarten Altersheim, die keinen Schlaf fanden, und vereinzelt Frühaufsteher – rumtrieben.

Um 8.30 Uhr war ich wieder daheim und legte mich ins Bett. Was um alles in der Welt tat man damals als kleiner Junge um diese Zeit sonntagmorgens? Frühstücksfernsehen gab's noch nicht, Zeichentrickserien liefen erst am Nachmittag und wenn ich die Kiste mit den Playmobilfiguren hätte ausräumen wollen, wären meine Eltern im Dreieck gesprungen – sie schliefen noch und gedachten dies auch noch eine Weile zu tun.

So lag ich also im Bett, dämmerte vor mich her, blätterte in einigen Zeitschriften, *Bravo, Popcorn,* so etwas eben, döste ein, dachte selbstvergessen über alles Mögliche nach und tat dabei das, was ich seit geraumer Zeit immer mal wieder machte: an mir rumspielen. Nicht, dass ich da wusste, was ich tat. Aber es war sonst nichts Greifbares vorhanden, keine Matchbox-Autos oder Plastikfiguren wie *Big Jim*. Aber so ein kleiner Wurmfortsatz am eigenen Leib eignete sich ganz gut für die Hände, die während der Tagträumerei beschäftigt werden wollten.

An jenem Morgen aber geschah etwas Unglaubliches: Mein Glied errigierte unter der ständigen Berührung meiner Finger und ich kam zum Höhepunkt. Das kam so überraschend, dass ich baff war vor Erstaunen einerseits, Freude über das angenehme Gefühl andererseits. Und vor allem: Es war ein trockener Orgasmus; von der Spermaproduktion war ich offenkundig noch eine Zeit befreit, was zugegeben einige Vorteile hatte – wie ich später erfahren sollte, als zum ersten Mal feuchte Tröpfchen aus der Harnröhre geschossen kamen.

Doch bis dahin vergingen einige Monate, in denen ich keine Gelegenheit ausließ, mir diese wunderbaren Gefühle noch einmal zu verschaffen. Was jetzt nicht heißen soll, dass ich durch die Wohnung lief und egal, wo ich stand, saß oder mich ansonsten aufhielt, an mir rumspielte. Denn inzwischen wusste ich natürlich, was mir da Feines widerfahren war. Schließlich las ich

*Bravo*, die *Dr. Sommer*-Seiten, gelegentlich auch die einschlägigen Illustrierten wie *Neue Revue* oder *Praline*, die im Wartezimmer des Arztes auslagen und mich über das Thema Masturbation aufklärten.

Mein sexuelles Bewusstsein erwachte, mit ihm meine ersten Neigungen. Ich nutzte jede Möglichkeit, um mich mit dem Thema Sex auseinander zu setzen. Rückblickend betrachtet war ich zu der Zeit wohl weitaus häufiger beim Arzt, als es vielleicht notwendig gewesen wäre. Aber nirgendwo anders konnte ich so ungeniert in der *Neuen Revue* oder *Praline* blättern, nackte Menschen in eindeutigen Posen betrachten, mich daran aufgeilen. Egal wo, egal wie, ich las und guckte kurz darauf auch TV – zu meiner Firmung bekam ich von meinen Großeltern einen eigenen, kleinen Schwarzweißfernseher geschenkt. Dort flimmerten fortan des Nachts in aller Heimlichkeit diese Volltrottel-Softpornos im Nachtprogramm der Privatsender, die damals gerade an den Start gingen. Bei dem einen sind es die Bücher, die er nachts heimlich mit der Taschenlampe unter der Bettdecke verschlingt, bei mir flimmerte die Fernsehglotze. Und mehr als einmal kam ich in die peinliche Bredouille, dass ich schleunigst den Fernseher ausschalten und in mein Bett gelangen musste, weil meine Eltern plötzlich durchs Haus geisterten und vielleicht auch noch einen Blick in mein Zimmer warfen.

Je öfter ich mich mit meinem Körper auseinander setzte, in den Zeitschriften drüber las, mir Filme im Nachtprogramm ansah, umso mehr merkte ich, dass es mir nicht nur gefiel, wenn ich meinen Schwanz schlicht mit der Hand stimulierte, sondern ein wenig – ich sage mal – härter zur Sache ging. Ich schlug mit der flachen Hand auf die Eichel, zerrte am Sack, während ich onanierte, manchmal hämmerte ich den erigierten Penis auf Stuhllehnen, klatschte mit dem Lineal drauf und kniff derweil mit der freien Hand an meinen Brustwarzen.

Mehrere Faktoren trugen dazu bei, dass meine Ausrichtung in diese etwas ungewöhnlicheren Methoden zunahm, obschon ich mir damals über »ungewöhnlich« oder »normal« keinen Kopf machte – das dauerte noch eine Weile, aber dazu später mehr. Zu der Zeit tat ich all diese Dinge, weil es mir gefiel und wunderbare Gefühle bescherte – und was konnte schon so falsch daran sein, wenn es so gut tat?

Als ich in der Kommode meines Vaters stöberte, die er normalerweise immer verschlossen hielt, aus irgendeinem Grund aber mal vergaß zu verriegeln, entdeckte ich Bücher mit eindeutigen Fotos. Ich kleiner Naseweiss, der inzwischen genau wusste, was solche Bilder zu bedeuten hatten – und dementsprechend darauf reagierte –, kam natürlich nicht gegen das Drängen an: Mit ungeheurem Heißhunger verschlang ich die Texte. Sie waren hart, richtig hart, explizit in der Schreibe. Von allem faszinierten mich aber die Erzählungen, in denen Männer sich Frauen unterwarfen. Diese Schilderungen erregten mich so sehr, dass es meist nicht lange dauerte und ich auf die Toilette verschwinden musste, um mir Erleichterung zu verschaffen.

In der Schule bildeten sich derweil erste Pärchen; das war natürlich in dem Alter noch nichts Ernsthaftes, schlichtes Geplänkel, Händchenhalten, scheue Küsse austauschen, ab und zu mal ein Zungenkuss, der aber noch weit von der Leidenschaft entfernt war, die er mit wachsender Erfahrung gewinnen würde. Die Jungs protzten, wenn sie unter sich waren. Was sie nicht alles schon konnten, machten, taten, wen sie alles schon in die Mangel genommen hatten oder noch nehmen würden – und man merkte, nichts von alledem war wahr, sondern nur pubertäre Aufschneiderei. Denn die Mädels aus unserer Klasse waren viel reifer als wir Jungs und angelten sich, wenn es sie überkam, die älteren Jungs aus den Klassen über uns.

Doch das hielt uns wiederum nicht davon ab, dumme Sprüche zu klopfen. Zum Beispiel bei unseren Messdienertreffen, die nach wie vor noch aktuell waren. Einmal verabredeten wir uns abends bei einem Kumpel, der sturmfrei hatte, und wollten Videos gucken – natürlich *ohne* unseren Gruppenleiter. Wir redeten uns die Köpfe heiß und der Abend endete kaum überraschend damit, dass ein Porno eingeschoben wurde – weiß der Teufel, woher der kam, wahrscheinlich aus der Sammlung des Vaters stibitzt – und die Hälfte der Jungs sich einen keulte. Ich gehörte zur anderen Hälfte, weil ich dann doch ein wenig zu schüchtern war. Aber angetrieben wurden wir alle von dem Gedanken, mit Mädchen das tun zu können, was wir alleine mit unseren Händen machten.

Wobei ich mir gar nicht sicher war, was ich wollte. Mal angenommen, ich hätte ein Mädel aus meiner Klasse gefunden, die es mit mir hätte treiben wollen. Ich war mir beinahe sicher, dass ich sie mit meinen Wünschen vergrault hätte, von wegen: »Kneif mich, schlag mich, beiß mich.« So weit war ich damals schon, dass ich merkte, dass meine Neigungen ein bisschen aus der Art schlugen. In einer Illustrierten hatte ich nämlich über Erwachsene gelesen, die ähnlich empfanden wie ich, welche Schwierigkeiten sie hatten, dass sie sich manchmal wie Aussätzige vorkämen – und dass man ihre Sexualität SM nannte. Es war ein nicht gerade überschwänglich positiver Bericht.

Alles in allem zog ich es daher vor, erst einmal für mich zu bleiben und es nicht zu forcieren, mit einem Mädchen mein erstes sexuelles Erlebnis zu haben.

Genau das aber war das Problem. Denn natürlich schritt meine Entwicklung fort. Ich las immer mehr, alles, was ich in die Hände bekommen konnte – was in meinem Alter nicht einfach war –, setzte mich detailliert mit der Sexualität auseinander, masturbierte, was das Zeug hielt, manchmal zwei oder drei Mal am Tag, weil es mich antörnte.

Mit der Zeit kamen mir selbstverständlich auch andere Meinungen, Kommentare und Urteile unter. Zum Beispiel: »Masturbation kann zwanghaft sein.« Oder: »Onanie führt zur Einsamkeit.« Noch viel besser war ein Spruch meines Vaters, der heißes Öl ins Feuer goss. Als ich mal wieder ein paar Pickel im Gesicht hatte und mich bei meinen Eltern am Mittagstisch darüber ereiferte, meinte mein Dad nur: »Mann, das sind doch alles nur Wichspickel!« Er grinste dabei. Heute weiß ich, die Bemerkung war nicht einmal ernst gemeint, aber damals ging sein Lächeln mir unter die Haut. Ich fühlte mich auf frischer Tat ertappt, kam mir unendlich schuldig vor.

Und dann war ich ja auch noch Messdiener. Zwar ließ mein Engagement zunehmend nach, aber gewisse Dinge erreichten mich trotzdem noch: So erfuhr ich, dass die Kirche der angeblich schädlichen Selbstbefriedigung den Kampf angesagt hatte. Dieses Ansinnen lag zwar schon einige Jahrhunderte zurück, aber in diesem Augenblick war das für mein kindliches Gemüt aktueller denn je: Masturbation führe zu Verblödung und Rückgratverkrümmung. Alternativ: Selbstbefriedrigung mache blind und lasse Haare auf den Handinnenflächen wachsen.

Die Illustrierten, die ich verschlang, taten ihr Übriges. Dass es sich meist nur um allgemeine Berichterstattung zum Thema Onanie handelte, entging mir dabei. Ich las von abenteuerlichen Apparaten, die entwickelt worden waren und die verhindern sollten, sich selbst zu befriedigen.

Im Freundeskreis gab es eine Diskussion – das ist mir noch so frisch in Erinnerung, als wäre es gestern gewesen –, da meinten ein paar Kollegen, SM sei doch was für Perverse, ekelhaft, die solle man alle einsperren.

So locker ich mit meiner erwachenden Sexualität die vielen Monate umgegangen war, jetzt krallten sich diese vielen Äußerungen in meinem Kopf fest und überlagerten die Unbedarftheit, mit der ich allem begegnet war. Tja, da stand ich nun, getrieben von meiner Lust, den Empfindungen und der Neigung, die ich zunehmend zu unterdrücken versuchte, was nicht gelang – denn ein steifer Schwanz ist nun mal ein steifer Schwanz, dagegen kann man sich als Junge kaum wehren. Doch mit der Erregung wuchsen auch die Schuldgefühle, jedes Mal, von Mal zu Mal heftiger. War meine Selbstbefriedigung Teufelszeug? Und war ich wirklich pervers? Und warum kann ich nicht einfach aufhören? Weshalb will ich mich immer wieder berühren und mir Erleichterung verschaffen? Bin ich süchtig?

Dass andere Jungs vielleicht ähnlich empfanden – immerhin hatten wir bei unserem Videoabend unlängst in den heißesten Tönen geschildert, wie und was wir genau anstellten –, wollte mir in diesem Moment nicht einfallen. Ich fühlte mich so mies und schlecht und steigerte mich in dieses Gefühlschaos regelrecht hinein, bis ich eines Tages schluchzend vor meiner Mutter stand. Sie schien mir die einzige Rettung zu sein.

Alles wollte aus mir herausbrechen. Und alles war mir so unendlich peinlich. Ich heulte mich gesund und erzählte schließlich, wie viele Sorgen ich mir um mein Rückgrat, um meinen Geisteszustand, um meine Behaarung machen würde – und wie schuldig ich mich deswegen fühle. Meine Mutter reagierte überraschend gelassen und nahm mir meine Befürchtungen. Abgesehen davon, dass ich eigentlich nicht wirklich etwas vor ihr hatte verbergen können – an den Taschentüchern im Mülleimer hatte sie erkennen beziehungsweise erriechen können, was Sache war –, meinte sie, Masturbation sei in meinem Alter etwas völlig Normales. Nichts Schlimmes. Das täten sicherlich alle Jungs und Mädchen; die, die es nicht täten, seien wahrscheinlich nicht normal. Selbst erwachsene Menschen würden es sich gelegentlich selbst machen.

Ich war beruhigt. Meinen Job als Messdiener hängte ich alsbald an den Nagel und ich machte weiter, zwar mit ein wenig mehr Bedacht, aber trotzdem, ich nahm mir vor, mich nicht von der Annehmlichkeit der Onanie abbringen zu lassen. Schließlich hatte ich doch eine Green Card von meiner Mutter erhalten.Allerdings hatte ich ihr nichts von meinen Neigungen erzählt. Das erschien mir für meine Familie dann doch zu heftig, noch dazu weil ich selbst diese masochistischen Wünsche nicht einzuordnen wusste. Ganz am Anfang waren sie für mich Ausdruck meiner Schuldgefühle. Die waren mir dank meiner Mutter zwar zum Großteil genommen, aber vielleicht gehörten solche Bedürfnisse einfach nur mit zu den Erscheinungen der Pubertät – redete ich mir zumindest erfolgreich ein.

Denn irgendwann hatte ich dann auch meine erste Freundin. Es passiert einfach so, ich forcierte es nicht einmal. Ich lernte sie in einer Disco kennen, wir quatschten, knutschten, plötzlich waren wir ein Paar und schliefen miteinander. Zugegeben, der Sex war natürlich wunderbar, er war fantastisch, denn es war das erste Mal, dass ich ihn mit einer zweiten Person erlebte, ein Mädchen, das sich nackt an mich presste, heiße Haut, feuchte Körper, das hatte was.

Aber etwas fehlte mir. Das klingt jetzt so weise und überheblich. Doch ich bin mir sicher, schon damals spürte ich, dass Sex ganz okay war, aber nicht der Riesenbringer. Auch mit meiner zweiten Freundin ging der Sex nicht weit genug. Wir trieben es miteinander und ich würde sogar behaupten, dass die Mädels bei mir auf ihre Kosten kamen. Doch wie schaute es bei mir aus? Ich spritzte zwar regelmäßig ab, aber ... Ich konnte es nicht genau in Worte fassen, und kann es – rückblickend – noch heute nicht. Es war ein Gefühl – oder eher ein Gefühl, das sich beim Sex nicht einstellte. Körperliche Befriedigung ja, aber geistig? Nicht wirklich. Aber ich war ja auch noch jung, passte mich an, schwieg und vergaß ...

Und selbst wenn ich's nicht vergessen hätte, drüber reden hätte ich auch nicht können. Ich wusste im Grunde doch gar nichts mit diesen in mir schlummernden Empfindungen anzufangen. Ich schämte mich zwar nicht dafür, aber meine Schüchternheit versagte mir, dass ich mir ein Herz fasste und mich »outete«, sofern man von Outing reden kann.

Einmal nur wagte ich einen Versuch, das war nach einer Klassenparty, die gewohnt alkohollastig endete. Mit meiner Freundin landete ich daheim, wo ich sturmfreie Bude hatte – meine Eltern waren in Urlaub – und der Alkohol lockerte meine Zunge. Ich bat sie, mich mal härter anzupacken, meinen Schwanz zu schlagen, mich zu kneifen – doch sie reagierte sehr distanziert. Sie sah mich an, als hätte ich den Verstand verloren. Ich beschloss daher, in Zukunft auf weitere ernüchternden Erfahrungen dieser Art zu verzichten.

Ich könnte jetzt noch viel um den heißen Brei herum reden – aber Fakt ist, das Thema SM spielte die nächsten Jahre keine Rolle mehr für mich. Klar, wenn ich ab und an masturbierte, was seltener vorkam, da ich studierte, nebenher jobbte und ziemlich im Stress war, spielten meine Handflächen, Lineale oder andere Utensilien schon eine Rolle. Ansonsten aber erfolgreich verdrängt, würde ich vermuten.

Erst mit 23 lernte ich mit Roswita eine junge Frau kennen, die wohl ähnliche Neigungen hatte. Glaubte ich zumindest. Erst sah es nach einer 08/15-Beziehung aus, normal und gewöhnlich, unspektakulär, wie viele andere Beziehungen zuvor auch. Vielleicht mit dem kleinen Unterschied, dass Roswita verdammt gut aussah. Je länger wir zusammen waren, umso offener wurden wir. Zum ersten Mal ging es im Bett härter zur Sache. Es fing damit an, dass wir uns irgendwann während des Sex vulgäre Wörter zuflüsterten. Schlampe, Drecksau, Fotze, solche Dinge eben. Es wurde immer lauter, immer derber. Irgendwann sollte ich Roswita ans Bett fesseln. Dem konnte ich nicht so viel abgewinnen, aber ich spielte mit, ihr zuliebe. Als sie allerdings mich an die Pfosten band, war dies eine Offenbarung.

Mit 25 heirateten wir. Wir waren uns ziemlich sicher, dass wir füreinander geschaffen waren. Wir verstanden uns gut, glaubten, dass das die besten Voraussetzungen für eine gute Ehe seien. Und was noch viel schöner war: Im Bett ging richtig die Post ab. Perfekt. Sollte man meinen.

Aber natürlich war die Ehe eine Farce. Ich möchte gar nicht darüber spekulieren, warum wir beide, Roswita und ich, uns etwas vormachten. Naja, man muss das auch mal von der anderen Seite sehen: Wir beide waren unbedarft, und wenn man so will, damals machten wir uns ja nichts vor. Glaubten wir zumindest. Es war ernst gemeint, als wir uns auf dem Standesamt das

Jawort gaben und die Treue schworen. Aber über die Zukunft dachten wir nicht wirklich nach. Wir überlegten nicht, was der eine vom anderen erwartet, in welche Richtung wir gehen wollten, in welche Richtung der Einzelne zu gehen beabsichtigte. Wir redeten nicht über Kinder, über Häuserbau, wir meinten einfach: Das passt schon mit uns.

Ich kann jetzt nur für meinen Teil reden; was ich nicht bedachte: Schon all die Jahre zuvor war ich mit Frauen zusammen gewesen, die ich zu lieben glaubte. Ich tat Dinge, weil ich meinte, sie tun zu müssen. Ich schlief mit ihnen und schraubte meine eigenen Sehnsüchte zurück, weil es sich so gehörte.

Bei Roswita brachen meine Neigungen hervor. Doch während für Roswita die Welt in jenem Rahmen, den wir uns vorsichtig und langsam über zwei Jahre geschaffen hatten und der zu unserer Hochzeit führte, zufrieden war, war meine Entwicklung längst nicht abgeschlossen. Ich gebe zu, ich wollte immer mehr. Ich war sehr rücksichtslos, forderte mehr Härte, in gewisser Weise mehr »Rücksichtslosigkeit« von ihr. Heute weiß ich: Ich bin devot und masochistisch. Ich mag es, wenn man mich fesselt, knebelt, mich behandelt, als wäre ich ein ungezogener Junge und mir dann Dinge antut, die an der Grenze zwischen Lust und Schmerz liegen. Peitschenhiebe. Rohrstock. Klammern.

Lange Zeit spielte Roswita mit, mir zuliebe. Man höre: *Das* war ein ebenso großer Fehler von ihr wie der, den ich in meinen vorherigen Beziehungen begangen hatte. Ich tat Dinge meinen Partnerinnen zuliebe – und war unglücklich. So kam es mit Roswita, ein seltsamer Kreislauf. Der Auslöser waren Nadeln, schätze ich: Irgendwann wollte ich Nadeln, mit denen sie mich sticht. Der Anfang vom Ende. Es wurde ihr zuviel. Und als sie irgendwann auszog, die Scheidung einreichte und einen neuen Freund hatte, musste ich mir von ihm eines Tages, als wir uns auf der Straße über den Weg liefen, sagen lassen: »Was ich da gehört habe ..., ekelhaft, pervers.«

Das traf mich schon, und gab mir für die ersten Wochen danach zu denken. Irgendwie kriegte ich es partout nicht gebacken, mich meinen Neigungen wahrhaftig zu stellen. Oder: Ich lebte meinen Traum einfach nicht aus. Aber das ist schwer, wenn man aufgewachsen ist wie ich. Umgeben von Konventionen, Einschränkungen, Vorurteilen, die manchmal durchbrochen, allzu häufig aber nur geschürt wurden.

Wer in einer ähnlichen Situation ist, wie ich es damals war, der kann vielleicht nachempfinden: Je mehr man sich dem Begehren verschließt, das in einem tobt, umso größer wird der Leidensdruck. Die Sehnsucht wird umfassender. Diese Empfindungen waren denen aus meiner Kindheit nicht unähnlich, nur dass sie diesmal weniger mit Schuld zu tun hatten, sondern mit unterdrückter Lust. Und die ist eventuell sogar noch viel schlimmer.

Ich lernte in Kneipen und Discotheken Frauen kennen. Mit einigen schlief ich, was nicht viel brachte. Vereinzelt versuchte ich sie an das Thema heranzuführen. Die wenigsten waren so offen, es sich bis zum Ende anzuhören. Die meisten blockten direkt ab. »Nichts für mich!« Oder: »Perverse Spiele.« Unglaublich, oder? Erwachsene Menschen, die so dermaßen verklemmt sind! Es sei ihnen ja zugestanden, dass sie nicht darauf stehen. Aber sie sollen doch bitte nicht gleich alles herabwürdigen, verunglimpfen und sich dagegen sperren, drüber zu erzählen.

Ich schaltete einige Kontaktanzeigen, vergeblich. Wenn man weiß, wie viele Männer ähnliche Neigungen wie ich haben und auf der Suche nach dem entsprechenden Pendant sind, darf man sich nicht wundern, dass man bei Kontaktanzeigen kaum Rücklauf findet. Nicht, dass überhaupt niemand antwortete. Leider war die Mehrzahl der Antworten Werbung für Mädels, die gegen gutes Geld getragene Unterwäsche von sich sowie heiße Telefonate unter einschlägigen, kostenintensiven Nummern anboten. Darauf konnte ich verzichten.

Das alles war sehr ernüchternd. Da las ich in Zeitschriften, Magazinen und im Internet die tollsten Geschichten, Erzählungen, Erlebnisberichte, ja wirklich, manche Hefte sind voll mit Storys, die die Leser eingeschickt haben – und alles das blieb mir verschlossen. Wo waren diese Menschen, die so bereitwillig und offen ihre Neigungen lebten? Zwischenzeitlich war ich sogar der Auffassung, dass nur ein Heer an Schriftstellern im Hintergrund hockte und Geschichten verfasste, um den Menschen draußen etwas von einer offenen, leidenschaftlichen SM-Szene vorzugaukeln.

Mir blieb nur eine Möglichkeit: ein SM-Studio. Aber wer meinen Lebenslauf aufmerksam verfolgt hat, wird wissen, dass mir das auch nicht leicht fiel. Es bedeutete eine hohe Hürde, trotz der Anonymität, die im Grunde gewährleistet war, das Dorf zu verlassen und in die große, böse Stadt einzudringen. Ich wäre mir verlassen dabei vorgekommen, alleine und einsam – was ich wegen meiner unterdrückten Sehnsüchte ohnehin schon war. Und irgendwie wäre ich mir auch dumm vorgekommen, das klingt hart, aber es trifft den Kern: Hatte ich das wirklich nötig, eine Frau dafür zu bezahlen? Dieser Umstand war nicht dumm, das weiß ich heute, sondern die Tatsache, dass ich es dachte, war dumm. Aber: Ich träumte davon, in ein SM-Studio zu gehen – und ließ es dennoch vorerst bleiben.

Stattdessen experimentierte ich mit mir selbst. Ich umspannte mich mit Seilen, fesselte mich an Stühle, band mir meine Hoden ab, schlug meine Genitalien, beträufelte mich mit Wachs, befestigte Klammern an meinen Brustwarzen, an meinem Glied. Das war manchmal hart an der Grenze. Wenn man so im Rausch ist, merkt man einige Dinge nicht. Man wird schmerzunempfindlicher, kann die Risiken und Gefahren nicht abschätzen. Ich meine, was wäre passiert, wenn ich mich gefesselt und plötzlich nicht mehr hätte befreien können. Riskant, aber zum Glück verlief alles immer glimpflich – sonst säße ich ja nicht hier und könnte davon erzählen ...

Über kurz oder lang war aber klar: Ich würde den Weg in ein SM-Studio finden. Das hat mich sehr viel Überwindung gekostet, ich weiß nicht, wie oft ich kurz davor stand und dann doch daheim blieb; mehr als einmal vereinbarte ich einen Termin und habe ihn dann nicht wahrgenommen. Aber heute bin ich froh, dass ich diese Erfahrung schließlich doch machte, auch wenn mein erster Besuch enttäuschend war. Die Domina gab sich zwar viel Mühe, sie war nett und bereitwillig, doch bei allem, was sie tat – schon bei der Begrüßung –, war mir klar, es geht ums Geld. Es kam mir vor, als wäre ihr Studio so etwas wie die Haltestation eines Fließbandes – und ich saß gerade drauf und wurde abgefertigt. Abgefertigt – das trifft es ganz gut.

Aber jetzt, einmal den Weg beschritten, war ich mutiger und wagte einen zweiten Versuch. Ich landete einen Volltreffer. Die Domina beherrschte ihr Handwerk. Ein echter Profi. Sie war einfühlsam, gesprächig, offen, bereitwillig – meine Bedenken fielen alle über Bord. Ich konnte mich mit ihr unterhalten, auch über andere Dinge, vor unseren Sessions, nach unseren Sessions. Ich hatte das Gefühl, nein, das ist Quatsch, ich finde, sie war eine Frau wie jede andere auch, nur dass sie eine besondere Profession hatte: Sie konnte Männern das bieten, was diese begehrten, ohne ihnen das Gefühl zu geben, es des Geldes wegen zu tun. Ich habe sie nie gefragt, ob sie selbst Spaß an ihrer Arbeit hat oder warum sie diesen Job macht. Ich vermute, das geht mich auch nichts an.

Aber diese Aufgeschlossenheit, die ich bei ihr lernte, hilft mir heute, offener mit meiner Neigung umzugehen. Es war ein weiter Weg bis dahin, aber heute stehe ich zu meiner Lust und kann auch gelegentlich auf eine SM-Party gehen, ohne dass ich Angst habe, was Dummes zu tun. Kürzlich habe ich dort eine Frau kennen gelernt, die sich dominant gibt. Wir hatten nur einen Drink zusammen, aber demnächst wollen wir uns mal außerhalb der Partys treffen. Das gibt mir Hoffnung.

## »UNSER SEX IST IN GEWISSER WEISE VIEL SUBTILER.«

*Raoul, 32*
*Freund von Ulli*

Man könnte natürlich versuchen herauszufinden, woher mein Fetisch kommt. Es gibt Leute, die müssen ja alles und jeden analysieren, auch und insbesondere vielleicht in der SM- und Fetischszene. Da wird dann in der Vergangenheit einer Person gewühlt, die Psyche analysiert, über Beweggründe orakelt. Selbstverständlich könnte ich fragen, ob ich als kleiner Junge vielleicht überdurchschnittlich lange Windeln getragen habe, weil ich partout nicht trocken werden wollte. Hat mich das vielleicht unbewusst in diese Richtung gelenkt? Ich kann mich an diese Zeit kaum erinnern, nur bruchstückhaft. Aber Urin oder solche Dinge tauchen da nicht auf. Auch meine Mutter hat nie ein Wort darüber verloren, dass ich einen außerordentlichen Hang gehabt hätte, mir in die Hose zu machen, so dass ich glaube, dass die Kindheit gewiss nicht der Grund für meine Neigung ist.

Grundsätzlich muss ich mich ohnehin fragen: Was soll das bringen, diese Ursachenforschung? Das hat was von Krankheit. Doch bin ich krank? Wenn ich mir die vielen anderen Menschen angucke, die ähnliche Neigungen haben und wie ungezwungen sie damit umgehen können, dann möchte ich das doch schwer bezweifeln. Und wenn man mal von dem Aspekt einer »Krankheit« absieht – diese Ursachenforschung gibt der Sache einen nüchteren Blickwinkel, um nicht zu sagen, eine rationale Herangehensweise. Aber genau darum geht es bei der SM doch gar nicht. Es geht um Gefühl, Emotionen, Leidenschaft, Lust – da haben solche Analysen überhaupt nichts zu suchen.

Eine Freundin von mir sagte mal, sie wolle gar nicht wissen, warum sie auf solche Dinge stehe. Sie stehe drauf, sie könne damit umgehen, sie lebe sehr gut damit, hätte ein ausgefülltes Sexleben, sie sei mit sich im Reinen – was wolle sie noch mehr? Ich halte es mit ihren Worten.

Natürlich mag mein Fetisch ungewöhnlich sein. Aber das ist eine Sache der Perspektive. Für mich ist es Normalität. Es ist ja auch nicht so, dass ich ausschließlich darauf stehe. Also dass ich nur geil werde, wenn ich es auf diese Art mache. Das ist Blödsinn. Allerdings verleiht es meinem Sex einen besonderen Kitzel. Reden wir also nicht lange um den heißen Brei: Ich mag Natursekt. Sexspiele mit Urin.

Ich habe seit vielen Jahren einen guten Freund, Michael. Wir waren immer ein bisschen anders als die anderen in unserer Jahrgangsstufe, schwammen quasi gegen den Strom. Wir wuchsen in einer Kleinstadt auf, provinziell, langweilig, öde. Es machte Spaß, ein bisschen Rebell zu spielen. Im Grunde war es ja nur ein Spiel – und ist es heute noch. Wir trafen uns nicht in den Cliquen, die sich bei uns auf dem Gymnasium und im Ort bildeten, sondern suchten uns Freunde außerhalb. Das war viel interessanter, aufregender, spannender. Man bekam was von der Welt mit, ungelogen.

Zumindest kamen wir auf diesem Wege auch recht früh mit der SM-Szene in Berührung. Das war eigentlich nur ein Zufall, denn wir landeten in einer Discothek, in der sich Ledertypen trafen. Nach dem ersten Schock stellte sich Erleichterung, dann Faszination ein: Wir waren ziemlich angetan von deren Offenheit, ihrer Ausstrahlung, die so offensichtlich kompromisslosen Sex zur Schau stellte – das beeindruckte uns ungemein. Wir kannten schließlich nur das langweilige Herumgeplänkel mit den Mädels im Ort, nicht weiter der Rede wert.

Wir lernten einige der Leute kennen, man war sich sympathisch und fortan gehörten wir mit zu ihrem Kreis. Nur mal am Rande: Vielleicht ist *das* der Ursprung meiner Neigungen. Ein

Abend in einer Discothek! Gar nicht spektaktulär, simpel und einfach. Ist das nicht wunderbar?

Es sollte natürlich noch eine Weile dauern, bis wir vollends in die Szene eingeführt waren, aber der erste Schritt war getan. Beinahe jede Woche hingen wir in dieser Disco ab, hatten unseren Spaß, verfolgten alles neugierig und aufmerksam, verliefen uns gelegentlich in einen Darkroom, um die ganze Härte der Szene aufzuschnappen, ließen uns zu Partys einladen.

Über Monate vollzog sich so ein steter Wandel mit uns. Außenstehende bekamen davon nur wenig mit: Ich glaube nicht, dass meine Eltern wussten, wo genau ich mich damals überall herumtrieb. Und sie wissen es auch heute noch nicht. Ich glaube, das sind Dinge, die sie nicht unbedingt erfahren müssen. Sie sind älter als ich, in der Provinz groß geworden, da gehen die Uhren ein ganzes Stück langsamer als in der Stadt. Ich weiß nicht, ob sie es verstehen würden und ich möchte es auch nicht herausfinden. Die letzten Jahre, die ich noch mit ihnen habe, möchte ich in Frieden mit ihnen leben – auch ihnen zuliebe.

Aber vielleicht merkten sie ja auch einiges: Denn am besten ließ sich unsere Veränderung an unserem Outfit erkennen: Statt blauer Jeans trugen wir immer häufiger schwarze Lederhosen. Der einfache Ohrring, Standard in der Provinz, wurde nach und nach durch weitere Ringe ergänzt, inzwischen sogar einige davon aufgedehnt. Tattoos und Piercings kamen hinzu; einige Tattoos, die auf dem Unterarm, ließen sich vor meinen Eltern nicht verbergen.

Von den Piercings wissen sie nichts. Aber Tattoos waren nicht unbedingt ein Kennzeichen der SM-Szene; zumindest glaube ich nicht, dass meine Eltern die Tätowierungen damit in Verbindung brachten. Eher mit Knast oder Rocker. Sie machten einige abfällige Bemerkungen, da aber immer mehr Popstars im Fernsehen ebenfalls Tätowierungen trugen, fanden sie sich irgendwann damit ab. Sie meinten, ich sei alt genug zu wissen, was ich mit meinem Körper anfange. Und wenn ich mich verschandeln wolle, sei das meine Sache.

Es sollte nicht mehr lange dauern, und Michael und ich lernten auch die ersten Frauen kennen. Ich würde lügen, würde ich behaupten, wir wären locker und entspannt im Umgang mit ihnen gewesen. Im Gegenteil, wir waren ziemlich schüchtern und gehemmt, denn schließlich waren wir Jungfrauen, zumindest was die SM betraf. Okay, Handschellen und Schläge auf den Po waren uns keine Unbekannten mehr – aber so das ganz große Spiel? Das, was wir mitbekamen, war verlockend, aber es fehlte eindeutig die Erfahrung.

Es gibt Leute, die behaupten, Gegensätze ziehen sich an. Aber das halte ich für ein Gerücht. Ich glaube, Gleiches gesellt sich gerne mit Gleichem. Sie stand uns zwar nicht auf die Stirn geschrieben, aber Michael und ich trugen unsere »Jungfräulichkeit« wohl doch auf eine auffällige Weise vor uns her. Das schienen wiederum jene Frauen zu merken, die selbst gerade erste Schritte in der Szene unternahmen. Wir fanden zueinander und konnten auf diese Weise unsere Erfahrungen mit Bedacht machen. Darüber bin ich heute glücklich. Nicht auszudenken, wenn ich direkt zum Auftakt eine brutale Domina erlebt hätte, die mir die Seele aus dem Leib geprügelt hätte ... Ob ich dann heute noch dabei wäre?

Ich probierte vieles aus. Mal war ich devot, mal dominant. Mal ließ ich mich mit Peitschen und Stöcken behandeln, mal vollzog ich eine Session an einer masochistischen Partnerin. Ich las einige Bücher und Zeitschriften, schaute mir Filme an und mit der Zeit kristallisierte sich heraus, dass ich nichts von alledem bin, was normalerweise in der SM-Szene eine Rolle spielt. Devot? Dominant? Masochistisch? Sadistisch? Rollenspiele? Gruppensex? Alles nichts für mich. Es gibt noch so viele andere Dinge, nicht schwarz, nicht weiß, vielleicht grau. Ich würde behaupten, ich bin ein Fetischist. Heute weiß ich, gerade das Spiel mit der Haut, kunstvolle Verpackungen, aufreizende Kleider, war das, was mich von Anfang an an der Szene reizte. Wie schon gesagt, als wir das erste Mal in der Discothek waren, gefielen mir die Leute mit ihren interessanten Kleidungen. Aber mein absoluter Favorit ist Bondage – wenn man so will, ebenfalls eine Form von Kleidung.

Mit Ulli habe ich vor zwei Jahren eine Frau kennen gelernt, die auf ähnliche Spiele steht. Sie ist bezaubernd, reizend, und sie passt zu mir – um diesen abgeschmackten Vergleich heranzuziehen – wie der Deckel auf den Topf. Unser Sex ist im Vergleich zu anderen Spielarten der SM-Szene fast schon gewöhnlich. Klar, es geht beizeiten ein bisschen härter zu, und Handschellen und Peitschen spielen durchaus eine Rolle. Aber sie sind nicht zwingend notwendig.

Unser Sex ist in gewisser Weise viel subtiler. Unser Vorspiel besteht aus Bondage. Inzwischen haben Ulli und ich uns eine regelrechte Bibliothek zusammengekauft. Viele Bücher haben wir uns aus dem Ausland bestellt oder aus dem Urlaub mitgebracht. Gerade Japan bietet da allerhand interessantes Material, das wunderbare Anleitungen zum kunstvollen Verschnüren gibt. Ulli ist inzwischen ein wahrer Meister darin. Es ist ein unbeschreibliches Gefühl, wenn ich eingepackt auf dem Boden liege, die Schnüre langsam in meine Haut schneiden, ich mich nicht bewegen und dagegen wehren kann. Es gibt Tage, an denen ich dieses Gefühl den halben Nachmittag auskoste. Allzu lange allerdings kann man das nicht durchziehen, sonst sterben einem womöglich die Glieder ab. Und das muss auch nicht sein. Denn bei aller Lust und Leidenschaft, die ich dabei empfinde, Sicherheit geht immer noch vor. Findet auch Ulli. Ich selbst bin zwar noch nicht so der Profi wie sie, aber ich lerne ständig dazu. Mir gefällt der Anblick der Seile, die sich über ihre weiche Haut spannen oder ihre Brüste umschließen und in eine ganz neue Form bringen.

Inzwischen haben wir unser Schlafzimmer ganz auf unsere Bondagesessions umgestaltet. Besuchern, die es zufällig in unser Schlafzimmer verschlägt, fallen unsere Spielsachen allerdings kaum auf. Die massiven Deckenhaken dienen als Halterungen für Hängepflanzen. Die Befestigungen an der Wand sind hinter großen Bildern verborgen. Doch wenn wir spielen, ist davon nichts mehr zu sehen. Zwei, drei Handgriffe, alles ist in die Diele geräumt und einer von uns beiden baumelt in Seile geschnürt ein paar Zentimeter über dem Fußboden ...

Und dann ist da ja der andere Fetisch. Auch das war eigentlich Zufall. Ein peinlicher noch dazu. Es war einer der Tage, an denen Ulli und ich eine Bondagesession abhielten. Diesmal war ich es, der sie in Seile verpackte. Das alles dauerte gut und gerne drei Stunden, anschließend waren wir so geil aufeinander, dass wir auf den Fußboden herabsanken und es miteinander trieben. Ihre Hände fesselte ich an die Wandhaken und so war sie mir praktisch ausgeliefert. Ich lag auf ihr und penetrierte sie, bis sie plötzlich meinte: »Ich muss mal!«

Später erfuhr ich, dass sie den Druck schon längere Zeit verspürte, aber glaubte, es noch aufschieben zu können, bis wir beide uns Erleichterung verschafft hatten. Für kurze Zeit gelang es ihr auch, den Drang zu vergessen – doch jetzt kam er auf einmal mit voller Wucht zurück, wahrscheinlich auch, weil ich sie mit Nachdruck vögelte. Ich wollte sie noch von den Fesseln befreien, aber es war zu spät. »Ich schaff es nicht mehr«, sagte sie, hielt sich den Bauch, der offensichtlich von einem Krampf geschüttelt wurde. Da schoss bereits ein heißer Strahl zwischen ihren Beinen hervor – genau auf mich zu. Er traf mich auf meinen erigierten Schwanz, meinen Bauch, meine Brust und selbst mein Gesicht bekam einige Spritzer ab.

Ihr war es natürlich furchtbar peinlich. Mir dagegen nicht. Es störte mich nicht, auch nicht, dass wir unseren Dielenboden anschließend ausgiebig zu schrubben hatten. Im Gegenteil: Den warmen Urinstrahl auf meinem Körper zu spüren, machte mich in diesem Moment noch geiler. Keine Ahnung, welcher Teufel mich da ritt, aber während sie krampfhaft versuchte, ihr Malheur in den Griff zu bekommen, mastubierte ich und spritzte ab.

Tja, so begann mein geheimer Fetisch, von dem wirklich nur ganz wenige wissen. Wie eingangs schon gesagt: Ich weiß nicht, woher er kommt. Wahrscheinlich nur ein Zufall. Wäre ich in diesem Augenblick nicht so erregt gewesen, vielleicht wäre es mir ebenfalls peinlich gewesen, vielleicht hätte ich mich geekelt. Wer weiß das schon?

Doch stattdessen sprachen Ulli und ich danach über dieses Erlebnis und auch darüber, was es in mir ausgelöst hatte. Ich fand es lieb von ihr, dass sie kein Aufhebens darum machte, sondern wir ganz sachlich und entspannt darüber sprachen. Und Tage später das gleiche Spiel noch einmal exerzierten. Diesmal nahmen wir das Badezimmer und die Badewanne, aber das Gefühl blieb das gleiche. Als sie auf meinen Körper urinierte, den bereits das Fieber der Leidenschaft schüttelte, ging mir richtig einer ab. Auch sie schien diesmal Gefallen daran zu finden, auf jeden Fall mehr Gefallen als an der umgekehrten Variante. Als nämlich meine Erektion abgeklungen war, drehten wir den Spieß um. Ich pinkelte auf Ullis Körper, was sie, wie sie nachher gestand, als angenehm empfand, gleichwohl nicht sehr erregend. Aber als nette Ergänzung ab und zu sei es durchaus akzeptabel.

So sehe ich es auch. Gelegentlich, wenn es uns überkommt, binden wir das Spiel mit Natursekt in unsere Sessions mit ein. Inzwischen besitzen wir sogar ein übergroßes Laken, nichts Aufwendiges, eigentlich nur eine Einwegfolie aus dem Baumarkt. Aber die ist praktisch und billig, daher haben wir gleich Meterware davon im Haus. Mit dieser Unterlage können wir wann und wo immer wir wollen, auf dem Bett, auf dem Boden, unserem feuchten Spiel frönen. Gegenwärtig findet es nur auf den unteren Körperregionen statt. Allerdings erinnere ich mich an die Spritzer, die mich beim ersten Mal ins Gesicht trafen – und auch das war nicht unangenehm. Ich könnte mir durchaus vorstellen, dass Ulli mir vielleicht auch mal ins Gesicht pinkelt, oder in den Mund. Aber ich weiß, dass dieses Pinkelspiel ein ganzes Stück extremer wäre als das, was wir bisher treiben. Sie braucht noch eine Weile, bis sie das macht und ich möchte sie nicht dazu drängen. Alles zu seiner Zeit.

## »WARUM MUSS MAN SICH IN EINE SCHUBLADE STECKEN LASSEN?«

*Ulli, 29*
*Freundin von Raoul*

Bei mir verhält sich die Sache ganz anders als bei Raoul. Ich denke, ich bin mir sicher, woher meine Leidenschaft für Bondage kommt. Was nicht bedeutet, dass mir dieses Wissen viel bringt, oder dass ich glücklich daran gehe, mich aufgrund dieses Wissens heilen zu können. Das ist Blödsinn.

Ich gebe Raoul Recht: Es ist ja keine Krankheit, die ich habe. Es ist eine Neigung, eine Leidenschaft. Von mir aus kann man es auch als Hobby bezeichnen. Zumindest nichts, was ich loswerden möchte. Ich bin glücklich damit, es macht mir Spaß, es ist eine wunderbare Bereicherung. Mehr erwarte ich davon gar nicht. Aber: Ich weiß, wo es seinen Ursprung hat. Ich sage bewusst »Ursprung«, nicht »Ursache«. Denn die wäre mir auch nicht bekannt, und die möchte ich aus vorgenannten Gründen gar nicht wissen.

Alles begann, als ich mit Kindern aus der Nachbarschaft auf dem Spielplatz herumtobte. Wir waren eine lustige Truppe Mädchen und Jungen, die den Unterschied der Geschlechter noch nicht begriffen und sich beinahe jeden Tag nach der Schule trafen. Wir hatten einen großen Abenteuerspielplatz um die Ecke, und er gehörte beinahe uns alleine. Eines unserer beliebtesten Spiele war Räuber und Gendarm. Wer kennt das nicht?

Die einen sind die Polizisten, die anderen die Bösewichter, die es einzufangen gilt. Ja, ich gehörte zu den Bösewichtern. Und ja, ich gebe zu, etwas anderes interessierte mich nicht. Wenn sich die anderen Kids darum stritten, wer von ihnen Polizist oder

Räuber war, meldete ich mich stets freiwillig für die Schurkenseite. Das hatte freilich einen guten Grund: Ich ließ mich gerne fesseln. Natürlich machte ich mir damals keine großen Gedanken darüber. Es war einfach so, dass ich die Seile, die wir von zu Hause mit auf den Spielplatz bringen durften, gerne auf meiner Haut spürte. Denn natürlich rannten wir im Sommer halbnackt über den Spielplatz – was die ganze Angelegenheit noch viel angenehmer machte. Wenn ich dann gefesselt an den Holzgeräten stand, vielleicht mal die Brustwarze gekniffen bekam, dann ging ein Schaudern durch meinen Körper, der wohl die Vorahnung späterer, erotischer Empfindungen war. Aber das alles war mir damals natürlich noch fremd, Zukunftsmusik.

Und wie das bei diesen emotionalen Klängen so der Fall ist, gehen sie früher oder später verloren. Andere Dinge gewinnen an Bedeutung. Mag sein, dass es vielleicht anders verlaufen wäre, hätte ich Freundinnen um mich herum gehabt, die ähnliche Neigungen besaßen. Vielleicht trug die eine oder andere sie ja sogar auch mit sich herum, aber sie äußerte sich nicht dazu. Was soll's? Ich darf nicht meckern, muss mir allerhöchstens an die eigene Nase packen. Ich selbst traute mich ja auch nicht, darüber ein Wort zu verlieren.

Erste Erfahrungen mit Jungs wurden gemacht. Alles war ganz okay, mal besser, manchmal unspektakulär, die ganz normale Entwicklung eines jungen Mädchens eben. Ich möchte mich nicht als Ausnahme darstellen, schon gar nicht als etwas Besseres. Ich brachte die Pubertät hinter mich, wie es viele tausend Mädchen vor mir auch taten. Und irgendwann, nachdem die grundlegenden Dinge durchexerziert waren, begann ich natürlich auch zu experimentieren. Es gab Bi-Erfahrungen, einmal vernaschte ich zwei Jungs gleichzeitig. Ich war gewiss kein Kind von Traurigkeit und ich hatte meinen Spaß. Noch immer alles im Rahmen des Alltäglichen, würde ich behaupten.

Ich möchte an dieser Stelle keine Leier anstimmen, wie es andere gerne tun. So was wie: »Die Jungs wussten es mir nicht richtig zu besorgen.« Oder: »So richtig klickte es bei mir nicht.« Oder: »Mein Sex war nicht in Ordnung, weil mir was fehlte.«

Natürlich, irgendetwas schlummerte in mir, aber da es mir nicht fehlte, vermisste ich es auch nicht. Ich denke, bei mir war es einfach eine zwangsläufige Entwicklung. Ich probierte dies, probierte das und irgendwann ließ ich mich halt auch wieder mal fesseln. Erst ganz normal mit den Handgelenken am Bettpfosten, später wurde daraus mehr.

Es machte nicht klick. Und es war auch nicht so, dass ich dachte: »Moment mal, da war doch mal was.« Diese Verbindung zu den Spielen in meiner Kindheit ziehe ich hier und jetzt, während ich darüber nachdenke. Vielleicht gibt es diese Parallele tatsächlich. Vielleicht aber auch nicht. Im Prinzip ist es egal.

Denn wichtig ist nur: Die Fesselspielchen gefielen mir. Und je öfter ich sie erlebte, umso mehr rückten sie in den Vordergrund. Natürlich spielen Zärtlichkeit, verschmuste Abende und romantische Vorspiele für mich immer noch eine Rolle. Aber ohne Bondage oder kleine SM-Szenarien würde mir ganz sicher etwas fehlen.

Es gibt viele aus der SM-Szene, die nicht verstehen können, dass ich meine Neigungen nicht 100-prozentig auslebe. Wie Raoul bereits sagte: Für solche Leute gibt es nur Schwarz oder Weiß. Entweder man lebt die SM oder man lässt es bleiben. Alles andere ist für diese Leute halbherziges Gebaren.

Ich sehe das nicht so. Warum muss man sich in eine Schublade stecken lassen? Warum kann man nicht auch die Zwischentöne leben? Ich fühle mich damit viel wohler, als wenn ich gänzlich in die Szene abrutsche. Was jetzt nicht negativ klingen soll. Ich selbst trage gerne Mode, von der sich ein Bezug zu der Szene ableiten lässt. Ich kleide mich damit, weil sie mir gefällt. Aber nicht, weil ich damit ausdrücken möchte: »Hey Leute, seht her, ich bin eine von euch!« Denn eigentlich bin ich nur eine von vielen, daraus mache ich gar keinen Hehl. Naja, und außerdem bin ich die Freundin von Raoul. Das ist mir am wichtigsten. Raoul habe ich kennen gelernt, als ich mich mit dem Thema SM auseinander zu setzen begann. Eine neue Welt eröffnete sich mir und dabei stieß ich auf Leute, die ähnlich empfanden wie ich, unter anderem auch Raoul. Die Chemie stimmte zwischen uns. Und da wir beide gerade erst am Anfang standen, kann man wohl von einem außerordentlichen Glücksfall sprechen. Wir sind seitdem ein Paar und haben gemeinsam sehr viel Dinge herausgefunden; Dinge, die wir mögen, aber auch Dinge, die weniger unser Fall sind. Auf SM-Partys würden wir beispielsweise niemals gehen. Die Art von SM, die dort praktiziert wird, ist nicht unbedingt unser Ding. Richtige SM, also Masochismus oder Sadismus, Schmerzen oder so – nichts für uns. Ich denke, da kann ich für Raoul mitreden. Ich bin mehr der Ästhet. Ich brauche was fürs Auge. Seile rings um den Körper gezogen, kunstvoll und mit Logik, das gefällt mir.

Es gibt ja Paare, die beziehen eine weitere Person mit in ihr Sexspiel ein. Gerade in der SM ist es durchaus üblich, dass der devote Partner anderen vorgeführt oder sogar zur Benutzung freigegeben wird. Manchmal wird der Sub auch ausgeliehen. Wir haben diese Erfahrung einmal gemacht, also Sex zu dritt. Ich muss das nicht mehr haben. Ich finde, unsere Sexualität gehört uns. Das ist was Intimes. Außerdem liebe ich Raoul. Ich könnte es nicht ertragen, wenn ich mit ansehen müsste, wie eine andere Frau mit ihm rummacht.

Nun, und dann ist da ja noch unsere andere Leidenschaft. Eigentlich ist sie mehr die von Raoul; mir macht es nichts aus, aber ich brauche schon ganz bestimmte Tage, an denen ich mich wohl fühle, damit ich mich gehen lassen kann. Das erste Mal war, wie Raoul schon sagte, ziemlich peinlich für mich. Wir hatten eine unserer Bondagesessions gehalten und währenddessen machte sich meine Blase bemerkbar. Das war nichts Ungewöhnliches; ich bin ein Mensch, der sehr oft zur Toilette muss. Wenn gerade keine in der Nähe ist, okay, kann ich es noch eine Weile aufschieben. So dachte ich auch während unseres Spiels. Er knüpfte mich auf, band mich in die Seile, machte an mir herum und irgendwie vergaß ich den Druck wieder, einfach weil das Spiel mich so antörnte. Nach einer Weile entließ er mich aus der Schnürung und wir schliefen miteinander. Weil es mir gefällt, wenn ich dabei gefesselt und ihm ausgeliefert bin, band er meine Hände an die Wandhaken und er machte sich über mich her. Er war sehr stürmisch, eigentlich ist er das immer, und stieß ziemlich tief und fest zu. Dabei drückte er mir wieder auf die Blase und plötzlich kam es mir mit so einer Urgewalt, dass ich nicht mehr an mich halten konnte.

Während meine Blase immer schlimmer drückte, erlebte ich einen Orgasmus, und da verlor ich die Beherrschung. Ich sagte noch: »Ich muss mal!« Da war es schon zu spät. Ich pinkelte im hohen Bogen und direkt gegen Raoul.

Während ich vor Scham am liebsten im Erdboden versunken wäre, blühte Raoul erst richtig auf. Ich war nicht wenig überrascht, als ich das mitbekam. Er holte sich doch tatsächlich vor mir einen runter – was freilich nicht ungewöhnlich war, das hatten wir schon öfter getan –, aber ausgerechnet in dieser hochpeinlichen Situation?

Am Ende stellte sich alles als sehr harmlos heraus. Wir sprachen darüber, vor allem über die Empfindungen in dem Augenblick, als es passierte, und verständigten uns darauf, es in gar nicht allzu ferner Zukunft noch einmal mit Urin zu probieren. Diesmal gingen wir dazu ins Badezimmer und ich gebe zu, als Raoul in der Badewanne unter mir lag und ich auf sein erigiertes Glied pinkelte, war das schon ein eigentümliches Gefühl, einerseits sehr respektlos, andererseits sehr faszinierend und erregend. Anschließend brachte ich ihn mit der Hand zum Orgasmus.

Dann probierten wir das Spiel andersherum. Ich kann nicht sagen, dass es ekelhaft war, aber dass es mich anmachte, das war auch nicht der Fall. Ich würde behaupten: Es war okay, und wenn es ihm Spaß bereitete, dann bin ich gerne bereit, mich öfters darauf einzulassen.

Kürzlich bat er mich darum, den Urinstrahl ein wenig höher zu richten. Nicht nur auf sein Glied, sondern auch auf seine Brust und sein Gesicht. Das war mir dann doch zu heftig. So weit bin ich noch nicht. Nicht auszuschließen, dass ich das irgendwann mal mache. Aber noch ist mir das zu strange.

# »DIE ZEITEN ÄNDERN SICH, AUCH DIE MENSCHEN.«

*Claire, 27, Autorin*

VORBEMERKUNG: Claire hat in »Extrem 1« (erschienen im Oktober 2003) über das Erwachen ihrer SM-Neigungen berichtet und wie sie schleichend Einzug in ihre Ehe mit Mark hielten, der diesen sexuellen Gelüsten nur wenig abgewinnen konnte. Claire lebte ihren Masochismus mit anderen Männern und Paaren aus, was Mark sehr verletzte und ihre kleine Familie – die beiden haben eine Tochter – in den Grundfesten erschütterte. Zuletzt entschied sich Claire *gegen* ihre sexuellen Neigungen und *für* die Ehe ...

*Schmerz, Wut, Zweifel, Stärke,*
*all diese Worte geistern durch meinen Kopf,*
*lassen mich nicht los.*

*Wie oft habe ich dir vorgeworfen,*
*die Stärkere zu sein*
*und wie wenig bin ich es.*

*Wie oft habe ich dir vorgeworfen,*
*an dir zu zweifeln*
*und habe doch nur an mir selbst gezweifelt.*

*Wie oft bin ich wütend auf dich gewesen*
*und war es doch nur auf mich selbst.*

*Wie oft habe ich dich verletzt*
*Und habe doch nur mir selber wehgetan.*

*Wann habe ich aufgeben?*
*Wann habe ich aufgehört dich zu lieben ?*

*Nein, ich werde nicht aufgeben,*
*ich werde um dich kämpfen*
*und wenn es ein Kampf gegen mich selber wird.*

*Kann man lernen zu lieben?*
*Ich werde es lernen.*
*Ich werde mir selbst beweisen,*
*dass man es lernen kann.*

»Die Zeiten ändern sich, auch die Menschen. Und was einmal war, das ist nicht mehr ...« Vieles steckt in diesem Satz. Vieles, was auch auf meine Situation zutrifft. Noch einmal habe ich versucht, mich nur auf meinen Mann und meine Ehe zu konzentrieren. Ja, in dieser Zeit lebten wir zusammen. Aber haben wir auch *miteinander* gelebt und geliebt?

Ich weiß es nicht. Für ihn, meinen Mann, zog ich mich gänzlich aus der SM-Szene zurück. Selbst im Internet suchte ich nicht mehr die einschlägigen Chats auf und versuchte auch, meine generelle Internet-Tätigkeit einzuschränken. Das war eine unbedingte Notwendigkeit – das Internet ist so verführerisch ...

Zu sagen, SM wäre gänzlich aus meinem Leben verschwunden, wäre natürlich eine Lüge. Infolge der Ereignisse führten mein Mann Mark und ich einige aufschlussreiche Gespräche mit guten Bekannten, die meinten, mein Mann sei viel dominanter, als er selber glaube – und dass ich ihm bisher einfach nicht die Chance gegeben habe, diese Neigung aus sich herauszulassen. Ich musste einräumen, in der Tat hatte ich in der Vergangenheit immer dann geblockt, sobald er beim Sex dominanter wurde.

Warum ich das tat? Nun, ich denke, ich hatte Angst davor, er würde nicht über das nötige Feingefühl verfügen und den Punkt nicht bemerken, an dem er zu weit geht. Es ist manches Mal passiert, dass es bei uns beim Sex heftiger wurde – und auch im Alltag geschah das.

Aber nach all diesen Gesprächen war ich bemüht, an mir zu arbeiten. Ich wollte meinem Mann eine Chance geben, an meiner Lust und Leidenschaft teilzuhaben. Und irgendwie versuchte er auch, aus sich herauszugehen. Ich glaube schon, dass sich eine Wandlung vollzog. Ich würde fast meinen: Mark veränderte sich. Er ging auch mal mit Freunden aus, schlug gemeinsame Unternehmungen vor – solche Dinge eben, die ein gewisses Maß an Eigenständigkeit und Entschlusskraft verlangen. Das alles ging so weit, dass ich ihn schließlich sogar – freiwillig – als meinen »Herrn« bezeichnete. Und das war ein gutes Gefühl.

Doch bei allem war klar: Dies war eine Geschichte zwischen uns beiden, privat und abgeschieden vom Rest der Welt, vor allem aber der SM-Szene.

Der einzige Bereich im Internet, in dem ich mich noch herumtrieb, waren diverse Fotografen-Foren. Denn wenigstens eines wollte ich aus meinen Erfahrungen mit der SM hinüber ins »normale« Leben retten: Bei einem SM-Fotografen hatte ich die Monate zuvor zum ersten Mal an einem Fotoshooting teilgenommen und seitdem hatte mich der Virus voll gepackt. Ich entdeckte das wunderbare Gefühl, vor der Kamera zu stehen, und das wollte ich nicht mehr missen. Also suchte ich Kontakt zu diversen Fotografen und stand einige Male vor der Linse.

Dabei ergab es sich, dass mich im März 2004 ein Fotograf fragte, ob ich mir vorstellen könnte, für ein Shooting eine Domina zu verkörpern. In dem Shooting sollte ich ferner zwei Sklaven an meine Seite bekommen, einen weiblichen und einen männlichen. Nun, ich muss gestehen, der Gedanke war durchaus reizvoll für mich. Ich konnte einfach nicht nein sagen. Ich erzählte meinem Mann davon und er war mit dem Fotoshooting einverstanden. Er legte kein Veto ein, stimmte einfach zu – und das war's. Vielleicht hätte das ein Zeichen für mich sein sollen. War es aber nicht.

Keine Ahnung, ob das deshalb wieder ein Einstieg in die SM-Szene für mich war – oder anders: der Weg zurück. Jedenfalls stöberte ich im Vorfeld dieses Fotoshootings ein bisschen in meinem Lieblingschat – ein SM-Chat –, um mich auf die Situation einstimmen zu können. Nicht dass ich das Gespür für SM verloren hatte, aber es war doch schon eine Weile her, dass ich damit in Kontakt gekommen war. Mein Gefühl sagte mir: »Setz dich ein wenig damit auseinander, damit das Fotoshooting so echt wie nur möglich wirkt.«

In diesem Chat traf ich auf Nils, einen lieben, alten Freund, der mit Vorliebe in devote Rollen schlüpfte. Er selbst war einige Zeit nicht mehr im Chat gewesen, weil seine Herrin dagegen war. Mittlerweile war er herrinnenlos und trieb sich wieder in den Chats herum.

Ich, mittlerweile selber im Besitz einer eigenen Kamera, bot Nils an, einige schöne Bilder von ihm für sein Chat-Profil zu machen, um auf diesem Wege seine Chancen bei der Suche nach einer neuen Herrin zu erhöhen. Er war damit einverstanden und kam zwei Tage später freitagabends auf ein kurzes Fotoshooting vorbei. Wir flachsten rum, verstanden uns prima, aber mehr war da nicht. Oder doch? Mein Mann war an dem Abend bei einer gemeinsamen Freundin zu einer Feier eingeladen.

So gegen halb 2 nachts, Nils und ich hatten längst das Fotoshooting abgeschlossen und schauten uns den Film »Secretary« an, kam mein Mann nach Hause. Er war nicht alleine. Er brachte noch einen gemeinsamen Bekannten mit, der bei uns übernachten sollte. Okay, ich hatte nichts gegen. Wir plauderten alle vier noch eine halbe Stunde miteinander und gingen dann ins Bett. Alle in ein Bett. Das war übrigens Marks Idee. Seltsam genug.

Irgendwann im Verlauf der Nacht, die wir alle nicht ausschließlich schlafend verbrachten, funkte es zwischen mir und Nils. Von da an hielten wir jeden Tag in irgendeiner Form miteinander Kontakt, sei es per SMS, E-Mail oder auch per Telefon. Nicht selten geschah es, dass der eine an den anderen dachte und in diesem Moment das Telefon klingelte. Diese wunderbare Übereinstimmung ging sogar so weit, dass wir es eines schönen Tages schafften, uns am Telefon gegenseitig so heiß zu machen, dass wir gleichzeitig zum Orgasmus kamen.

Das alles war für mich sehr neu und sehr aufregend, insbesondere weil Nils eine devote Ader besaß. Ich dagegen behauptete ja immer, devot zu sein. Aber bei Nils fiel es mir überhaupt nicht schwer, die andere Seite zu betreten und dominant zu sein. Ganz im Gegenteil, er machte es mir sogar sehr einfach, indem er mich regelrecht auf Händen trug, sich einfach beim Fernsehen zu meinen Füßen kniete. Sicherlich war es teilweise »Topping from the Bottom«, aber wir hatten beide nichts dagegen. Auf diesem Wege konnte ich sehr gut lernen, was er mochte – und grundsätzlich stand immer außer Zweifel, wo sein Platz war. Und nach recht kurzer Zeit konnte ich ihm diesen Platz auch von mir aus klar und deutlich machen.

Dann kam mein Geburtstag. Ich sagte Nils, dass ich etwas für ihn vorbereitet hätte. Um ihn ein wenig auf die Folter zu spannen, erwähnte ich nur, dass es etwas mit schwarzem Tee und einem Backofen zu tun habe. Er war ganz schön aufgeregt, als er abends endlich erschien. Was mich natürlich umso mehr erfreute. Doch zuerst händigte er mir sein Geburtstagsgeschenk aus: Ich erhielt den Schlüssel zu seinem Halsreif. Das war schon ein seltsames Gefühl, irgendwie. Dann wollte ich ihn nicht länger im Dunkeln lassen – und ich übergab ihm meine kleine Überraschung. Ich hatte etwas dickeres Papier mit schwarzem Tee gefärbt, im Backofen getrocknet, die Ränder schön angekokelt und dann einen Sklavenvertrag darauf gedruckt.

Seine Freude war eine Augenweide. Er hatte zwar in der Vergangenheit bereits mehrfach erklärt, dass er die Vorstellung, mein persönlicher Sklave zu werden, ganz wunderbar fände, aber dass ich ihm dies nun wirklich schwarz auf weiß unterbreitete, damit hatte er wohl nicht gerechnet ...

Mein Mann? Der schwieg. Ob er all das ahnte? Sicherlich. Aber er akzeptierte es. Er sagte kein Wort. Noch immer war ich blind, merkte nicht, was gerade passierte, dass die Vergangenheit uns mit großen Schritten einholte und dass all das, was wir beide – Mark und ich – zwischenzeitlich erreicht hatten, zusammenfiel wie ein Kartenhaus.

Kurz darauf hatte Nils zwei Wochen Urlaub und er kam bei uns vorbei. Eigentlich nur, um unseren Computer wieder fit zu machen. Das nahm einige Tage in Anspruch. In dieser Zeit merkten Nils und ich das erste Mal, wie sehr wir aneinander hingen. Als er wegen einiger privater Dinge nach Hause fahren musste, war er bereits nach zwei Tagen allerspätestens wieder bei uns. Es war wirklich schlimm. Und irgendwie war es das auch nicht. Vor allem war es kein Spiel mehr. Schon damals war es irgendwie mehr. Das merkten nicht nur Nils und ich, auch mein Mann bekam dies mit ... Und endlich, endlich kam er aus seinem Schneckenhaus hervorgekrochen. Am letzten Tag der zwei Wochen fragte er Nils und mich, wie wir uns denn wohl die Zukunft vorstellen würden.

Wir sagten daraufhin unisono, die Zukunft würde sich schon irgendwie einspielen. Nils habe ja Wechselschicht und hätte daher auf seiner Arbeit ohnehin nur Anrecht auf ein freies Wochenende im Monat. Wir gingen daher davon aus, dass es höchstens ein bis zwei Mal im Monat zu einem Treffen zwischen Nils und mir kommen würde. Einem Treffen, bei dem wir unser Spiel spielen wollten. Damit erklärte mein Mann sich einverstanden. Wieder kein Wort dagegen, kein Einspruch – nichts.

Nils war es auch, der mich zu meinem Fotoshooting begleitete. Jenes Fotoshooting, mit dem ursprünglich alles begann. Seine Begleitung empfand ich als angenehm. An diesem Tag merkte ich, wie sehr er um mich besorgt war und wie viel ich ihm wirklich bedeutete. Dieser Tag war wie ein Rausch für mich. Als es am Abend nach Hause ging und wir meiner Wohnung und damit unserem Abschied immer näher kamen, umso schlimmer wurde das Gefühl in mir. Ich kämpfte mit den Tränen, aber weinen konnte ich nicht. Als er mich dann absetzte und heimfuhr, konnte ich nicht anders: Ich nahm meinen Mann ganz fest in die Arme. Ich fühlte mich so verwirrt ...

Die nächsten Tage hielten Nils und ich beinahe täglich Kontakt. Da er seine Kulturtasche bei uns vergessen hatte, nutzte er die Gelegenheit und kam Mittwochabend wieder vorbei. Er wollte seine Tasche abholen und zugleich an unserem Filmabend teilnehmen, für den wir an alle unsere Freunde eine offene Einladung ausgesprochen hatten. Dass am Ende nur er und noch ein anderer Kumpel da waren, war so nicht beabsichtigt, doch es ließ sich nicht vermeiden. Den ganzen Abend lag ein ungeheures Prickeln in der Luft, eine Anspannung, eine Leidenschaft, die unerfüllt blieb. Er fuhr nach Hause und erst eine Woche drauf, es war das Pfingstwochenende, fuhr ich von Sonntag auf Montag zu ihm.

Eine seltsame Nacht. Es gelang mir nicht, mich richtig fallen zu lassen, außerdem hatte ich die ganze Zeit über ein schlechtes Gewissen meinem Mann gegenüber. Obwohl er es doch erlaubt hatte. Aber wie oft hatte er mir in der Vergangenheit etwas erlaubt? Und wie oft hatte ich im Anschluss trotzdem stundenlange Diskussionen mit ihm?

So war es auch diesmal. Kaum dass ich zu Hause war, begann der Disput – mit dem Ergebnis, dass wir nicht mehr miteinander sprachen. Der Kontakt zu Nils riss derweil nicht ab. Zwischen mir und meinem Mann wurde es dagegen schlimmer. Er igelte sich immer mehr ein, ich kam gar nicht mehr an ihn ran, so sehr ich es auch versuchte. Und ich versuchte es wirklich. So sehr ich auch an Nils hing, so sehr versuchte ich, die Mauer, die meinen Mann umgab, zu durchbrechen. Aber er sagte einfach nichts.

Bis vor wenigen Tagen. Es war das lange Wochenende um Fronleichnam. Donnerstagabend schauten Mark und ich uns zusammen die ersten beiden Teile der »Herr der Ringe«-Trilogie an. Während des zweiten Teils schlief er bereits ein, und das, obwohl er ihn eigentlich unbedingt zu Ende sehen wollte. Das ist etwas, weswegen ich ihn manchmal hasse. Dann tue ich mal etwas gemeinsam mit ihm – und wenn es nur Fernsehgucken ist – und er schläft dabei ein.

Am nächsten Abend kam uns Tobias, ein Freund, besuchen und wir schauten uns gemeinsam den dritten Teil der Tolkien-Trilogie an. Kurz vor Schluss des Films, als Frodo sich von seinen Freunden verabschiedet, als Samwise zu seiner Frau und seinen Kindern nach Hause geht, bekam ich den völligen Flash. Ich heulte nur noch. Plötzlich kam ich mir so fehl am Platze vor, so unendlich weit entfernt von dem, was ich mein Zuhause nenne. Ich schluchzte und weinte – und mein Mann arbeitete weiter am Notebook, an dem er schon die letzte Stunde des Films zugange war. Ich heulte Rotz und Wasser, und ihn interessierte es überhaupt nicht.

Stattdessen setzte sich Tobias neben mich und tröstete. Wir zogen uns für eine Weile in ein anderes Zimmer zurück und er fragte mich, ob das eigentlich normal sei zwischen mir und Mark. Selbst Außenstehenden bliebe nicht verborgen, dass da keine körperliche Nähe mehr vorhanden sei – selbst wenn mir etwas so nahe ging wie der Film. Ich meinte: »Ja, das ist normal.«

Daraufhin sagte er etwas, was mir zu denken gab. Er wies mich darauf hin, dass ich doch erst 27 sei, noch das ganze Leben vor mir hätte – und ob ich es wirklich in der Weise verbringen wolle, wie ich es gerade täte? Ich sollte wirklich mal mit meinem Mann reden und versuchen herauszufinden, warum er so ist und warum er keine körperliche Nähe zulässt, geschweige denn gibt. Dieses Gespräch ließ mich nicht mehr los. Ich spürte, wie energielos ich eigentlich war. Ich kam jeden Tag nach Hause und anstatt Kraft zu tanken für meinen stressigen Job, musste ich noch viel mehr Kraft aufbringen, weil niemand da war, der mich auffing.

Auch Mark schien meine Veränderung nicht zu entgehen. Bald darauf sprach er mich an. Er räumte ein, dass sein Verhalten an jenem DVD-Abend nicht in Ordnung gewesen sei. Aber er betonte, er sei eifersüchtig gewesen und hatte mir seine Liebe nicht zeigen wollen, die auf Eifersucht basierte. Ich wies ihn darauf hin, dass ich ihn vielleicht nur eifersüchtig machen wollte, um ihn aus der Reserve zu locken. Weil mir einfach keine andere Lösung mehr einfiel. Und ich sagte ihm auch, dass er sich in einem Teufelskreis befände, den nur er alleine durchbrechen könne.

Noch am gleichen Abend schrieb ich ihm einen Brief. Darin erklärte ich ihm, dass ich nicht mehr könne. Dass ich nicht mehr wüsste, wie es weitergehen solle. Ich wüsste nur, dass ich so nicht mehr würde weiterleben können. Diese Zerrissenheit, dieses Pendeln zwischen meiner unbändigen Leidenschaft, meinen gewaltigen Sehnsüchten, unserer eigentümlichen Liebe, seiner zerstörenden Eifersucht. Ich bat ihn darum, sich in Ruhe Gedanken darüber zu machen, warum er so ist, wie er ist. Und gab ihm ein letztes Mal die Chance, sich zu ändern. Dann gab ich ihm den Brief und ging ins Bett.

Mark las den Brief mehrmals und kam ins Schlafzimmer nach. Er meinte, er würde versuchen, in Ruhe über meinen Brief nachzudenken. Wir führten ein langes, intensives Gespräch, währenddessen mir einiges klarer wurde. Mark besaß verdammt wenig Selbstbewusstsein, und immense Verlustängste. Das eigentliche Problem bestand darin, dass er Angst hatte, irgendetwas falsch zu machen. Deswegen machte er lieber gar nichts. Aber das war der falsche Weg.

An diesem Abend sagte ich ihm, dass ich ihm die Zeit gebe, eine Antwort für sich zu finden. Anschließend telefonierte ich mit Nils und machte mit ihm Schluss. Ich fühlte mich überraschend froh, zumindest darüber, dass ich endlich herausgefunden hatte, warum mein Mann so war, wie er war.

Der nächste Morgen sah bereits wieder ganz anders aus. Ich bekam Nils nicht aus meinem Kopf. Ich schickte ihm eine SMS, dass ich mich ziemlich mies fühle. Er antwortete, er habe auch sehr schlecht geschlafen und ihm sei erst jetzt richtig klar, wie sehr er sich in mich verliebt hätte. Aber er würde meine Entscheidung akzeptieren. In diesem Moment wurde mir erst bewusst, was ich für Nils empfinde. Am gleichen Abend erzählte ich dies auch meinem Mann. Er erklärte: »Das habe ich schon längst bemerkt, und von da an war ich mit deiner Beziehung zu Nils nicht mehr einverstanden.«

Wieder musste ich mich fragen, warum in aller Herrgott Namen er dann nicht einfach den Mund aufgemacht und etwas gesagt hatte. Warum hatte er kein Veto eingelegt? Warum war er nicht zornig? Warum hat er nicht einfach auf den Tisch gehauen? Warum hat er mich trotzdem zu Nils fahren lassen?

Verzweifelt schickte ich Nils eine SMS und erklärte, wir sollten versuchen, keinen Kontakt mehr zu haben, sonst würde ich den Kopf nie frei bekommen. Und das wollte ich, um herauszufinden, was ich noch für meinen Mann empfinde. Nils stimmte zu.

Mein Vorsatz währte nicht lange. Keine drei Tage später traf ich mich in meiner Mittagspause mit Nils – ich wollte, ich musste mit ihm von Angesicht zu Angesicht reden und ihm in die Augen schauen, während er mir sagte, was er fühle. Wir gingen gemeinsam am See spazieren. Wir sprachen darüber, wie eine gemeinsame Zukunft aussehen könnte. Er sagte: »Es wird nicht einfach. Aber wir schaffen das schon.« Das war ein eigentümliches Gefühl. Auf dem Rückweg begegneten wir einer jungen Familie mit einem weinenden Kleinkind. Ich sagte. »So etwas steht dir dann aber auch noch bevor.«

Er lächelte nur und meinte, dass er da gar nichts gegen habe. »Ganz im Gegenteil. Irgendwann möchte ich auch so was Kleines haben.« Das Gefühl, das mich in dieser Sekunde durchströmte, war unbeschreiblich.

Als ich an diesem Tag von der Arbeit heimkehrte, warteten Mark und meine Tochter bereits auf mich. Ich nahm ihn ganz fest in den Arm. Der Rest des Abends verlief völlig normal. Wie immer. Als ob nichts zwischen uns wäre. Als ich früh ins Bett ging, um einfach ein wenig zu entspannen, kam er sogar noch einmal zu mir und gab mir einen Gutenachtkuss. In diesem Moment wurde mir klar, dass das vorherrschende Gefühl, dass ich bei diesem Kuss verspürte, nur Mitleid war.

Ich lag im Bett und spielte alle Möglichkeiten durch; wie es werden würde, wenn ich zu Nils zöge. Was mit meiner Tochter passiert. Ich dachte sogar an so banale Dinge wie unsere Küche, die unbedingt aufgeräumt werden musste, damit der Fliesenleger endlich die letzten Fliesen einfügen konnte – denn nur so konnten Mark und ich unsere Eigentumswohnung verkaufen. In diesem Augenblick wurde mir auch klar, dass ich meine Entscheidung im Grunde schon längst getroffen hatte.

Heute Morgen habe ich mit meinem Chef gesprochen. Und heute Abend werde ich es meinem Mann sagen. Wie sich die Zukunft entwickelt, weiß ich nicht. Auch wenn sie ungewiss ist, spüre ich eine neue Kraft in mir, das Beste daraus zu machen.

## »SOLLTE ICH WIEDER EINE FREUNDIN HABEN, GEHE ICH KEINE MONOGAME BEZIEHUNG EIN.«

*Tom, 29, Fotograf*

Bereits in meiner frühen Kindheit entdeckte ich meine Neigung. Ich war knapp acht oder neun Jahre alt, als ich die ersten Phantasien entwickelte. Zu dieser Zeit waren es noch sehr unbewusste Phantasien. Ich suchte mir in der Schulklasse ein Opfer aus, welches ich in meinem Kopfkino fesselte und quälte. Bereits damals waren diese Phantasien sehr heftig und es war eine schwierige Zeit, da ich diese Gedanken und Bilder in meinem Kopf niemandem anvertrauen konnte. Auch wurde mir dadurch recht bald klar, dass ich anders war, als der Rest meiner Umgebung. Gleichwohl gab es auch ganz normale sexuelle Phantasien, und meine ersten realen Erfahrungen waren dementsprechend stinknormal. Meine, ich sage jetzt mal »anderen«, Fantasien waren zwar immer noch da, teilweise auch sehr stark, aber sie auszuleben? Nein, davon war ich weit entfernt.

So sollte es auch noch eine Weile bleiben, denn es begann eine verdammt schlimme Zeit für mich. Innerhalb kürzester Zeit starben sowohl meine Mutter als auch mein Bruder. Ich hatte Probleme mit mir selbst und das alles äußerte sich in schweren Panikattacken, die teilweise bis zum Notarzt führten. Zu dieser Zeit hatte ich einen Freund, der Diplompsychologe ist. Mit diesem redete ich viel und machte eine Therapie.

Ich begann ein eigenes, vielleicht auch neues Selbstwertgefühl zu entwickeln. Ich entdeckte meine Fehler und Schwächen und lernte, damit umzugehen. Zu diesem Zeitpunkt setzte ich mich auch wieder mit jenen Neigungen auseinander, die ich hatte,

Phantasien und Träume. Ich entdeckte, neben meiner Leidenschaft für SM, einen Hang sowohl zum Exhibitionismus als auch zum Voyeurismus. Das war auch die Zeit, in der ich begann zu fotografieren.

Ich schaltete erste Anzeigen in einer regionalen Szene-Zeitschrift und suchte Models, vornehmlich aus den SM-Bereich. Ich gebe zu, am Anfang fotografierte ich, nur um nackte Frauen zu sehen. Ach so, nicht zu vergessen, natürlich hatte ich auch den Wunsch, schöne Fotos zu machen. Aber das war beiläufig, irgendwie ... Ich bin vom Sternzeichen eine typische Jungfrau, denen sagt man einen Hang zum Perfektionismus nach. Insofern war ich schon bemüht, gute Fotos zu schießen.

Über die Anzeigen lernte ich glücklicherweise Menschen kennen, die offen mit ihren Neigungen umgingen, was es leichter machte, schöne Bilder zu schießen. Allerdings zeigten sie mir auch, dass es ganz normal ist, diese SM-Neigung in sich zu tragen. Dass daran nichts Verwerfliches ist. Über das Internet stellte ich schon bald fest, wie viele Menschen es gibt, die diese Leidenschaft teilen und dass ich nicht allein damit bin. Zunehmend lernte ich selbst, meine Neigungen zu akzeptieren, dazu zu stehen und ab und zu auch die Initiative zu ergreifen.

Nach drei oder vier Jahren – ich belegte diverse Workshops und Kurse, um meine Fotografie zu verbessern – spielte ich mit dem Gedanken, wie ich beides verbinden könne: Fotografie und SM. In diesem Zusammenhang überlegte ich auch, ob ich die Bilder unter meinem eigenen Namen veröffentlichen sollte. Ich sagte mir: »Warum nicht?«

Inzwischen hatte ich kein Problem mehr damit, öffentlich zu dem zu stehen, was ich tue und was ich bin. Mittlerweile fragte ich mich auch nicht mehr, was die anderen wohl über mich denken würden. Mir wurde relativ schnell klar, dass es für mich kein Problem darstellt, wenn ich meine Neigung öffentlich mache – und das, obwohl ich damals Vizepräsident des Sportlandesverbandes und damit in Deutschland ziemlich bekannt war.

Aber trotzdem – oder gerade deshalb – beschloss ich, zu meiner Neigung öffentlich zu stehen.

Ich begann, mich in der SM-Szene zu bewegen. Ich ging auf SM-Partys und lernte Frauen und auch Pärchen kennen. Ich kam schnell an neue Praktiken, die ich eifrig ausprobierte. Damit spielte auch meine Ausrichtung keine Rolle mehr. Längst hatte ich aufgehört, mich zu fragen, was ich bin: Dominant? Sadistisch? Pervers? Ich machte einfach Dinge und lernte Praktiken, die ich mochte. Fertig. Was soll dieses Schubladendenken?

Je selbstsicherer ich in diesen SM-Techniken wurde, desto mehr änderte sich auch mein Denken und Handeln. Mittlerweile ist es so, dass SM ein fester Bestandteil meines Lebens geworden ist. SM ist auch Teil meiner Sexualität, aber nicht allein. Ich mag es auch sehr gerne, einfach nur mal gemütlichen Kuschelsex zu haben.

Ich persönlich bezeichne mich ungern als dominant. Dieses Schubladendenken hatte ich anfangs, doch legte ich es durch die SM-Partys und die Menschen, die ich dort kenne, ab. Ich sehe meine Dominanz höchstens in der Tatsache begründet, dass ich weiß, was ich will und das auch artikulieren kann.

Aber nicht nur mein eigenes Wollen ist wichtig. Ganz entscheidend ist viel Fingerspitzengefühl: Man muss ein aufmerksamer Beobachter seines Gegenübers sein. Man darf nicht nur auf sein eigenes Ego gucken, nicht nur auf sich allein fixiert sein. Ja, ich bin auch ein Egoist, aber ein Egoist mit Verstand. Ich sehe natürlich zu, dass ich meine eigene Befriedigung bekomme. Aber am besten geht es mir, wenn meine Partnerin auch Lust und Spaß an unserer Session hat.

Bei vielen Frauen, die ich über eine Anzeige kennen gelernt habe und die mir schon per SMS oder Mailkontakt geschworen haben, dass beim ersten Mal nichts passieren wird, ist gleich beim ersten Treffen eine nette Session draus geworden. Einfach weil sie merkten, dass ich offen und ehrlich bin. Anscheinend flösse ich ihnen Vertrauen ein.

Ich habe lange darüber nachgedacht, woher meine SM-Neigung resultiert. Vielleicht aus irgendwelchen negativen Erfahrungen mit Frauen? Aber das glaube ich nicht. Eine schlechte Kindheit? Die hatte ich nicht. Vielleicht gab es mal einen Klaps auf den Popo, aber den auch nur dann, wenn es durchaus gerechtfertigt war. Okay, ich bin als Junge einmal sexuell belästigt worden. Aber selbst da sehe ich keinen Bezug zur SM. Klar, negative Erfahrungen mit Frauen habe ich schon einige gemacht. Aber wer macht die nicht? Und meine Phantasien waren schon da, noch bevor ich das erste Mal sexuell mit Frauen zu tun hatte.

Ich finde keine Antwort auf die Frage. Deshalb stelle ich sie mir nicht weiter. Ich genieße einfach, dass ich das leben kann, was ich leben möchte. Wozu noch einen Kopf machen? Das habe ich viel zu lange gemacht. Jetzt sage ich mir, ich habe bisher ein wirklich geiles Leben gehabt. Sex mit vielen Frauen, Pärchen und auch Männern. Ich kann momentan nicht behaupten, dass mir etwas fehlt. Und ich möchte, dass sich auch in Zukunft nichts daran ändert.

Seit mehreren Jahren bin ich zwar Single, aber das stört nicht wirklich. Eines weiß ich jedoch genau: Sollte ich wieder eine Freundin haben, werde ich auf gar keinen Fall eine monogame Beziehung eingehen. Das muss sie akzeptieren. Wenn sie keine SM-Neigung hat, dann ist das in Ordnung, sofern ich meine Neigung mit anderen ausleben darf.

## »SEX SPIELTE NIE EINE GROSSE ROLLE FÜR MICH.«

*Icelady, 40, Arbeiterin*

Was ich heute darstelle, hat seinen Ursprung zweifellos in meiner Kindheit. Es wurde mir von klein auf anerzogen, wenn man so will. Ich musste immer die Verantwortung für andere übernehmen und alles mit mir selbst ausmachen. Ich musste stark sein, den widrigen Umständen von außen begegnen, ob ich wollte oder nicht ...

Mit fünf Jahren wurde ich über mehrere Monate von einem Paar missbraucht; als ich zwölf Jahre alt war, hat es dann noch einmal mein Onkel bei mir versucht. Das ist auch der Grund, warum Sex in meiner Teenagerzeit nie eine große Rolle für mich spielte. Meinen ersten Freund hatte ich mit 14; er sollte später auch mein Ehemann werden. Mit 16 hatte ich zum ersten Mal richtigen Sex. Es war nicht sonderlich erhebend und kam mir eigentümlich bekannt vor. Und das ist nicht positiv gemeint. Ernsthaft, dass der Sex so ernüchternd war, lag nicht an meinem Freund, dessen war ich mir sehr wohl bewusst. Ihm war dies dagegen nicht klar, er zweifelte an sich, seinen Fähigkeiten, an unserer Beziehung. Aber ich konnte ihm, wann immer er mich danach fragte, nicht erklären, warum der Sex mit ihm mich anekelte. Die Erinnerungen an jene Erlebnisse aus meiner Kindheit versuchte ich zu verdrängen, deshalb mochte ich auch nicht darüber reden.

Mit 19 heiratete ich meinen Freund schließlich. Was den Sex betraf, änderte sich zwischen uns wenig, er fand selten statt, allenfalls einmal im Monat, und auch dann erinnerte es eher an eine Zwangsübung. Weil man es halt einfach machen muss, sonst ist man ja nicht normal, irgendwie. Für mich war es völlig normal, dass wir so selten Sex hatten. Ich machte mir keinerlei Gedanken darüber. Ich kannte es ja nicht anders. Mein Freund hatte es inzwischen ebenfalls akzeptiert. Vielleicht hat er sich das eine oder andere denken können. Aber letztlich blieb ihm auch keine andere Wahl, denn in unserer Ehe war ich stets die führende, wenn man so will, die dominante Person. Obschon ich dies damals nicht so klar und deutlich hätte benennen können. Es ergab sich irgendwie von selbst. Ich bestimmte, er folgte.

So war es wohl auch zwangsläufig, dass ich mich nach vier Jahren Ehe in die SM-Richtung zu orientieren begann. Denn wenn mein Mann und ich Sex praktizierten, war ich diejenige, die entschied, wann und wie. Mein Mann traute sich nicht, die Initiative zu ergreifen. Somit ließ er es einfach mit sich geschehen. Schon eigentümlich, wie vertauscht die Rollen in diesem Augenblick waren: Als Kind war ich diejenige, die alles mit sich geschehen ließ – *lassen musste.*

Freilich konnte ich der Sache noch keinen Namen geben. SM? War mir im Grunde unbekannt. Ich war einfach dominant im Bett, ohne dass man sich da jetzt was mit Peitschen oder anderen Utensilien vorstellen sollte. Ich als Mensch entwickelte mich halt in diese Richtung. Was wohl auch daran lag, dass ich mich schon immer von außergewöhnlichen Menschen angezogen fühlte. Ich lief in schwarzen Klamotten herum, ohne mich der Gothic-Szene zugehörig zu fühlen. Ja, sogar mein Mann lernte mich so kennen und trug mein Erscheinungsbild stets ohne Murren mit. Und so lernte ich irgendwann auch Leute aus der SM-Szene kennen. Sie waren mir sympathisch und alles Weitere geschah von selbst ...

Ich hatte Ziele, Wünsche, Träume, die ich umzusetzen gedachte. Doch weil sie alle wenig mit meinem Privatleben und mit Sex zu tun hatten, führte es dazu, dass ich mich irgendwann zum Workaholic entwickelte. Ich bin nun mal ein sehr zielstrebiger

Mensch mit großer Durchsetzungskraft und einem eisernen Willen. Ich arbeitete 16 bis 17 Stunden am Tag; ich hatte einen Job in einer Firma und war nebenbei noch selbstständig.

Nebenher begann ich vor knapp sechs Jahren mit dem Chatten. Mir fiel dabei nicht auf, dass es von Anfang an die Fetisch-Räume waren, die ich aufsuchte. So war mir auch die Richtung noch nicht wirklich klar, in die es gehen sollte. Ich tat es einfach, ohne groß darüber nachzudenken.

In dieser Zeit unterhielt ich mich sehr viel sowohl mit devoten als auch mit dominanten Menschen. Es ging dabei weniger um Neigung oder Lust, mehr um des Verstehens willen. Was trieb die Leute an? Was waren die Beweggründe für ihre Neigungen? Wie lebten sie ihre Leidenschaften? Wie gingen sie damit um?

Insbesondere die Erzählungen der Menschen mit devoter Neigung machten mich sehr skeptisch. Es erschien mir alles ziemlich suspekt, was sie mir erzählten. Devotion kam für mich, die ihr Leben lang immer stark sein musste, einfach nicht in Frage. Wer wusste besser als ich, wie man sich fühlte, wenn man ausgeliefert und hilflos ist? Nein, undenkbar, wie konnte man sich so gehen lassen? Sich so ausliefern? Unverständlich. Ich wusste wirklich nicht, was ich mit all diesen Erfahrungen und Schilderungen anfangen musste, vor allem, was sie mir geben sollten. Ich war voller Selbstzweifel.

Mir blieb keine andere Wahl; um herauszufinden, *was* ich bin, musste ich selbst Erfahrungen sammeln. Vorerst nur beim Cybersex, anonym, sicher und geschützt – und ausschließlich auf dominanter Seite. Was anderes kam nicht in Frage.

Eines Tages lernte ich im Chat einen Mann kennen, der in meiner Gegend wohnte. Auch er stand auf der devoten Seite. Ich weiß nicht, was mich an ihm reizte, aber er überredete mich und wir trafen uns heimlich. Jetzt war offenbar der Zeitpunkt gekommen, um dies im realen Spiel auszuprobieren. Ich *musste* wissen, was das ist. Das ist jetzt rund fünf Jahre her.

Und von dem Tag an hatte das Kind einen Namen. Der Mann, den ich im Chat kennen gelernt hatte, war allerdings nicht der Richtige für mich. Die Vorstellungen, die ich von der Dominanz hatte, wichen einfach zu stark von seinen Wünschen ab. Ich will nicht behaupten, dass meine Vorstellungen, die ich von der Dominanz hatte, zu sehr von der Realität abwichen – dazu hatte ich bislang viel zu wenig Erfahrung gesammelt.

Ich machte mir daher sehr viele Gedanken und erzählte schließlich auch meinem Mann von meiner »außerehelichen« Erfahrung. Er ging überraschenderweise recht locker damit um. Man muss bedenken: Wir hatten die vielen Jahre, die wir uns nun schon kannten, nur selten Sex, nicht wirklich richtig, nicht wirklich schön. Und da probiere ich etwas Neues aus – und ausgerechnet mit einem anderen Mann, nicht mit meinem Mann. Ich hätte verstanden, wenn er wütend reagiert hätte. Tat er aber nicht, erstaunlicherweise.

Er blieb auch ruhig, als ich begann, regelmäßig auf SM-Partys zu gehen. Mein Mann begleitete mich sogar, obwohl er selbst mit dem Thema SM nichts anzufangen wusste. Er wartete oben auf mich, während ich im Keller mit anderen Männern spielte. Aber wir sprachen viel über meine Erfahrungen, die ich auf den Partys machte. Nichts davon schien ein Problem für ihn zu sein. Vielleicht spürte er einfach, dass ich auf dem Weg der Besserung war und begann, mich glücklich zu fühlen. Vielleicht schöpfte er Hoffnung, für sich, unsere Beziehung und unser Sexleben ...

Dann, auf dem Höhepunkt meiner beruflichen Karriere, ereilte mich der absolute Rückschlag. Alles, was ich mir aufgebaut hatte, wurde in einer einzigen Nacht zerstört. Das Geschäft, das ich mir eingerichtet hatte, stand völlig unter Wasser und ich war nicht versichert. All das geschah ausgerechnet in der Adventszeit, einer Zeit, in der bekanntlich viele Spendensammler herumgehen. Sie riefen auch mich an: »Wollen Sie für missbrauchte Kinder spenden?«

Ich, die ohnehin schon am Boden zerstört war, wurde jählings in die Vergangenheit katapultiert. Da tauchten die Erinnerungen an meine eigene Kindheit plötzlich wieder auf und brachen wie ein Schwall über mich herein. Ich erlebte einen Nervenzusammenbruch, dem eine Zwangseinweisung in die geschlossene Anstalt folgte.

In der darauf folgenden Psychotherapie spielte ich von Anfang an mit offenen Karten. Ich erzählte den Therapeuten von meinem Hang zur SM, auch zur Dominanz, und sie versuchten, die Therapie darauf abzustimmen. Aber man merkte: Sie hatten eigentlich gar keine Ahnung davon. Was dazu führte, dass die Therapeuten sich die Frage stellten, ob ich überhaupt therapierbar sei.

Wir sprachen viel darüber, was ich empfinde, wenn ich SM auslebe. Für mich bedeutet es: mit jemandem zu spielen, ihn zu respektieren und vor allem die Verantwortung für ihn zu tragen. Da kommt wieder meine Persönlichkeit zum Vorschein, die toughe Frau – das Starksein. Nur mit dem feinen Unterschied, dass ich es nicht mehr *musste*, sondern *wollte*. SM ist für mich gleichbedeutend mit dem Kick der Verantwortung. Wer von mir nicht respektiert wird, mit dem kann ich nicht spielen.

Die Ärzte verstanden das irgendwie falsch. Im Umkehrschluss schien es nämlich für sie zu bedeuten, wer von mir nicht respektiert wird, bekommt kein Spiel, sondern die Realität zu spüren ... Mein dominantes Verhalten war Grund für sie zu ergründen, ob ich für jemanden gefährlich werden würde. Auch wenn schon recht bald klar war, dass da eigentlich keine Verbindung bestand, versuchten sie alles, um mich von meiner Neigung abzubringen. Sie piesackten mich regelrecht, wahrscheinlich um mich zu provozieren – aber ich verlor nie die Fassung, wurde nie aggressiv, ordnete mich auch nie unter.

Da begannen die Therapeuten meine Neigungen zu akzeptieren. Sie sagten mir, dass ich lernen müsse, diese Seiten an mir anzunehmen und für mich selbst zu akzeptieren. Aber das ginge erst wieder, wenn ich draußen sei, so der Rat der Therapeuten.

Nachdem ich entlassen worden war, begannen die Schwierigkeiten in meiner Ehe. Ich versuchte, das SM-Spiel in die Ehe einzubauen. Mir war klar, dass ich nicht mehr ohne konnte, denn im Grunde hatte ich diese Neigung längst angenommen und akzeptiert – das hatten die Ärzte völlig übersehen.

Doch mein Mann konnte nach wie vor mit dem Thema SM überhaupt nichts anfangen, obwohl er nicht selten bei meinen Therapiesitzungen anwesend war und genau wusste, worum es bei mir ging. Ihm war das Thema absolut fremd, was vielleicht auch daran gelegen haben mag, dass er sehr konservativ und behütet aufgewachsen ist. Aber meinen Mann betrügen hätte ich auch nicht gewollt – und ein Besuch in einem Club oder auf einer Party kam einem Betrug gleich.

Mein Mann riet mir daher, dass ich mir doch jemanden suchen solle, mit dem ich meine SM-Neigung fortan auslebe, parallel zu unserer Ehe. Ein freimütiger Vorschlag von ihm, der – je mehr ich darüber nachdachte – umso einleuchtender war. Es war doch nur ein Spiel, deswegen schien keinerlei Gefahr für unsere Ehe davon auszugehen.

Daraufhin habe ich mir tatsächlich jemanden gesucht und auch gefunden. Allerdings lebte ich die Spiele nur so aus, dass mein Mann möglichst wenig davon mitbekam. Wir spielten in Hotels und immer nur dann, wenn mein Mann unterwegs war. War mein Mann zu Hause, war ich auch zu Hause. Aber ich spielte nie bei mir zu Hause, das kam nicht in Frage. Unsere Wohnung gehörte meinem Mann und mir – da sollte und durfte nichts und niemand einbrechen.

Vielleicht war das ein Fehler, dieses bewusste Ausschließen meines Mannes. Denn eigentlich hatte ich zu meinem SM-Partner ein Verhältnis, wie man es zu einem guten Freund hat – anfangs. Doch mit der Zeit entwickelte sich mehr daraus. Gefühle, die ich zuvor noch nie verspürt hatte. Und sie waren nicht einseitig. Auch mein SM-Partner hätte sich damals gerne häufiger mit mir getroffen, aber das konnte ich mit meinem Gewissen nicht vereinbaren. Meinem Mann wollte ich diese Spiele nicht öfter als zwei oder drei Mal im Monat zumuten. Das war die eine Seite. Die andere war: Ich empfand für meinen Sub so viel Liebe wie ich noch nie zu einem Menschen vorher gefühlt hatte – auch nicht zu meinem Mann. Selbst als Kind hatte ich nie Gefühle zeigen können.

Ausgerechnet jetzt war es bei diesem Mann erstmals möglich – und noch viel mehr: Dieser Sub war der Erste und Einzige, bei dem SM *und* Sex gemeinsam passierten. Ich gebe zu: Ich habe in jener Zeit auch gelegentlich mit anderen devoten Männern gespielt, aber immer ohne Sex. Sex war und ist heute noch für mich tabu.

Ich sprach mit meinem Mann über die Erfahrung mit dem Sub. Lange und intensiv. Zum ersten Mal war er enttäuscht. Ich glaube, in jenem Moment gab er auch die Hoffnung auf, dass zwischen uns beiden noch mehr geschehen könnte, als bisher.

Ich traf die Entscheidung, mich von meinem Mann zu trennen und fortan *mein* Leben als dominante Frau zu leben. Doch ich wollte nicht einfach nur so als dominante Frau leben. Dominante Frauen werden nämlich einfach nur benutzt. Es klingt absurd, aber es entspricht der Wahrheit: Dominante Frauen haben keinen eigenen Willen. Der Sub kommt zu ihnen und stellt seine Forderungen: »Darauf stehe ich, das gefällt mir ... Mach mal so mit mir, tu mir jenes an!«

Nach den Gefühlen der Domina fragt keiner. Als dominante Frau wird man von Anfang an als Professionelle behandelt und auch auf dieses Bild reduziert. Die Männer stellen ihre Erwartungen und glauben, dass jede Domse auf jeden Sub passt. Und vor allem jede Domse gleich ist. Sie hat so und so zu sein und bloß nicht anders.

Ich lebe eine völlig andere Art der Dominanz, anders als die meisten darunter verstehen. Dominanz hat für mich sehr viel mit Ausdruck von Gefühlen zu tun. Ich kann in der Dominanz Gefühle zeigen, die ich mein Leben lang nicht ausdrücken konnte. Mein Spiel geht über den Kopf, ich dringe in die Psyche meines Gegenübers ein. Der körperliche Schmerz ist dabei völlig uninteressant. Es ist ähnlich einer Hypnose. Ich achte darauf, wie sein Körper reagiert und darauf stimme ich mein Spiel ab. So weiß ich, wann er bereit ist und ich ihn schlagen kann, ohne dass er Angst oder Schmerz empfindet.

Die für mich befriedigendste Art zu spielen ist, wenn mein Gegenüber überhaupt nichts mit SM zu tun hat, überhaupt keine Erwartungen hat oder er sogar vorgibt, dominant zu sein. Das reizt mich. Devote oder gar masochistische Subs reizen mich dagegen gar nicht. Sie fordern nicht mein Können. Ich brauche die Herausforderung, muss meine Kräfte messen können. Ich beweise mir selbst damit, dass ich stärker bin als andere. Ich habe schon Situationen erlebt, in denen ich mein Gegenüber so weit getrieben hatte, dass ich ihn hätte töten können, während er mir dabei noch ins Gesicht gelacht hätte. In solchen Momenten war ich froh, ein verantwortungsbewusster Mensch zu sein.

Es ist schade, dass SM so oft als etwas Krankhaftes und Brutales dargestellt wird. SM ist nicht brutal. Wenn jemand bespielt wird und der andere versteht sein Handwerk, dann ist SM eine Streicheleinheit, eine Liebkosung. Aber für die meisten Menschen ist SM nur ein Alibi. Und weil es ein Alibi ist, stellen Sklaven ihre Forderungen. Wenn jemand ein Lecksklave sein will, dann kann er auch in den Puff gehen. Ich lasse mich zum Beispiel grundsätzlich nicht anfassen, während ich jemanden dominiere. Das erscheint für viele schon unnormal, dass eine dominante Frau so etwas nicht will. Völlig albern find ich zum Beispiel auch die Aussage: »Leck mir die Stiefel.« Ich mag es nicht, wenn jemand vor mir kniet, weil ich es will. Es sei denn, er tut es von sich aus. Dann hat es etwas mit Achtung zu tun. Aber jemandem zu sagen: »Knie nieder!«, das zeigt ihm, dass er wertlos ist. Und kein Mensch ist wertlos. Dominanz und Devotheit haben viel mit Stolz und Würde zu tun. Beide Seiten müssen Stolz und Würde besitzen und diese auch behalten – und respektieren.

Wer mich als Mensch nicht schätzen und respektieren kann, der hat es nicht verdient, meine Art der SM kennen zu lernen. Menschen, die mich nicht respektieren können, von denen lasse ich die Finger, denn sie könnten mich zum Absturz bringen. Und bei einem Absturz auf der dominanten Seite hat man ein massives Problem. Man steht nämlich plötzlich alleine da.

Nach meinem ersten Absturz, den ich auf der dominanten Seite erlebte, nahm ich mir fast das Leben. Der Sub bekam davon nichts mit. Ich brachte mein Spiel zu Ende und ließ meine Empfindungen erst heraus, nachdem der Sub gegangen war. Bei Partnern ist das anders. Echte Partner spüren das, und können sich gegenseitig helfen. In einer solchen Partnerschaft kann man viel, viel mehr erleben als in einer schlichten Spielbeziehung. Aber eine solche Partnerschaft kriegt man nur mit dem richtigen Partner hin und diesen muss man erst mal finden. Ich glaubte, ihn gefunden zu haben, damals, als ich mich von meinem Mann trennte. Aber die Beziehung mit dem Sub funktionierte eine Weile, dann ging sie schief. Denn es ist so: In einer SM-Beziehung setzen plötzlich ganz andere Mechanismen ein – von wegen Vorführung oder Auslieferung. Wenn man diesen einen richtigen Menschen gefunden hat, wird man den nicht teilen wollen. Weder aus reinem Vergnügen noch weil es zu dem Spiel gehört. Man wird nicht teilen. Beide werden es nicht wollen. Und verleihen schon gar nicht, denn man hält es mit der Achtung sehr genau. Ich füge keinem Menschen zu, was ich nicht selber will. Da kann der Partner noch so tolerant sein.

Ich denke, diese Einstellung ist wichtig. Ich habe daraus immer meine Konsequenzen gezogen. Muss ich auch. Denn sonst bin ich nur ein Spieler und im Grunde ein Schwein. Man kann nun mal nicht mehrere Menschen gleichzeitig lieben. Man kann nur einen lieben. Die anderen hat man lieb.

Vielleicht bin ich deswegen immer noch auf der Suche nach dem einen wirklich passenden Gegenstück, mit dem ich alles habe. Dann brauche ich nichts anderes mehr und muss niemandem mehr beweisen, wie dominant ich bin. Mein Partner, der wirklich echte richtige, der wird es schon merken, dem brauche ich nichts zu beweisen.

## »DA KOCHTE EINE MISCHUNG AUS SEX, VERBOTEN UND BESTRAFUNGEN HOCH.«

*Renate, 41*

Bei uns zu Hause wurde früher nie über Sex gesprochen. Damals war mir das gar nicht so bewusst. Was man nicht kennt, das vermisst man nicht. Diese Asexualität war daher Normalität und für mich kein Grund zur Besorgnis. Aus heutiger Sicht allerdings weiß ich, meine Familie war unglaublich prüde und spießig und manchmal muss ich mich fragen, wie es überhaupt möglich war, dass ich auf der Welt kam ... Doch wie auch immer es geschah, gerade die Angst meiner Familie, sich mit der Sexualität offen auseinander zu setzen – zumindest glaube ich, dass es Angst war, danach gefragt habe ich nie –, ist wohl der Grund, weswegen ich heute so funktioniere wie ich funktioniere.

Ich erinnere mich noch gut an eine Situation vor 30 Jahren, zu Beginn der Pubertät, also jene Zeit, als bei mir und meinen gleichaltrigen Schulfreundinnen die ersten Veränderungen des Körpers einsetzten. Bei meinen Freundinnen bin ich mir nicht sicher, – obwohl ich es rückblickend bei ihnen ähnlich einschätzen würde, denn unsere Eltern waren miteinander befreundet – aber ich für meinen Teil hatte keine Aufklärung erfahren. Was nicht heißen soll, dass wir gar nichts von unserer erwachenden Sexualität mitbekamen. Nur weil wir Mädels nichts darüber wussten, heißt das nicht, dass andere Kinder und Jugendlichen uns nicht damit konfrontierten. Es waren die üblichen Spielereien unter Kindern, erste Berührungen hier, vulgäre Bemerkungen dort. »Zeig mir mal deine Fotze«, sagte einer der anderen Jungen. Ein Satz, der aus unerfindlichen Gründen bei mir hängen blieb. Als ich ihn eines Abends gegenüber meiner jüngeren Schwester fallen ließ, als sie nackt im Badezimmer stand, und meine Eltern daneben standen, war deren Reaktion irgendetwas zwischen ungläubigem Staunen und entsetzter Verwirrung. Sie wussten nicht, wie sie auf diese Bemerkung reagieren sollten und taten schließlich das Einzige, was ihnen einfiel: Mein Vater packte mich abrupt, warf mich übers Knie und versetzte mir einen gepfefferten Schlag auf den Po. Dass ich den nicht als angenehm empfand, liegt auf der Hand. Im Gegenteil, ich schämte mich, war gedemütigt, fühlte mich schmutzig. Ein ekelhaftes Gefühl.

Aber irgendwie blieb dieses Gefühl, das ich bei dem Schlag empfand, bei mir hängen, ebenso wie die anderen Ermahnungen, die ich in den Monaten danach noch zu hören bekam, wann immer es um Jungs oder Sex ging. Meine Eltern waren nicht gerade gnädig mit meiner Schwester und mir; ihre mahnenden Worte, ihre strafenden Blicke, ihre harten Hände blieben in meiner Erinnerung. Doch weshalb? Weil Sexualität in mir erwachte und ich das Gefühl hatte, dass es gar nicht so schlimm war, wie es meine Eltern vorgaben? Weil ich die Strafe irgendwann provozierte? Weil es mir egal war, weil ich lieber die Schimpftiraden meiner Eltern ertrug, als auf die Spielereien mit den Klassenkameraden zu verzichten?

Da kochte eine eigentümliche Mixtur in mir hoch, eine Mischung aus Sex, Verboten und Bestrafungen. Das nahm ich damals freilich noch nicht wahr, damals war alles nur verwirrend, eigentümlich, aufregend, spannend, geheimnisvoll. Irgendwann gaben meine Eltern ihre Ermahnungen auf, aus dem Kind wurde ein Teenager, ich wurde langsam erwachsen, verlor mit 17 meine Unschuld und genoss die Jungs und den Sex, wenn ich sie hatte. Wenn ich sie nicht hatte, war es auch nicht weiter schlimm.

Aber heute weiß ich zumindest, woher meine Neigungen kommen. Damit bin ich, glaube ich, vielen anderen aus der Szene weit voraus. Wenn ich auch zugeben muss, dass ich mit der Szene auch nicht viel zu tun habe. Ich bin kein Typ für Partys oder Clubs, stehe mehr darauf, meine Spiele – so sie es denn überhaupt sind – im vertrauten Ambiente, daheim, mit meinem Mann auszuleben. Erstens geht es die anderen nichts an, was ich so mache – da kommt dann wohl wieder meine Erziehung bei mir durch –, zweitens könnten die anderen eh nicht dazu beitragen.

Doch der Reihe nach. Es war einige Jahre nach meinem ersten Geschlechtsverkehr, als ich einen Mann kennen lernte, der mir, während wir miteinander schliefen, einen Klaps auf den Allerwertesten gab. Damit wir uns richtig verstehen: Es war nicht einer dieser Schläge auf den Po, die man neckischerweise beim Vorbeigehen erhält und auch kein zärtlicher Klaps, den man seinem Sexpartner danach kumpelhaft verabreicht, nach dem Motto: »Das hast du aber gut gemacht.«

Nein, es war ein richtig heftiger Schlag, den er mir auf den Hintern knallte, während er mich in der Hündchenstellung von hinten nahm – im ersten Augenblick war ich völlig überrascht über das scharfe, schnelle Klatschen, das in meinen Ohren sirrend nachhallte. Mein Puls raste, ja, ich gebe es zu, ich war auf einmal sehr erregt. Gleichzeitig war ich aber auch abgrundtief verwirrt: Einerseits war da die Erregung, die ich nach diesem Schlag auf den Po empfand – ich meine, einen Schlag auf den Po kannte ich eigentlich nur als Strafe. Und eine Strafe durfte nicht angenehm sein. Daher fühlte ich mich in diesem Augenblick sehr beschämt über die Gefühlsanwandlung. Andererseits war ich gedemütigt, so wie ich mich früher als Kind jedes Mal gefühlt hatte, wenn ich eine Strafe ertragen musste, weil ich an etwas Spaß empfunden hatte, woran man keinen Spaß haben sollte.

Beinahe zwangsläufig wurde ich daher wütend. Warum hatte mein Körper mich verraten? Und wie kam dieser Kerl dazu, mich zu schlagen? Woher nahm er die Freiheit? Ich war nicht mehr in der Lage, diesen Ansturm der Emotionen zu bewältigen. Heute kann ich nur darüber lachen. Es war nur ein Schlag, noch nicht einmal sonderlich fest. Dass es noch fester geht, habe ich viele Monate später erfahren, kein Vergleich zu diesem ersten Klaps. Aber seinerzeit führte ich mich auf, als hätte dieser Mann mich übelst bestraft, und deshalb verlief die Beziehung, die wir gerade eingegangen waren, im Sande. Wir sahen uns nicht mehr wieder.

Anderthalb Jahre später lernte ich ein paar Männer kennen, mit einigen ging ich aus, mit zweien hatte ich sogar Sex. Dann lernte ich Rudolf kennen und unsere Partnerschaft schickte sich ganz besonders gut an. Wir machten bereits einige Zukunftspläne, redeten zwar nicht vom Heiraten, aber eine gemeinsame Wohnung war im Gespräch – bis zu jener Nacht, in der Rudolf mir während des Sex' den Arsch versohlte. Es gab eigentlich keinen echten Grund dafür, dass er damit begann. Oder vielleicht doch? Lag es vielleicht daran, dass ich auf ihm saß, er zwischen meinen Schenkeln eingeklemmt? Ich ritt ihn und war damit in einer überlegenen Position. Vielleicht musste er es einfach tun, um die wahren Verhältnisse klarzustellen, jedenfalls spürte ich plötzlich seine Handflächen auf meinen Hintern klatschen. Er schlug beinahe in einem eingängigen Rhythmus zu. Diesmal waren es keine Klapse, sondern wirklich Schläge, die laut und eindringlich durch das Zimmer hallten. Wann immer ich ihn tief in mir aufnahm, entgegnete er mein Drängen mit einem Schlag. Irgendwann begann meine Haut unter seinen Handflächen zu brennen. Doch wieder erregte es mich ungemein. Es brachte mich zu einem ungeahnten Höhepunkt, der mich zum Weinen brachte. Denn die Ironie der Ereignisse war einfach nicht zu übersehen: Ich saß zwar auf ihm und war über allem erhaben, trotzdem war ich diszipliniert worden.

Meine Tränen versetzten Rudolf in Panik. Ob er etwas falsch gemacht habe, fragte er mich.

Was sollte ich darauf antworten? Natürlich hatte er was falsch gemacht. Er hatte irgendeinen Punkt in meiner Vergangenheit berührt. Ich schämte mich. Und irgendwie hatte er alles richtig gemacht. Es war so wunderschön. Später sprachen wir drüber und ich sagte ihm, dass seine Schläge mich verwirrt hätten. Er sagte mir, er wüsste nicht, warum er mich geschlagen hätte. Es wäre ihn einfach so überkommen, er war der Überzeugung, in diesem Augenblick das Richtige getan zu haben. Außerdem hätte er gemerkt, wie sehr mich seine Schläge in Ekstase versetzten, wie heiß und feucht ich wurde. »Also habe ich einfach nicht aufgehört«, sagte er. «Du hast mir kein Zeichen gegeben, dass es dir missfallen würde.«

Warum eigentlich nicht? Diese Frage stellte ich mir in den nächsten Stunden wiederholt, während seine Schläge auf meinem Po heiß brannten und sich feuerrot abzeichneten. Wieso hatte ich ihm nicht gesagt, dass es mir nicht gefallen würde? Dass es mich an meine Kindheit erinnere, dass es wie eine Strafe sei, die ich für etwas Verruchtes und Verbotenes bekäme, und dass diese Strafe aber, das mache die Angelegenheit so prekär, mir gefallen würde. Erneut schämte ich mich dafür und wollte nichts lieber, als die Angelegenheit vergessen. In diesem Augenblick war ich wohl wie meine Eltern; die Sache war mir unangenehm und peinlich und beschämte mich und lieber lief ich davon, anstatt mich damit auseinander zu setzen. Ich sprach mit Rudolf nicht mehr darüber und er ließ sich nicht dazu hinreißen, mir noch einmal auf den Po zu schlagen.

Aber es gelang mir auch nicht, es aus meinem Kopf zu verdrängen. Wenn ich heute darüber nachdenke, überrascht es mich nicht. Aber damals trug es immer mehr zu meiner Verzweiflung bei. Wenn ich wieder mit Rudolf schlief, dachte ich daran, wie es war, als seine Hand auf meinen Po klatschte. Beinahe wünschte ich mir, dass er es wieder tun würde, während ich gleichzeitig wusste, er würde es nicht tun, so sehr hatte ihn meine Reaktion beim ersten Mal verwirrt. Selbst wenn ich onanierte, landeten meine Phantasien früher oder später bei den Schlägen; sie erregten mich und immer wieder spielte ich die Szene im Geiste durch. Die Scham- und Schuldgefühle, die mich nach meinem

Orgasmus heimsuchten, machten die Angelegenheit nicht einfacher.

Ich musste mich ernsthaft fragen, was los war mit mir. War irgendetwas nicht in Ordnung? Was lief falsch? Warum reagierte ich so auf diese Schläge? Warum weckten sie die Scham in mir, während sie mich gleichzeitig so erregten? Diese sexuellen Reaktionen widerstrebten mir. Vielleicht war es tatsächlich meine Erziehung? Waren es die Ermahnungen und Strafen meiner Eltern, die wieder in mein Bewusstsein drängten, obwohl ich der Ansicht war, sie längst bekämpft zu haben? Ich bemühte mich fortan, all diese Empfindungen zu begraben, ganz tief in mir, wo kein Mann mehr drankam und sie berühren würde. Es war ein harter Kampf, aber ich glaubte, ihn gewonnen zu haben.

Anderthalb Jahre später lernte ich Richard kennen. Richard war sieben Jahre älter als ich und nach einer beinahe zwölfjährigen Ehe vor einem halben Jahr geschieden worden. Er war, wie er sagte, wieder bereit für das »normale Leben« draußen – und stieß ausgerechnet auf mich. Wir liefen uns in einem Kölner Kneipe am Ring über den Weg, beinahe wie in der Fernsehwerbung, richtig klischeehaft. Er sprach mich an. Er war mir sympathisch, daher erlaubte ich ihm, sich zu mir zu setzen. Wir quatschten den ganzen Abend und merkten dabei nicht, wie die Zeit verging. Bevor wir uns versahen, waren wir die Letzten in der Cocktailbar. Richard verstand es, seinen Worten eine Leichtigkeit zu verleihen, beschwingt und getragen von Witz und Esprit, nie anmaßend, nie aufdringlich. Ich kann nicht behaupten, dass ich mich an jenem Abend in ihn verliebte, aber etwas war da auf jeden Fall, das mich magisch anzog.

Meinen Eltern würde er gefallen, dachte ich bei unserem zweiten Treffen, der typische Schwiegersohn. Wir paßten in vielerlei Hinsicht zusammen. Wir beide wollten Ehe und Kinder. Wir beide interessieren uns für Badminton, Jazz- und Salsa-Musik, Theater, italienische Küche und ausländische Filme, aber nicht jene Hollywood-Blockbuster, sondern Streifen, die ein bisschen mehr Tiefgang besitzen.

Wir telefonierten regelmäßig, gingen häufig gemeinsam Essen, stellten den anderen dem eigenen Freundeskreisen vor – meine Freundinnen waren begeistert und brachten unverhohlen ihren Neid zum Ausdruck. Er sandte mir Blumen ins Büro – 31 Rosen –, als wir uns einen Monat kannten. Alles lief sehr entspannt, ohne Eile und Druck, selbst Sex spielte nicht wirklich eine Rolle in dieser Zeit. Keiner verlangte vom anderen, dass es bald zu geschehen hätte, wir wussten nur, irgendwann würde es passieren und dann wäre es der richtige Augenblick.

Und so war es dann auch. Eines Abends landeten wir bei mir daheim und der Sex war wie aus dem Bilderbuch. Er spielte mit meinem Körper, streichelte mich, berührte mich, ich spürte seine Hände überall und nirgends, die Lippen, die mich küssten, die Zunge, die mich erforschte, der Atem, der mir eine Gänsehaut verursachte. Seine Zunge spielte mit meiner Vagina und er brachte mich auf diesem Wege zum Höhepunkt, was wunderschön war. Er war ein Meister der oralen Kunst, ungelogen, und auch wenn ich selbst nur kurz an seinem Schwanz herumlutschte, kurze Zeit später fanden sich seine Lippen erneut auf meiner Scheide und ein weiterer Höhepunkt jagte über mich hinweg. Wir schliefen miteinander, anfangs in der Missionarsstellung, dann ich oben auf ihm, dann er hinter mir. Der Sex war gut, sehr gut und zu keinem Zeitpunkt mit einem Gefühl der Panik für mich verbunden.

Ich ließ mich fallen. Richard war der erste Mann, bei dem ich mich richtig gehen lassen konnte – und damit ist erst mal nicht der Sex gemeint. Der kam später!

Wie er mich dazu brachte, weiß ich nicht, aber es passierte: Ich öffnete mich, wir stießen bei unseren Gesprächen an Punkte, die ich bisher nicht zu berühren gewagt hatte – und trotzdem blieb mir die Privatsphäre erhalten. Es fällt mir schwer, das zu beschreiben. Gefühle zu erklären, ist eine haarige Angelegenheit. Das kann sehr schnell lächerlich werden. Man kann am Thema vorbeireden. Man sollte es vielleicht bleiben lassen, und einfach nur die Leidenschaft, die man empfindet, genießen.

Nach einem knappen halben Jahr machte Richard mir einen Heiratsantrag und ich willigte ein. Natürlich tat ich das, alles andere wäre eine große Dummheit gewesen. Obwohl ich wusste, dass noch so viele Seiten unentdeckt waren, war ich mir auch sicher, Richard war mein Traummann. Einige meiner Freundinnen meinten: »Du kennst ihn doch erst sechs Monate, du kannst ihn doch jetzt noch nicht heiraten!« Dabei waren sie selbst scharf auf ihn und hätten ihn am liebsten vom Fleck weg geheiratet. Pah, wenn sie gewusst hätten!

Oder sie warnten: »Mann, Renate, das gibt ein böses Erwachen.« Solche Dinge eben, die Freunde immer sagen, wenn man eine Entscheidung getroffen hat, die den Rest des Lebens verändern wird. Aber das alles bereitete mir gar keine Sorgen. Böses Erwachen? Nein, das würde es nicht geben. Ja, wir hatten noch so vieles, was sich uns in Zukunft offenbaren würde. Aber es würde kein böses Erwachen geben. Wieder so ein Gefühl, das man nicht beschreiben kann. Frauen sind für solche Dinge eben empfänglicher; entweder sie wissen es oder sie wissen es nicht. Ich wusste, mit Richard würde ich alles teilen können, ohne wenn und aber.

Kurz nachdem er mir den Heiratsantrag gemacht hatte, versohlte er mir zum ersten Mal den Hintern. Ich brauchte mir nichts vormachen, insgeheim hatte ich ja schon darauf gewartet, es herbeigesehnt, weil ich gespürt hatte, dass Richard der Mann ist, mit dem ich die Schatten meiner Vergangenheit verdrängen konnte. Ich glaube auch, Richard hatte eine Ahnung davon, was mir in jenem Augenblick durch den Kopf ging. Er sorgte kurzerhand dafür, dass ich es vergaß. Meine Möse war trocken, doch er drang in mich ein. Ich schrie natürlich auf, weil es weh tat. Das war wie eine Vergewaltigung. Aber gleichzeitig hielt ich ihn nicht davon ab. Wahrscheinlich war ich der Auffassung, meine Scham damit endgültig niederzukämpfen – wozu Scham empfinden, wenn man nicht verantwortlich ist für das, was mit einem getan wird? Ich wollte es ja nicht. Ich empfand keine Lust dabei. Eigentlich war es eine Vergewaltigung. Eigentlich. Eigentlich wollte ich es sehr wohl. Ich wollte mit diesem Gefühl spielen. Möglicherweise wusste Richard das.

Noch in der gleichen Nacht nahm er mich ein zweites Mal, rutschte einfach über mich drüber, drang in mich ein, obwohl ich gerade erwacht, noch im Halbschlaf lag und nicht feucht war. Meine Scheide pochte unter seinem harten Schwanz und ich stöhnte auf – vor Schmerz. Doch Richard sagte nichts, im Gegenteil, er drehte mich in die Hündchenposition, schob sein steifes Glied erneut in mich hinein und während er mich penetrierte, klatschte eine seiner Hände auf meine Arschbacken.

Natürlich erregte mich das. Ich wurde feucht, richtig feucht, drängte meine Hüfte ihm entgegen, bat förmlich darum, dass er mich weiter vögelte und gleichzeitig meinen Po malträtierte. Irgendwann kam ich und es war eine wahnsinnige Eruption.

Anschließend hielt Richard mich im Arm, ließ meine Erregung abklingen, während er mich streichelte, die Haut sanft berührte, die er kurz zuvor noch geschlagen hatte. So schliefen wir wieder ein und ich schlief sehr unruhig.

Ich verließ erst das Bett, als er selbst zur Arbeit gefahren war. Ich fühlte mich übel, meldete mich krank und stand eine geschlagene Stunde unter der Dusche. Im Spiegel sah ich die Zeichen seiner Schläge – rote Haut. Sie schmerzte nicht, war nicht mit Wundmalen übersät oder, noch schlimmer, mit Verletzungen. Beinahe sah es aus, als hätte jemand meine Haut bemalt. Ich weiß nicht, ob ich in jenen Minuten den Wunsch verspürte, dieses Rot auf meinem Po abwaschen zu können. Natürlich klappte das nicht. Die Haut blieb rot. Beinahe war sie wie tätowiert. Das Zeichen von Richard und, dass ich ihm gehörte.

Als ich gerade die Dusche verließ, rief er mich an. Er fragte, wie es mir gehe, schickte mir kurz darauf Blumen, rief mich noch ein paar Mal an, abends brachte er mir Pralinen mit und endlich wollte ich mit ihm über das reden, was passiert war. Aber es gelang mir nicht. Ich wünschte mir, Richard würde irgendetwas sagen, doch er schwieg und heute weiß ich, er wartete darauf, dass ich den ersten Schritt unternahm. Heute glaube ich, dass das der richtige Weg war. Letztlich konnte er mir nicht helfen. Er konnte mir allenfalls den Weg zeigen, beschreiten musste ich ihn selbst. Doch ich war noch nicht bereit dazu.

Erst einige Wochen später, als er mich eines Abends – wir lagen bereits im Bett und hatten uns in Bücher vertieft – von einer Minute auf die andere übers Knie legte, mir den Slip herabzog und mich erneut auf den Po schlug, machte es »Klick« in meinem Kopf. Ich wollte schreien, tat es aber nicht. Ich ließ die Prozedur über mich ergehen – weil ich es wollte. Ich musste mich sehr beherrschen, um nicht die Kontrolle zu verlieren. Am Ende verlor ich sie dennoch. Zum ersten Mal wirklich richtig. Nichts hielt mich mehr auf, weil ich mich bei Richard geborgen fühlte. Klingt komisch, aber so war es. Ich ließ es geschehen, weil ich ihm vertrauen konnte. Und weil ich begriffen hatte, dass die Schläge nicht wirklich eine Strafe waren, sondern Lust. Eine Form der Sexualität. Es gab nichts und niemand, der mir verbot, diese auszuleben. Irgendwann hielt Richard inne, zog seine Hose herunter, holte seinen Penis hervor und wir schliefen miteinander. Wir kamen beide beinahe sofort. So blieben wir noch eine Weile sitzen, ich in seinen Armen geborgen, bis er zu mir meinte: »Lass mich aufstehen, mein Schatz, ich hole ein wenig Eis für deinen Hintern.«

Was danach passierte, war so merkwürdig wie das Schlagen selbst. Wir legten uns ins Bett, sprachen beinahe die halbe Nacht über alles das, was uns, vor allem aber mich bewegte. Wir sprachen über Wünsche, Sehnsüchte, aber auch über Erfahrungen und Erlebnisse, die Kindheit, unsere Jugend, seine Ehe, meine Neigungen, sein Begehren. Und während wir redeten, rieb er immer wieder mit den Eiswürfeln zärtlich über meinen Po. Es fühlte sich wunderbar an, wie das Eis auf meiner heißen Haut schmolz und kleine Rinnsale der kühlen Flüssigkeit in meine Scheide hinabliefen. Die Situation war ungemein berauschend, angefangen bei dem plötzlichen Sex über das ausführliche Gespräch bis hin zu den Streicheleinheiten mit dem Eis danach.

Ich gebe zu: Ich fühlte mich wie ein Kind, ein Haustier, ein böses Mädchen, ein gutes Mädchen. Aber das war nicht weiter schlimm. Irgendwie schloss sich in diesen Minuten ein Kreis. Etwas in mir wurde abgeschlossen und fand ein Ende. Ich wurde neu geboren. Heute lebe ich meine Neigung ohne ein Schuldgefühl, geschweige denn Scham. Sie ist ein Teil von mir. Sie hat sogar einen Namen – Flagellation. Aber das ist im Grunde unwichtig. Wichtig sind andere Dinge. Das Kamasutra beispielsweise bietet eine ausführliche Anleitung, wie vier Arten von Schlägen anzuwenden sind, um acht Arten von Geräuschen hervorzurufen. Das beherrschen wir, also Richard, natürlich noch nicht. Aber wir sind auf dem besten Wege ...

## »ICH BIN KERNGESUND UND FÜHLE MICH PUDELWOHL.«

*Günter, 47*

Ich bezahle für die Befriedigung meiner Lust. Ich habe kein Problem damit, dafür zu bezahlen. Andere zahlen auch für ihre Suchtmittelchen. Bei dem einen sind es Zigaretten. Bei dem anderen Alkohol. Bei ganz anderen sind es harte Drogen. Bei mir? Bei mir sind es die Ausscheidungen einer Frau. Und ich bezahle gut dafür. Ich habe ja keine andere Wahl. Seit Anfang diesen Jahres habe ich weder eine feste Partnerin noch eine Affäre. Wenn ich trotzdem meinen Spaß haben möchte, zahle ich eben für meine Sucht. Sekt für 20 Euro. Sekt und Kaviar für 35 Euro.

Ich halte mich gerne in der Community eines Internet-Portals auf, wo ich versuche, Frauen kennen zu lernen. Ich suche sie mir gezielt heraus. In ihrem Profil forsche ich nach Schlagwörtern wie Bondage, SM, Swinger, offen für alles ... Dann schreibe ich diese Frauen direkt an. Ich mache eine klare Ansage, biete ihnen Geld für Natursekt und – bei Wohlgefallen – treffe ich mich mit ihnen. Der Aufwand für die Frau ist dabei sehr gering, ein oder zwei Minuten. Ich bekomme meinen Saft, sie ein kleines Taschengeld.

Viel schöner wäre natürlich eine Affäre mit einer Frau, die ich nicht dafür bezahlen muss. Eine Affäre wie die mit Sonja, der Mutter meines bestes Freundes, die mich so vieles lehrte, als ich noch ein Junge war. Doch immer der Reihe nach ...

Alles begann, als ich 17 Jahre alt war. Es war Sonja, die Mutter meines besten Freundes, mit der ich meine ersten sexuellen Erfahrungen gemacht habe. Mein bester Freund wusste nichts davon. Ich glaube, er weiß es bis jetzt nicht. Heute haben wir keinen Kontakt mehr zueinander. Sein Vater hatte einen Autosalon. Immer wenn Sonja sich mit mir traf, schickte sie ihren Sohn zum Arbeiten dorthin, es gab immer etwas zu tun. Meiner eigenen Mutter erzählte ich, ich sei bei meinem Freund. Es war perfekt organisiert.

Natürlich war sie um einige Jahre älter. Konkret: Sie war 37 Jahre alt. Aber das war freilich ein großer Vorteil. Sie besaß Erfahrung. Sie lehrte mich, mit dem Körper einer Frau umzugehen. Sie brachte mir einfach alles bei. Sie zeigte mir, wo sich die empfindlichen Stellen einer Frau befinden. Wie man den weiblichen Körper am besten reizt und ihn *aus*reizt. Wie man mit der Möse einer Frau spielt, wie man sie leckt. Wie man sie am besten reibt. Wie gesagt: Ich lernte einfach alles von ihr. Aber sie hat mir nicht nur geholfen, den Körper einer Frau zu verstehen, sie hat dafür gesorgt, dass ich auch meinen eigenen Körper besser und intensiver erlebe, wie ich meine Zunge, meine Finger und meinen Schwanz am besten zum Einsatz bringen kann.

Sonja bestand darauf, geleckt zu werden. Es turnte sie am meisten an, brachte sie zügig zum Orgasmus. Und damit begann alles, mit den Orgasmen jener Frau, die mich im unschuldigen Alter von 17 Jahren verführte. Denn jedes Mal, wenn Sonja zum Höhepunkt kam, spritzte ihr auch ein wenig Urin heraus. Zwangsweise bekam ich den Urin ins Gesicht gespritzt und auch in den Mund. Mir, der ich an ihrer Möse hing und sie leckte, blieb beinahe keine andere Wahl, ich schluckte ihren Urin. Das blieb ihr wiederum nicht verborgen und es schien ihr auch nichts auszumachen. Im Gegenteil, es machte sie nur noch mehr an.

Nach einem Vierteljahr fragte sie mich, ob sie mir nicht einmal in den Mund pinkeln dürfte, es würde sie unheimlich geil machen. Ich, der inzwischen an den Geschmack ihres Urins gewöhnt war, meinte nur achselzuckend: »Warum nicht?« Also hockte sie sich über mein Gesicht und urinierte in meinen Mund. Ich gebe zu, die Erfahrung war auch für mich einfach irre. Es war Wahnsinn. Seit diesem Tag gibt es für mich nichts Schöneres, als den Saft einer Frau mit dem Mund aufzunehmen.

Leider endete die Affäre nach zwei Jahren. Sonja lernte einen jüngeren Mann kennen. Für mich war das Ende dieser ersten Beziehung sehr, sehr bitter. Es war nicht nur Lust, die mich an sie band, ich glaube, ich liebte sie. Vielleicht war ich aber auch nur dankbar für die vielen Dinge, die sie mir offenbart hatte. Wenn es nach mir gegangen wäre, hätte unser Verhältnis noch ewig andauern können. Aber es ging nicht nach mir.

Ich glaube, ich verlor für sie den Reiz in jenem Augenblick, in dem ich alles gelernt und angenommen hatte. Da war nichts, was sie mir noch beibringen konnte. Alles war gesagt, alles war erklärt. Wir waren eingespielt. Vielleicht wie bei einem Ehepaar. Jeder kennt den Körper des anderen, es gab nichts Neues mehr zu entdecken. Gerade das aber veranlasste sie immer wieder dazu, sich junge Männer zu suchen ... Doch egal wie die Geschichte mit ihr ausging, nach dieser Erfahrung würde ich jedem Mädchen, jedem Jungen raten, sich einen älteren Partner für das erste Mal zu suchen. Idealerweise doppelt so alt. Es kann nichts dabei schief gehen. Man wird geführt und man lernt von Anfang an wie Sex zu sein hat. Die Chance, eine Enttäuschung zu erleben, ist gleich Null. Es wird ein erstes Mal, das man nie vergisst. So sollte das erste Mal sein! Ich denke noch sehr gerne an diese Zeit zurück; es sind unvergessliche, glückliche Erinnerungen.

Nach dieser ersten, durch und durch intensiven Erfahrung lernte ich ein Mädchen in meinem Alter kennen. Ich war 19, sie 18 Jahre alt. Nach zwei Wochen kam es, dass wir intim wurden. Natürlich war ich sehr naiv. Wir fummelten aneinander herum, ich leckte sie, wir kamen ganz schön in Fahrt. Bis sie aufsprang. Sie sagte: »Ich muss noch einmal ins Bad.«

Ich fragte sie: »Was ist denn? Musst du pinkeln?«

»Ja, wieso?«, wollte sie wissen.

»Das ist doch kein Problem«, meinte ich völlig unbedarft. »Lass es doch einfach laufen, ich trinke es ganz gerne.«

Was danach geschah, verwirrte mich sehr. Nie hätte ich damit gerechnet. Ich bekam von ihr eine gescheuert. Sie schnappte ihre Sachen, kleidete sich an, verließ die Bude und ich sah sie nie wieder. Ganz verstört ließ sie mich zurück und ich überlegte: Was hatte ich bloß falsch gemacht? Hätte ich es besser wissen müssen? Keine Ahnung. Ich zumindest ging davon aus, dass es jeder Frau gefällt, in den Mund ihres Partners zu pinkeln. Doch dem war anscheinend nicht so.

Diese Erfahrung, die im wahrsten Sinne des Wortes ein Schlag ins Gesicht war, machte mir klar, dass ich anders tickte als der Rest der Welt. Ich wusste nicht, wie ich mit meiner Neigung, dieser außergewöhnlichen Leidenschaft, umgehen sollte. Ich war gerade mal 19! Das, was ich tat, war für die wenigsten Frauen normal. Ich war sehr wohl schockiert darüber. Ich bekam das Gefühl, irgendetwas stimme nicht mit mir. Aber was? Die Folge war: Ich war sehr verängstigt und durcheinander. Und es gab niemanden, mit dem ich reden konnte. Ich zog mich zurück.

Mit meinen Eltern konnte ich darüber nicht reden. Noch heute ist das Thema Sex absolut tabu. Ich weiß, sie würden es nicht verstehen und im Speziellen diese Neigung von mir nicht. Wie auch, sie haben mich ja nicht einmal sexuell aufgeklärt. Auch meine Schwester, mit der ich mich ansonsten sehr gut verstehe, weiß von alldem nichts. Sie ist für mich ein Wesen ohne Sexualität und ich habe keinerlei Vorstellungskraft, was sie so treibt, möchte es auch gar nicht wissen. Ich habe keinerlei Ambitionen, mit ihr darüber reden zu wollen. Stattdessen suchte ich Bibliotheken, Bücherläden und Kioske auf. Ich wollte in Erfahrung bringen, was mit mir nicht in Ordnung war. Ich versuchte alles zu diesem Thema herauszufinden, wollte alles wissen. War ich krank? Gab es noch mehr Leute, die so waren wie ich?

Es gab sie. Und ich war auch nicht krank. Im Gegenteil, ich bin kerngesund und fühle mich pudelwohl. Der Blinddarm war bislang das einzige Körperteil, das mir gesundheitlich zu schaffen gemacht hat. Meine Ärztin meinte kürzlich zu mir, sie wolle mich nach meinem Tod sezieren. Denn bei meinem Übergewicht, zwei Schachteln Zigaretten und drei Kannen Kaffee am Tag habe ich trotzdem einen konstanten Blutdruck von 120 zu 70. »Das ist unfassbar«, meinte meine Ärztin. Aber sie weiß ja auch nichts von meinem Faible. Vielleicht liegt es ja tatsächlich daran, dass ich so gesund bin. Bei all meinen Recherchen stieß ich nämlich auf die Tatsache, dass Urin sehr gesund sei ...

Irgendwann, nachdem ich diese erste negative Erfahrung verdaut hatte, begann ich nach einem neuen Partner Ausschau zu halten. Allerdings ist es für einen Mann mit meinen Neigungen nicht einfach, den passenden Gegenpol zu finden. In Discos traute ich mich nicht mehr. Wie groß war die Wahrscheinlichkeit, jemanden mit den gleichen Neigungen und Empfindungen zu finden?

Deshalb schaltete ich Kontaktanzeigen. Diese erwiesen sich als eine vortreffliche Idee. Schnell stand ich im schriftlichen Kontakt mit anderen Frauen und wir konnten uns langsam aneinander herantasten. In meinen Kontaktanzeigen schrieb ich nie explizit, was genau ich suchte, soviel Vorsicht ließ ich walten. Aber je besser man sich kennen lernte und über gewisse Themen offen sprach, umso größer war die Wahrscheinlichkeit, eine Frau mit ähnlich gelagerten Interessen zu finden. Tatsächlich ergaben sich zwei kurze Affären, in denen auch Natursekt eine Rolle spielte. Die Frauen standen zwar nicht auf Urinspiele, aber sie machten mit – mir zuliebe.

Als ich 22 Jahre alt war, lernte ich eine Domina kennen. Dass ich sie traf, war mehr oder weniger ein dummer Zufall. Mit Arbeitskollegen zog ich über die Potsdamer Straße in Berlin. Damals standen dort die leichten Mädchen. Wir passierten an jenem Abend einen Puff nach dem anderen. Dabei traf ich auf sie

– und ließ mich auf ihr Spiel ein. Ich genoss ihre Dominanz und das Spiel, das wir spielten. Sie mit der Peitsche, ich zu ihren Füßen. Ein Wiedersehen ließ nicht lange auf sich warten. Am nächsten Tag schon. Dann am Tag darauf. Und am Tag darauf. Und wieder und wieder. Es ergab sich eine mehrjährige Beziehung.

Sie spielte mit mir. Sie war nun mal die Domina, die mich für ihre Zwecke missbrauchte. Ich wurde gefesselt, gepeitscht. Sie ließ Wachs auf meinen Körper tropfen – und vieles mehr. Denn natürlich entging ihr nicht meine Freude daran, ihren Urin zu trinken. Doch bei ihr wurde mehr daraus. Viel mehr. Zuerst war der Kaviar nur auf meinem Körper. Dann musste ich ihr den Hintern sauber lecken. Irgendwann setzte sie sich auf mein Gesicht. Der Kaviar kam in ganz kleinen Dosierungen, klitzekleine Stückchen. Das geschah über einen Zeitraum von drei bis vier Wochen. Anschließend wurden die Dosierungen immer größer, bis ich es schaffte, alles auf einmal zu nehmen.

Sie benutzte nie die Toilette. Sie benutzte mich. Wenn sie das Bedürfnis verspürte, legte oder kniete ich mich hin, wo wir gerade auch waren, und sie urinierte in meinen Mund. Oder sie setzte sich auf meinen Mund und verlangte, dass ich aus ihr trank und aus ihrem Po aß. Was für andere ekelhaft klingt, war für mich sehr erregend. Ich wurde richtig geil dabei; gelegentlich ließ sie es zu und es passierte, dass sie mir einen runterholte, sozusagen als Belohnung.

Eine andere Art von Sex hatten wir nicht. Es war *unsere* Art, Sex zu haben. Doch es störte mich nicht. Es machte mich an, benutzt zu werden. Von ihr benutzt zu werden, ohne sie zu berühren, ohne sie zu ficken.

Genauso ist es auch, wenn ich mich heutzutage mit einer Frau treffe. Ich nehme ihren Sekt und manchmal, wenn es sich ergibt, auch ihren Kaviar. Das war's. Mehr nicht. Es geht bei mir nicht um die sexuelle Erregung. Es geht darum, dass ich den Natursekt brauche. Ich brauche ihn körperlich. Beim Kaviar ist das ein bisschen anders. Nur der Saft einer Frau ist für mich zum

Suchtmittel Nummer eins geworden. Ich brauche ihn wirklich dringend. Einmal die Woche. Ich bin richtig süchtig danach. Wenn ich den Saft nicht bekomme, habe ich Entzugserscheinungen: Ich werde nervös. Meine Hände beginnen zu zittern, ich bin unkonzentriert. Der Saft ist meine Droge. Wenn ich die Droge Natursekt nicht bekomme, muss ich irgendwohin gehen und sie käuflich erwerben. 50 Euro bezahle ich einer Prostituierten für meine Sucht. 50 Euro die halbe Stunde. Dafür bekomme ich dann aber auch komplettes Programm, mit Französisch und Verkehr. Wenn ich will ... Wie gesagt, der Verkehr gibt mir nichts. Er macht mir keinen Spaß. Ich empfinde nichts dabei, der sexuelle Verkehr stimuliert mich nicht so, wie es beim Oralsex der Fall ist. Ich glaube, die meisten Frauen sind mir einfach nicht eng genug. Und Anal habe ich noch nicht ausprobiert. Französisch schon eher, ja, dann sogar stundenlang, gerne. Mit dem Mund und mit den Zähnen ist es etwas anderes. Man kann besser und genauer damit umgehen, sicherer agieren, intensivere Gefühle herbeiführen. Irgendwann musste die Domina beruflich nach München. Damit war es auch mit unserer Beziehung vorbei, anschließend war ich eine ganze Weile solo. Finanziell stand ich damals sehr gut, ich konnte es mir leisten, also ging ich zu einer Prostituierten. Bis ich Petra kennen lernte, meine Frau. Ich stellte schnell fest, dass ich Petra liebte.

In diesem Augenblick geriet ich in einen Gewissenskonflikt. Denn ich war mit Petra zusammen, wir waren ein Paar. Doch ich brachte es nicht fertig, mit ihr über meine Neigung zu sprechen. Es wollte mir nicht gelingen, ich konnte es einfach nicht übers Herz bringen, hatte Angst sie womöglich zu verlieren, wollte es aber auch nicht mit mir herumtragen. Und ich wollte und konnte nicht darauf verzichten. Die Situation machte mich fertig. Ich wusste nicht, ob und wie ich es tun sollte. Mit ihr reden oder es ihr verschweigen.

In dieser Zeit praktizierte ich ganz normalen Sex mit ihr. Parallel dazu ging ich weiterhin zu einer Prostituierten. Irgendwann konnte ich aber selbst das nicht mehr. Es war einfach nicht mit meinem Gewissen zu vereinbaren, eine Frau, die ich liebte, zu hintergehen.

Eines Abends machte ich es mir mit Petra bei einem Glas Wein gemütlich. Ich begann ihr alles zu erzählen. Ich gestand ihr meine Liebe, eröffnete ihr aber auch meine Neigungen und meine Besuche bei der Prostituierten. Nach diesen langen Ausführungen lagen wir beide uns in den Armen und weinten erst einmal. Dann kam etwas, womit ich nie und nimmer rechnete. Petra nahm mich in den Arm und sagte: »Das ist doch überhaupt kein Problem. Ich kann mir das sogar sehr gut vorstellen.«

Von jenem Abend an führten wir eine Beziehung, wie es sie kein zweites Mal geben wird. Wir heirateten und gemeinsam erlebten wir die tollsten Dinge. Wir waren beide leidenschaftliche Tänzer. Wir ließen keinen einzigen Ball aus. Die letzten zwei Stunden suchte sie keine Toilette mehr auf und sobald wir nach der Veranstaltung auf dem Parkplatz standen, ließ sie es laufen – in meinen Mund hinein.

Es geschah auch häufig, dass sie es nicht mal bis zum nächsten stillen Örtchen oder Versteck aushalten konnte. Einmal zum Beispiel war unsere Bleibe ein Nürnberger Hotel und just in dem Moment, wo wir mit dem Hotelfahrstuhl in die Höhe glitten, konnte sie nicht mehr an sich halten. Kurzerhand hob ich ihren Rock, schob den Slip beiseite und trank. In genau dieser Sekunde hielt der Fahrstuhl, die Tür glitt auf und ein älteres Ehepaar wollte zusteigen. Ich bekam von alldem nichts mit, war ich doch mit ganz anderen Dingen beschäftigt. Meine Frau erzählte mir nur anschließend davon: Der Fahrstuhl soll sich wohl geschlossen haben, ohne dass das ältere Pärchen zu uns einstieg.

Petra mochte es in der Öffentlichkeit und so machten wir es überall. Im Wald, im Fahrstuhl, auf dem Parkplatz. Natürlich bestand immer die Gefahr, entdeckt zu werden. Aber da lag auch der Reiz. Doch ehrlich: Ob wir nun im Fahrstuhl von einem älteren Paar oder im Wald von Pilzsuchern erwischt wurden, die meisten Leute gingen einfach vorbei. Wir wollten ja auch niemanden provozieren. Wir versuchten stets, alles sehr dezent ablaufen zu lassen. Ich glaube, das merkten die Leute auch, die uns dabei entdeckten.

1998 verlor ich Petra. Ich liebte sie sehr. Sie war der berühmte Deckel zum Topf. Nach ihrem Tod pausierte ich ein dreiviertel Jahr. Ein dreiviertel Jahr lang brauchte ich nichts, weder Sex noch Natursekt oder Kaviar. Irgendwann packte mich dann aber doch wieder das Verlangen. Ich entdeckte das Internet. Das Word Wide Web ist eine feine Angelegenheit. Ich inserierte in einer Community, für meine Zwecke nahezu ideal. Man kann sehr rational vorgehen, um Leute kennen zu lernen. Leute, die offen sind. Leute, die den Kick und das Abenteuer suchen. Hier lernte ich auch eine Frau kennen, die mir noch heute in größeren Abständen immer wieder mal ihren Natursekt gibt.

Die meisten Frauen allerdings interessieren sich lediglich für meine Neigung. Durch mein Anschreiben und das etwas provozierende Profil, das ich mir zugelegt habe, wecke ich ihre Neugierde. Wir schreiben uns lange Mails, beizeiten telefonieren wir. Mit einigen von ihnen kommt es zu einem Treffen, ohne dass etwas passiert. Denn meistens bitte ich sie darum, dass wir uns erst einmal ganz unverbindlich sehen. Wir lernen uns kennen, beim ersten Treffen läuft nichts. Wir unterhalten uns einfach nur. Natürlich, es gibt auch Frauen, die es gleich beim ersten Treffen ausprobieren wollen, doch das klappt bei den wenigsten so, wie ich es gerne habe. Meist haben sie dann eine Blockade im Kopf. Ist ja auch klar. Die Situation muss ja auch seltsam für sie sein. Wenn wir uns näher kennen gelernt haben, ist alles viel einfacher. Nach dem Urinieren ist der Großteil der Frauen völlig begeistert.

»Das ist ja ein tierisch geiles Gefühl«, sagen sie dann. »Und dass es so einfach ist, hätte ich nicht gedacht.« Sie sagen mir, es sei viel schöner, einen Mund an der Möse zu haben und zu urinieren, anstatt einfach nur auf einer Toilette zu sitzen. Viele der

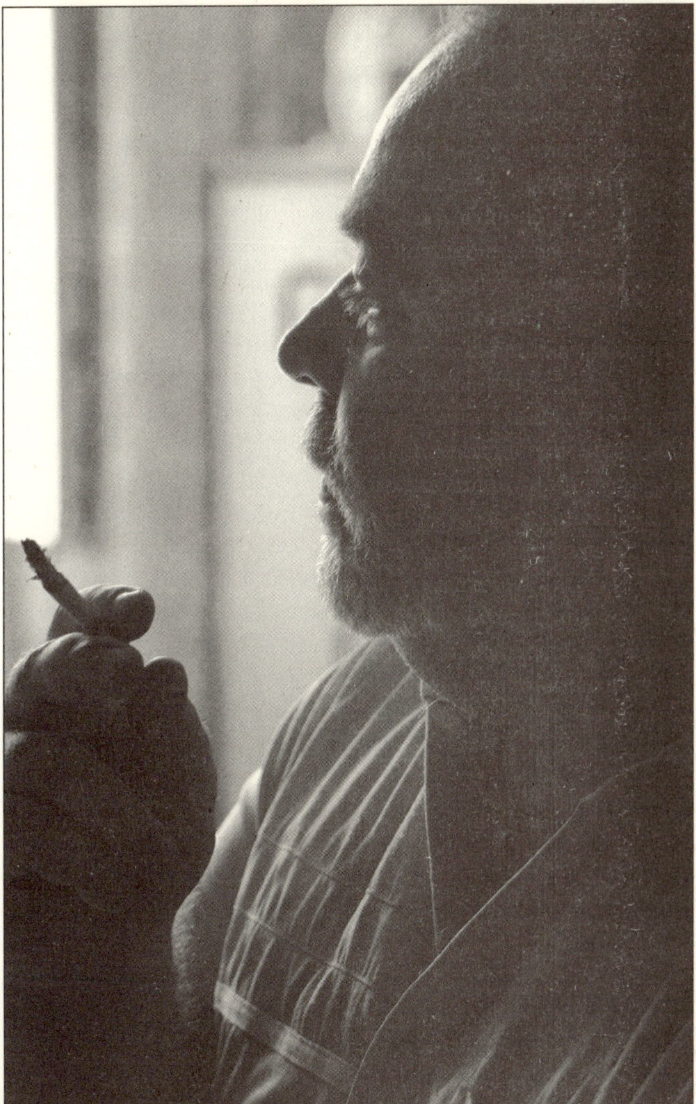

Frauen, die es mir machten, haben dabei sogar einen Orgasmus bekommen.

Die Frauen, die sich auf mich und meine Wünsche einlassen, sind auf der Suche nach etwas Außergewöhnlichem. Natursekt und Kaviar, das ist etwas vollkommen Fremdes für sie. Es ist sehr intim. Natürlich weiß ich nicht, was in den Köpfen der Frauen vorgeht. Ich kann mir aber denken, dass es reizvoll für sie sein muss, sonst würden sie es ja nicht tun. Und viele, mit denen ich mich treffe, haben es letztendlich auch gemacht. Die Frauen, mit denen ich mich treffe, sind sehr verschieden. Die jüngste war bisher 17, die älteste 47. Fast alle Altersklassen waren dabei und auch beinahe jeder Berufsstand, angefangen bei Arbeitslosen über Hausfrauen und Studentinnen bis hin zur Professorin. Bei vielen ist es allerdings nicht nur die sexuelle Neugierde, die sie zu mir treibt.

Es ist auch das Geld, dass ich ihnen für ihre »Dienstleistung« biete. Wie zu Anfang gesagt: Wenn ich Frauen in der Community kennen lerne, biete ich ihnen Geld. Sekt für 20 Euro, Sekt und Kaviar für 35 Euro. Das ist sehr schnell verdientes Geld. Frauen, die das Geld annehmen, wollen sich etwas kaufen, können es sich nicht leisten, treffen sich ein, zwei Monate mit mir und dann haben sie ihr Geld zusammen. Sie gehen los und erfüllen sich ihren Wunsch. Warum auch nicht? Ich komme auf meine Kosten, die Frauen ebenso. Und niemandem wird wehgetan.

Was sich jetzt so einfach anhört, ist ein ganzes Stück Arbeit für mich. Denn bevor ich auf meine Kosten komme, muss ich zu den Frauen Vertrauen aufbauen. Wenn ich eine Frau in der Community anschreibe, ist die Reaktion sehr zögerlich. Kaum eine Frau kann sich vorstellen, dass ein Mann, der ihnen Geld bietet, lediglich ihren Saft möchte, und nicht den körperlichen Kontakt. Aber ich beharre: Ich möchte keinen Sex, nur Urin. Doch die meisten Frauen stecken voller Vorurteile, das kann ich auch verstehen, aber ich muss daran arbeiten.

Ich muss versuchen, ihnen die Hemmungen zu nehmen. Um es ihnen zu erleichtern, mir ihren Saft zu geben, habe ich auch eine Vorrichtung gebaut. Dabei handelt es sich um eine Art Zylinder. Oben ist ein Rand, ähnlich wie bei einer Toilette, auf den sich die Frau setzen kann. Der Zylinder ist etwa 80 Zentimeter tief. Im unteren Teil befindet sich ein Loch für meinen Kopf. Ich lege meinen Kopf in den Boden des Zylinders. Die Frau kann dann urinieren, als säße sie auf der Toilette. Der Vorteil von dieser Konstruktion liegt klar auf der Hand. Es kommt zu keinerlei körperlichem Kontakt. Sie uriniert direkt in mein Gesicht und in meinen Mund.

Auf die Idee für dieses Gestell brachte mich eine Frau, sie war Anfang 20. Sie schrieb mir, dass sie ohne Weiteres meinem Wunsch entgegenkommen würde. Allerdings würde sie darauf bestehen, dass ich etwas organisiere, damit es zu keinerlei Berührung käme. Sie erklärte mir, dass sie lesbisch sei und den Männern nichts abgewinnen könne. Ja, sie könnte es sich sogar sehr geil vorstellen, mir ihren Natursekt und Kaviar zu geben. Ich machte mir Gedanken und schon bald war die Idee zu dem Gestell geboren.

Die Frauen reagieren allgemein sehr unterschiedlich auf diese Vorrichtung. Manche lachen und sind amüsiert. Andere meinen: »Oh, da hast du dir aber was einfallen lassen. Ist ja irre.« Wobei ich immer wieder hervorhebe, dass es für mich die schönere Variante ist, wenn sich die betreffende Person direkt auf meinen Mund setzt. Es ist einfach geiler. Der Anblick. Die Wärme. Aber wenn die Frau es nicht mag ...

Im Grunde ist es mir egal, wie ich den Saft einer Frau bekomme. Gleich in den Mund. Mit Hilfe des Gestelles oder aus einem Glas. Es ist egal. Hauptsache, ich bekomme ihn. Ich trinke ihn und fühle mich wohl. Urin ist nämlich nicht nur gesund, Urin schmeckt auch sehr gut. Man sagt ja nicht umsonst Natursekt dazu. Es schmeckt wie abgestandener Sekt. Sekt ohne Kohlensäure. Allerdings auch nur, wenn die Frau ihre zwei, drei Liter Flüssigkeit am Tag trinkt. Je weniger die Frau trinkt, desto bitterer wird der Urin.

Wenn ich mich mit einer Frau treffe, bitte ich sie darum, vorab keinen Spargel zu essen und keine übermäßigen Mengen an Milchprodukten zu sich zu nehmen. Bei zu vielen Milchprodukten schmeckt der Urin leicht tranig. Natürlich ist es erträglich, aber es muss nicht sein.

Ähnlich verhält es sich mit dem Kaviar. Natürlich ist hier der Geschmack auch abhängig von dem, was die Frau gegessen hat. Dass Kaviar allerdings gesundheitsschädigend sein soll, möchte ich hiermit widerlegen. Ich unterhielt mich darüber mal mit einem Arzt. Er erklärte mir, dass da absolut keine Gefahr bestehe. Die Magensäure des Menschen sei so stark, dass sie alle Viren abtöte. Und wie gesagt, ich lebe meine Neigung seit nunmehr 20 Jahren aus und bin noch nie ernsthaft erkrankt.

Es ist meist auch so: Wenn ich Kaviar zu mir genommen habe, dauert es ungefähr ein bis zwei Stunden, dann muss ich selbst auf die Toilette. Klar, der Körper kann den Kaviar ja auch nicht verarbeiten, er wird gleich durchgeschleust. Der Kaviar hat keinerlei Nährstoffe oder etwas anderes, was mein Körper verwerten könnte. Deshalb geht er relativ schnell durch den Darm hindurch.

Ganz anders ist es mit Urin. Ich machte es mal mit einer Frau, keine Ahnung, was sie für eine Blase besaß, aber der Saft lief fast fünf Minuten lang aus ihr heraus, ehe sie aufhörte. Anschließend hatte ich das Gefühl, als hätte ich Unmengen getrunken. Mein Bauch fühlte sich voll an. Seltsamerweise treibt der Natursekt in keinster Weise. Es kommt selten vor, dass ich danach auf die Toilette oder dass ich selbst, nachdem ich den Saft einer Frau trank, mehr urinieren muss. Ich denke, dass in Urin Stoffe sind, die der Körper verwerten kann.

Im Juli 2003 lernte ich Christiane kennen. Unsere Affäre hielt ein halbes Jahr, eine wunderbare Zeit. Mit Christiane war es heftig, es war geil. Einmal in der Woche kam sie zu mir. Später lernte ich sogar ihre Familie kennen und wir verbrachten Weihnachten und Silvester zusammen. Christiane war 45 Jahre alt, eine gutaussehende, sehr schlanke Frau. Sie hatte vier Kinder und ich verliebte mich fast ein bisschen in sie.

Mit ihr erlebte ich viele schöne Dinge, und es drehte sich nicht nur um Sekt und Kaviar. Es ging auch oft um Sex. Als Vorspiel verwöhnten wir uns gegenseitig oral. Irgendwann setzte sie sich dann über mich und begann zu pinkeln. Mein Mund war dabei an ihrer Möse. Ich leckte, trank und befriedigte sie. Dabei bekam sie ihren ersten Orgasmus. Anschließend machten wir noch ein bisschen rum, bis sie sich wieder auf mich setzte. Ich leckte ihr den Hintern, sie öffnete ihren After ein Stück und ich fischte mir mit der Zunge den Kaviar stückchenweise heraus. Oder ich saugte ihn hervor. Währenddessen befriedigte sie sich und verschaffte sich auf diesem Wege noch einen oder zwei weitere Orgasmen. Sie genoss es voll und ganz.

Es war Anfang Dezember, mein Geburtstag. Christiane war bei mir. Natürlich waren auch meine Eltern, Schwester und Freunde anwesend. Christiane ging nicht zur Toilette, wollte unbedingt einen guten Zeitpunkt abpassen, um mir ihren Saft zu geben. Leider ergab es sich nicht, es war zum Verrücktwerden. Die Gäste machten keinerlei Anstalten aufzubrechen. Christiane konnte es irgendwann nicht mehr halten. Ich sah bei ihr schon Tränen in den Augen. Sie war traurig darüber, die Toilette benutzen zu müssen. Und ich war traurig, weil es keine andere Möglichkeit gab. Dann hatte sie aber eine Idee. Sie holte sich unauffällig ein 0,5-Liter-Bierglas und ging aufs Klo, ließ ihren Sekt darin ab, kam dann zu mir und flüsterte mir ins Ohr: »Im Schränkchen im Bad steht was für dich.« Ich ging ins Bad und genoss ihren herrlichen Sekt und kam kurz danach wohlgelaunt zurück. Keiner hat was bemerkt, nur wir beide wussten, was wir gerade getan hatten und es erregte uns. O ja, Christiane war in allem so leidenschaftlich. Mit Herz und Seele dabei. Wir verbrachten dann noch Weihnachten und Silvester zusammen, es war wundervoll und ich dachte bereits an eine feste Beziehung.

Mitte Januar war plötzlich Funkstille, Christiane meldete sich nicht mehr bei mir. Ende Januar schaute sie noch einmal bei mir vorbei. Aber nur, um mir zu sagen, dass sie einen anderen Mann kennen gelernt habe, so richtig mit allem Drum und Dran. Sie hatte sich verliebt.

Damit musste ich mich abfinden. Ich akzeptierte es auch. Was ich allerdings nicht verstehe, ist, dass sie mit ihrem neuen Freund all das, was wir gemacht haben, nicht mehr praktiziert. Ihre neue Beziehung ist eine stinknormale Partnerschaft. Das ist etwas, was ich nicht verstehe. So wie sie bei der Sache abging, ist es für mich unvorstellbar, dass sie nun eine völlig normale Beziehung führen möchte. Es kann doch nicht sein, dass sie jetzt so ganz ohne unsere Spielchen auskommt. Das passt einfach nicht in das Bild, das ich von dieser Frau gewonnen habe. Sie hat einfach die Veranlagung dazu zu geben. Ich merkte es, sah es, erlebte es.

Aber vielleicht ändert sie ja noch einmal ihre Ansicht. Vielleicht meldet sie sich noch einmal. Wir stehen ja auch noch nach wie vor in Kontakt. Mehr leider nicht. Denn sie möchte ihrem neuen Freund treu bleiben, die neue Beziehung nicht aufs Spiel setzen. Auch das akzeptiere ich. Dafür habe ich Verständnis. Aber ich hätte auch Verständnis, wenn sie mit mir eine Affäre eingehen würde. Ich wäre verschwiegen wie ein Grab. Es wäre für mich kein Problem, nur der Geliebte zu sein, ihr Spielgefährte.

Anders ist es doch auch nicht mit den Frauen, mit denen ich mich gegenwärtig treffe. Beinahe alle führen eine Beziehung, sind in festen Händen. Sie kommen zu mir, um diese Erfahrung zu machen, gehen dann aber wieder zu ihren Partnern zurück. Das ist okay. Nur leider lassen sich diese Frauen nicht auf solche Spiele ein, wie ich sie mit Christiane trieb. Sie geben mir zwar ihren Sekt und hin und wieder auch Kaviar, doch meist ohne körperlichen Kontakt. Nur selten kommt es dazu, dass ich sie auch lecken darf und sie sich direkt auf meinen Mund setzen. So läuft es meist darauf hinaus, dass ich, dank meiner Konstruktion und dem Abstand, den sie gewährt, nur einen kleinen Teil aufnehmen kann. Der Rest fällt mir ins Gesicht oder sonst wohin.

Andere Frauen dagegen wollen richtig mit mir spielen. Sie wollen mir nicht nur ihren Kaviar geben, nein, sie wollen, dass ich ihnen den Po sauber lecke. Oder sie wollen mich vorher noch ein bisschen schlagen, meinen Körper mit Wachs bekleckern. Eben ein bisschen spielen. Wenn die Frau das ganze Szenario auf eine halbe Stunde oder länger ausdehnt, bin ich gerne bereit, 50 Euro zu zahlen, wenn es von der Frau verlangt wird. Meist aber sind die Frauen, die noch zusätzliche Spiele mit mir machen, nicht am Geld interessiert, sondern tun es, weil sie selbst Spaß an der Sache empfinden. Sie sind es auch, die, wenn sie mir ihren Kaviar gaben und er nicht komplett in meinem Gesicht landete, Latexhandschuhe anziehen, die ich ihnen bereitlege, und mich mit ihrem Kaviar einreiben. Oder sie stecken mir den übrigen Kaviar häppchenweise in den Mund. Das gefällt mir sehr. Das finde ich geil. Das ist genau mein Ding.

Die meisten Frauen, mit denen ich mich einlasse, sind schlank. Ich mag schlanke Frauen in Nylon. Es ist mir egal, ob sie rasiert sind oder nicht. Beides ist sehr erotisch. Bei den rasierten Frauen sieht es geil es aus, wenn der Natursekt oder Kaviar langsam herauskommt. Bei den Frauen, die sich nicht rasieren, ist es ein sehr schöner Anblick, wenn die Urintröpfchen sich in den Schamhaaren verfangen. Das beobachte und genieße ich. Man glaubt gar nicht, wie verschieden Mösen aussehen können. Keine ist wie die andere. Jede ist auf ihre Art geil und schön.

Ich treffe mich auch nur mit Frauen. An Männer dachte ich nie. Allenfalls bei Transsexuellen könnte ich schwach werden. Ich habe Filme und Bilder mit Transsexuellen gesehen. Zugegeben, sie sehen geil aus. Wie Frauen eben, mit dem feinen Unterschied, dass sie einen Schwanz haben. Sie würden mich reizen ...

Facesitting reizt mich ebenso. Die Frau setzt sich mit dem Po auf mein Gesicht und reduziert dabei meine Atmung auf ein Minimum, so dass ich gerade noch Luft bekomme. Diese Fertigkeit beherrscht nicht jede Frau, doch wenn es ihr gelingt, hat sie die absolute Kontrolle über mich. Schön ist es, wenn sie dabei eine Strumpfhose trägt. Lisa war eine Frau, die Facesitting perfekt beherrschte. Lisa war eine sehr dominante Frau. Sie saß manchmal eine halbe Stunde lang auf meinem Gesicht, bis sie irgendwann durch die Strumpfhose hindurch zu urinieren begann. Ich konnte nicht anders, ich trank alles. Keine Angst, dabei entsteht keine große Schweinerei. Der Urin gelangt gleich in meinen Mund. Mit und ohne Nylon. Da können die Niagarafälle ausbrechen ... ich habe keinerlei Problem, alles zu schlucken.

Beim Kaviar dagegen ist das etwas anderes. Dafür brauche ich ein gewisses Training. Wenn ich eine längere Pause einlege, muss ich erst einmal wieder üben und mich langsam herantasten. Wenn viel Zeit dazwischen liegt, fällt es mir schwer von Null auf Hundert. Ich muss im Training bleiben, um den Kaviar komplett schlucken zu können. Aber nicht nur das Training ist wichtig. Es ist generell von vielen Faktoren abhängig. Zum Beispiel ist die Konsistenz sehr wichtig. Ist es hart? Ist es weich? Dann entscheidet auch die Schnelligkeit. Wie schnell kommt es heraus? Ich kann nicht schlucken, wenn ich den Mund auf einen Schlag voll habe. Der Kaviar muss allmählich kommen. Cremig weich ist die ideale Voraussetzung, dann fällt es mir leicht. Am schlimmsten ist es, wenn es richtig fest ist. Dann muss ich kauen. Ideal ist es natürlich auch, wenn die Frau dosieren kann. Häppchenweise. Und wenn eine Frau einem Mann mit meiner Neigung einen Gefallen tun will, dann sollte sie drei Tage vor dem Treffen nur Nougat und Marzipan essen. Dann schmeckt der Kaviar nach Nougat. Sehr lecker ... Unangenehm wird es, wenn die Frau Fisch gegessen hat. Dann ist der Geschmack einfach nur widerlich. Eklig. Das turnt mich ab!

Es gibt noch andere Dinge, die mich überhaupt nicht anmachen. Auch ich habe meine Grenzen, unglaublich, aber wahr. Tabu sind all die Dinge, die zu blutenden Wunden führen. Extreme Schmerzen und Klinikerotik. Also Nadeln, Katheder, solche Dinge. Das erregt mich gar nicht. Auch wenn die Frau es bei sich selbst machen würde.

Ansonsten bin ich für vieles offen. Ich liebe zum Beispiel auch das Spiel mit dem Schmerz, allerdings nur bis zu einem gewissen Grad. Ich mag es geschlagen zu werden. Ich bin eben gerne devot. So bin ich nun einmal veranlagt. Was ich nicht mag, sind extreme Schmerzen. Ich will Lustschmerz, mehr nicht, aber auch nicht weniger.

Im Moment hoffe ich auf einen Club in Berlin. Dort treffen sich viele, die so sind wie ich. In den Club zu gelangen, ist jedoch nicht einfach. Man muss das erste Mal von einer Domina eingeladen werden. Sie führt mich also quasi in die Runde ein. Wenn man drin ist, kommt man jederzeit alleine rein. Aber eben dieser erste Schritt ist nicht ganz einfach.

Über das Internet lernte ich kürzlich eine Domina kennen. Sie war bereit, mich mit in diesen Club zu nehmen. Sie kannte ihn schon und erzählte mir, dass es dort sehr sauber sei und dass es dort verschiedene Spielräume gäbe, für jede SM-Praktik einen. Unter anderem besäßen sie dort einen großen Raum, in dem sich einige Toiletten Marke Eigenbau befänden. Die Toiletten könnten aufgeklappt werden, damit sich eine Person komplett hineinlegt. Dann würde die Toilette zugeklappt. Von außen sähe die Konstruktion wie eine richtige Toilette aus, mit Klobrille, Deckel und Spülkasten. Und da liegt man dann den ganzen Abend oder den ganzen Nachmittag. Irgendwann kommt eine Frau herein, sucht sich eine Toilette aus und macht dir ins Gesicht. Diese Geschichte würde mich sehr reizen.

Natürlich stellt sich die Frage, was meine Neigungen mit SM zu tun haben. Ich bin davon überzeugt, dass sie nichts anderes als ein SM-Spiel sind. Die Frau demütigt mich, indem sie sich auf mein Gesicht setzt. Sie ist der dominante, ich der devote Part. Ich gefalle mir sehr in dieser Rolle. Ich fühle mich dabei sehr wohl. Ich glaube, das ist es, was ich tief in meinem Innersten suche. Unterdrückung. Die totale Erniedrigung. Und die bekomme ich, indem sie mir ins Gesicht urinieren. Kann es eine bessere Erniedrigung geben?

## »ER BESCHLOSS, EINE O AUS MIR ZU MACHEN.«

*Nina, 24*

Es war nach dem Ende meiner ersten Beziehung, als ich spürte, etwas ist anders mit mir. Ist doch Mist, wenn ich meinen Freund erst dazu prügeln muss, dass er mich härter anfasst. Damals entdeckte ich zum ersten Mal, dass das Machtspiel mit der Lust mir mehr gab als die gewöhnliche Missionarsstellung.

Ich wollte daher mehr Erfahrungen sammeln. Bloß wie? Man sieht es den Leuten auf der Straße nun mal nicht an, ob sie meine Leidenschaft teilen. Und sie darauf ansprechen? Undenkbar! Man würde mich doch für verrückt halten oder mir gleich einen Psychiater empfehlen.

Ich wohnte damals in einem kleinen Kaff vor den Toren von Frankfurt. Ich wusste, ich würde die Menschen in dem Kuhdorf mit meinen Sexfantasien eher erschrecken denn verzücken. Der eine oder andere hätte hier in der Provinz wahrscheinlich angenommen, ich hätte einen gewaltigen Schaden, der noch dazu auf ein frühkindliches Trauma zurückzuführen sei. War es aber nicht. Ich kann mich nicht entsinnen, dass es mir in meiner Kindheit schlecht ergangen wäre. Okay, ich bin zwar ein Adoptivkind, aber das heißt ja nicht, dass meine Eltern mich deswegen weniger liebten als beispielsweise ein leibliches Kind. Ich höre die Psychologen schon wieder aufschreien und mutmaßen, womöglich wäre genau dies das Problem – meine Eltern hätten mich förmlich mit Liebe und Zuneigung erdrückt, so dass meine Neigung zum harten Sex nun ein Fluchtversuch sei.

Scheiß doch drauf, als wenn das wichtig wäre! Solange ich damit klar komme und mich wohl fühle, ist doch alles völlig in

Ordnung. Ich brauche keinen Psychologen, all die anderen Leute, die brauchen Hilfe, weil sie nicht offen sind, keine Toleranz zeigen, sofort alles und jeden, der ein bisschen von der Norm abweicht, verurteilen. Gerade das machte es mir damals so schwer, Gleichgesinnte zu finden. Man traf sie einfach nicht auf der Straße an. Daher tummelte ich mich im Internet, besuchte allerhand Chats. Die ersten Gehversuche machte ich beim Cybersex. Wobei Cybersex übertrieben ist, »Mailsex« wäre wohl das bessere Wort.

Im Netz treiben sich allerhand dominante Männer herum, Meister und Herren, die Mailerziehung anbieten. Auf einige davon ließ ich mich ein. Diese Form der SM hatte natürlich ihre Vorteile: Ich ging kein Risiko ein, konnte so weit gehen, wie ich wollte und konnte. Und wenn ich keine Lust mehr verspürte, dann antwortete ich halt einfach nicht mehr. Aber das passierte mir eigentlich nur ein einziges Mal. Da wurde mein Meister sehr aufdringlich, wollte sich unbedingt mit mir treffen – am Ende flehte er sogar darum und das machte das Spiel mit ihm – Email hin, Internet her – sehr unglaubwürdig.

Ansonsten war es ganz witzig. Meist bekam ich von den dominanten Herren einen Fragebogen, in den ich einiges über mich und meine Person, meine Neigungen, meine Fähigkeiten schreiben sollte. Vieles war mir noch gar nicht bewusst, so dass ich einfach irgendetwas schrieb und mich überraschen ließ, was die Männer daraus machten. Einige waren sehr einfallsreich. Sie gaben mir zuerst leichte Aufgaben: Zum Beispiel, einen Dildo in die Scheide schieben und sich hinhocken, dann ein Foto davon machen und es dem Meister schicken. Oder einen ausführlichen Bericht schreiben über das letzte Mal der Masturbation. Mit der Zeit wurden die Aufgaben immer ausgefallener. Einer der Meister verlangte, dass ich mir Tabasco auf die Schamlippen schmiere, damit ich ihm von der rotglühenden Möse ein Foto schicken konnte. Solche Dinge eben, aber nichts im unerträglichen Ausmaß. Zumindest zeigten mir diese Spiele, in denen ich die Begehren der Männer erfüllte, dass ich auf dem richtigen Weg war.

Davon ermutigt ließ ich mich schließlich auf ein reales Treffen ein. Jos erweckte das größte Vertrauen, mit ihm spielte ich über den Chat schon von Anfang an. Er hielt sich sehr bedeckt, drängte aber auch nicht. Von ihm war nie der Vorschlag zu einem realen Treffen gekommen. Und als ich ihm meine Idee unterbreitete, willigte er ein, nicht ohne vorher nachzufragen, ob ich mir wirklich sicher sei. Ich entgegnete: »Ja, ich bin mir wirklich sicher.«

Für Jos sprach auch, dass er aus München kam und dort sehr erfolgreich als Computerprogrammierer arbeitete. Zumindest hatte er mir das erzählt, und es gab keinen Grund, ihm nicht zu glauben. Somit war eine gewisse Distanz gegeben, für den Fall, dass auch er sich als Pleite erweisen sollte. Er würde zumindest nicht von einem Tag auf den anderen bei mir vor der Tür stehen und mir auf die Nerven gehen. Da war ich mir irgendwie sicher.

Die ersten Wochen mit Jos waren sehr interessant und aufschlussreich. Beim ersten Mal sprachen wir nur miteinander, anfangs über dies und das, dann über meine Neigungen und Wünsche, Hoffnungen und Sehnsüchte. Da vieles immer noch im Vagen lag, sagte ich es ihm und er meinte nur: »Okay, ich werde mit dir spielen, und wenn dir etwas nicht gefällt, dann sagst du es mir einfach.« Wir vereinbarten ein Codewort – aber ich habe es nicht benutzt.

Wir trafen uns regelmäßig an den Wochenenden, in einem Hotel in München, und unser Spiel begann in dem Moment, in dem ich das Zimmer betrat. Ich war nicht die erste Frau, mit der er spielte, so viel war klar. Er ging sehr routiniert zur Sache, dennoch einfühlsam. Manchmal war er bereits im Zimmer und erwartete mich auf einem Sessel sitzend. Dann befahl er mir mich zu entkleiden und eine halbe Stunde nackt vor ihm zu stehen; oder er legte mich bäuchlings über den kleinen Schreibtisch, schob mir den Rock, den ich grundsätzlich bei unseren Treffen zu tragen hatte, über den Arsch und steckte einen Dildo in meine Möse, dannn setzte es einige Schläge mit der Gerte auf meinen Po. Oder er befahl mir, mich vor das Bett zu setzen, fesselte mich an den Bettpfosten und dann öffnete er seinen Hosenschlitz und steckte mir seinen Schwanz in den Mund. Er ließ mich lutschen, ohne dass er genug bekam, und wenn ich es nicht gut machte, hieb er die Gerte ein paar Mal auf meine entblößten Brüste.

Manchmal war er noch nicht mehr im Zimmer, hatte es wieder verlassen. Denn auf dem Tisch lag ein Zettel mit Anweisungen, die ich zu erfüllen hatte: Einmal zum Beispiel hatte er ein enges Lackkleid in meiner Größe sowie immens hohe Highheels mitgebracht. Ich zog das Kleid gemäß seiner Anweisungen an, es endete knapp unter meinem Gesäß. Mit den Highheels stöckelte ich zum Fahrstuhl, wo ich dreißig Minuten lang auf- und abzufahren hatte. Immer wieder stiegen Fahrgäste ein, musterten mich, konnten ihren Blick nicht von mir wenden, ein eigentümliches Gefühl, diese gierigen, verzehrenden Augen. Manchmal fuhr Jos mit hoch, zehn Minuten später wieder mit runter. Ich durfte seinen Blick nicht erwidern, aber er sah sich satt an mir. Anschließend bekam ich eine Belohnung – und hatte ich mir etwas zu Schulden kommen lassen, setzte es Hiebe oder andere Strafen. Zum Beispiel Brustklemmen. Oder Gewichte an den Schamlippen. Einen Dildo in den Po. Oder Schläge auf die Fußsohlen. Seine Phantasie war unerschöpflich. Und sie war geil. Es machte mir Spaß, diese Art der Sexualität zu erleben. Diese abartigen, dennoch wunderschönen Wünsche von Jos zu erfüllen. Dabei immer wieder Grenzen zu überschreiten. Wie weit konnte ich gehen? Wieviel war ich noch bereit zu ertragen? Denn alles war ohnehin nur ein Spiel. War es doch, oder?

Nach zwei Monaten beschloß Jos, eine »O« aus mir zu machen. Ich merkte irgendwie gar nicht, wie unsere Spiele immer heftiger wurden. Ausgefallener. Resoluter. Jos entwickelte sich krass. Ich weiß bis heute nicht warum, aber damals habe ich mehr mitgemacht, als ich ursprünglich eigentlich wollte. Vielleicht weil es mich erregte und meine innersten Phantasien erfüllte. Wahrscheinlich weil ich nach wie vor der Überzeugung war, alles sei nur ein Spiel und ich könne jederzeit aussteigen. Doch dazu war es zu spät.

War es Liebe, die mich an meinen Meister band? »Meister«, so wollte Jos fortan von mir genannt werden. War es sexuelle Hörigkeit? Oder womöglich sogar Angst? Doch wovor? Dass Jos sich von mir abwenden würde? Dass ich in ein Loch fallen würde? Doch war das so viel schlimmer als das, was er mir nun antat?

Denn bei einer unserer Sessions erfuhr ich, dass mein Meister eine Verlobte hatte. Ich war ziemlich perplex, konnte mich aber in diesem Augenblick nicht dagegen wehren. Ich kniete nackt und gefesselt vor dem Bett, Klemmen an den Brustwarzen, Klammern an den Schamlippen, zitternd und bebend vor Erregung, drei Mal schon hatte er mich an den Rand eines Orgasmus getrieben, ohne die Prozedur zu vollenden, das war seine Spezialität – je nachdem, wie ich mich als Sklavin gab, erlaubte er mir, mich vor seinen Augen mit gespreizten Beinen zum Höhepunkt zu bringen, oder er untersagte mir den Orgasmus.

Und in diesem Augenblick, wo ich mit weichen Knien darum bemüht war, jeden seiner Wünsche, Befehle, Aufträge zu erfüllen, nur damit er meine Möse endlich von dem drängenden Pochen erlöste – da kam seine Verlobte ins Zimmer. Sie setzte sich teilnahmslos mir gegenüber auf einen Stuhl mitten im Raum und schaute sich das folgende Spiel an. Ich nahm es hin, akzeptierte seine Verlobte. Jos war nun mal mein Meister und er würde wissen, was richtig für mich war. So ergeben war ich ihm. So dumm!

Seine Verlobte hockte steif und gerade da, bewegte sich keinen Deut, hielt den Blick starr auf mich gerichtet, die ich vor dem Bett kniete, den Rock herabgezogen, das T-Shirt über die Brüste geschoben. Welch eine Erniedrigung und Schmach – und

trotzdem fuhr ich eine Woche später wieder zu meinem Meister nach München.
Es war die Lust, die er mir bereitete und auch der Schmerz. Süßer Schmerz, der genau jenen obsessiven Hunger stillte, den ich in mir verspürte. Wenn da bloß nicht das Schweigen gewesen wäre! Denn mit wem hätte ich noch darüber reden können, über diesen Strudel aus brutaler Sexualität und faszinierender Lust, über das, was gerade mit mir geschah? Jeder hätte mich für verrückt erklärt, und jedem hätte ich geantwortet: Aber ich finde es geil. Ich finde es toll! Es ist mein Leben!

Wie absurd! Gerade ich als Krankenschwester, die täglich mit dem Leid der Menschen konfrontiert wird, hätte wissen müssen, wohin Abhängigkeiten führen können. Doch es ist immer das Gleiche: Wenn man selbst in der Situation steckt, ist man blind für die Wahrheit.

Natürlich machte ich mir Gedanken über das, was geschah. Mein Meister schien das zu spüren. Irgendwann meinte er während einer der Sessions – und seine Verlobte saß wieder dabei: »Du brauchst nicht mehr denken! Ich denke für dich!«

Also lebte ich am Wochenende für meinen Herrn und Meister und in der Woche für die Ärzte und Patienten. Die Wochen verstrichen, ich verlor jegliches Gefühl für Raum und Zeit, irgendwie auch für die Wirklichkeit.

Klar, meinen Freunden fielen die Veränderungen an mir auf, doch ich wand mich heraus – Überarbeitung, Stress, Müdigkeit. Das war nicht einmal so gelogen; auf der Krankenstation des Hospitals herrschte seit Jahren Pflegernotstand.

Doch in Wahrheit war es natürlich nur eine Lüge, die ich wie selbstverständlich über die Lippen brachte. Zweifel? Hatte ich längst nicht mehr, denn mein Meister dachte für mich. Über unsere Beziehung machte ich mir keine Kopf mehr. Alles verlief wie selbstverständlich, selbst dass seine Verlobte regelmässig dabei war und zuschaute, war nichts Ungewöhnliches mehr. Jos war mein Meister, und was mein Meister von mir verlangte, nahm ich ergeben hin. Ist das nicht wahre Liebe?

Ich weiß es nicht. Ich weiß nur, immer mehr Grenzen verschoben sich, bis irgendwann gar keine mehr vorhanden waren. Seitdem weiß ich, dass es überhaupt kein Problem ist, sich einen Schwanz bis zum Anschlag in den Hals zu schieben ohne sich dabei zu übergeben. Dass es kein Problem ist, vorgeführt zu werden. Oder von einem wildfremden Mann heftig in den Arsch gefickt zu werden. Dass ich 50 Schläge mit der Peitsche auf den Hintern ohne einen Mucks ertragen kann. Dass ich 16 Stunden nicht zur Toilette muss. Oder dass ich 20 Stunden nichts Trinken brauche. Dass ich unsafes Schlagen – zum Beispiel auf das Brustbein mit einem Fieberglasstock – auch ohne Herzstillstand überleben kann. Dass es Daumenschrauben nicht nur im Museum gibt. Und dass ich nach all diesen Torturen dennoch glücklich und erfüllt heim nach Frankfurt fuhr.

Irgendwann sagt mein Meister zu mir: »Du brauchst deine Freunde nicht mehr. Du hast mich!«

Auch das stellte ich nicht in Zweifel. Am kommenden Montag sollte ich zu ihm kommen, diesmal nicht mehr ins Hotel, diesmal zu ihm nach Hause – für immer. Er hätte einen Raum für mich eingerichtet, von dem nicht viele wüssten, nur er, seine Verlobte – und vielleicht der eine oder andere Freund, dem er mich vorzuführen gedachte. »Ein kleines Zimmer in meinem Haus, nur für dich«, sagt er. Ob es nicht eine besondere Ehre sei, für ihn, meinen Meister, die 24/7-Sklavin zu sein?

»Das ist es«, sagte ich. Irgendwie meinte ich das auch so.

Ich gönnte mir noch ein letztes Wochenende, sozusagen der Abschied. Noch einmal wollte ich mit meinen Freunden richtig feiern. Gemeinsam gingen wir in Frankfurt in eine Discothek. Wir tanzten zu Techno, tranken viel Alkohol, schmissen uns Drogen ein – was mir mein Meister längst verboten hatte, aber die Strafe fürchtete ich nicht, sie war ja das, weswegen ich meinen Meister besuchte – und wir hatten mächtig viel Spaß. Während ich über die Tanzfläche schwebte, spürte ich, wie die Drogen in mir wirkten. In dieser Nacht fuhr ich einen albtraumartigen Trip. Ich weiß nur von Erzählungen meiner Freunde, dass sie mich irgendwann am nächsten Morgen nach Hause brachten und wohl ziemlich erschrocken gewesen sein müssen, wie verwahrlost meine Wohnung war.

Ich kann nicht sagen, wie und warum, aber als es irgendwann Montag war, packte ich nicht die Koffer. Ich fuhr nicht nach München. Als die Wirkung der Drogen in mir nachließ, fiel auch alles andere von mir ab. Und ich wusste mit Gewissheit: »Ich bin keine Naturdevote, dafür lebe ich viel zu gerne.«

Heute lebe ich SM, indem ich Partner habe, die mich als Person und Frau respektieren und bei denen es noch ein anderes Leben neben der Sexualität gibt. Das ist wichtig. Beinahe hätte ich dies aus den Augen verloren. Jos rief niemals an, er schrieb keine Email. Ich habe ihn nie mehr wiedergesehen. Es war wohl ein Spiel für ihn, das in dem Augenblick endete, als ich ausstieg. Hätte ich dies nicht gemacht, das Spiel würde wohl heute noch andauern ...

## »MANN ODER FRAU? – IN MEINER BRUST SCHLAGEN ZWEI HERZEN!«

*Bert, 46, Unternehmer*

»Ein Junge weint nicht!« Diese Losung war so einfach wie entscheidend für mich und meine Kindheit. Ich besaß kaum Möglichkeiten, aus diesem Korsett auszubrechen. Meine Eltern lebten es mir vor: Mein Vater war der Herr im Haus, er ging arbeiten, schaffte das Geld ran, klagte nicht, murrte nicht, donnerte nur manchmal mit der Faust auf den Tisch, wenn irgendwas nicht so lief, wie er es gerne hatte. Meine Mutter war Hausfrau, so wie es sich gehörte, versorgte die Kinder, spurte, wenn der Vater es wollte – und wenn es ihr zu viel wurde, bekamen wir Kinder halt mal einen Klaps auf den Po. Als wir heulten, hieß es: »Als Junge musst du stark sein.«

Insbesondere in meiner Jugend gewann diese Formel an Bedeutung. In der Pubertät ging es darum, stark zu sein, cool und begehrt. Bloß keine Gefühle zeigen. Heulen vor den Mädchen? Wie kindisch! Flennen nach einer Schlägerei? Ein Weichei! Wer es trotzdem tat, riskierte eine saftige Packung verpasst zu bekommen. Also lernte ich, stark zu sein, mich nicht von meinen Gefühlen leiten zu lassen; ich kehrte den harten Kerl heraus. Mag sein, dass mir das gelang. Kann aber auch gut sein, dass die anderen Jungs aus meiner Klasse irgendwann merkten, dass ich nicht wirklich so funktionierte, wie sie glaubten, dass man zu funktionieren hatte. Ich traf mich beispielsweise nie mit ihnen zum Fußball. Ich rauchte mit ihnen keine Zigaretten in der Unterrichtspause. Ich hatte mit 16 immer noch keine Freundin gehabt. Und Sex? Okay, ich schlief mit zwei, drei Mädels, aber die Erfahrung war ernüchternd. Sex fand nicht wirklich in mir statt.

Ich war zu sehr mit anderen Dingen beschäftigt. Denn das, was ich zu sein vorgab, war ich nicht. Ich war anders.

Es fing damit an, dass ich auf die Kleidchen neidisch war, die meine Schwester trug. Das war bloß so ein Gefühl, unbestimmbar, aber eindeutig vorhanden. Als Kind maß ich dem natürlich keinerlei Bedeutung bei, auch später noch nicht, als ich mit unverhohlener Bewunderung die Mädchen betrachtete. Jeder glaubte zwar, ich wäre in der Pubertät und dies sei ein normales Verhalten – aber das war es eben nicht. Ich verfolgte fasziniert die Entwicklung der Mädchen in meiner Klasse, ihre Reife, ihren Körperbau, die Art, wie sie sich bewegten und verspürte dabei den Wunsch, selbst in ihre Haut schlüpfen zu können. Rückblickend verkläre ich diese Emotionen wahrscheinlich, eben weil ich heute meinen Weg gefunden habe und damit umgehen kann. Damals waren die Empfindungen ein rätselhaftes Rumoren in mir, mit einem riesigen Fragezeichen versehen. Ich wusste keine Antwort drauf.

Viele meiner Freunde heirateten und bekamen Kinder, bauten sich ihr Einfamilienhaus, wo sie noch heute leben – so sie denn nicht zwischenzeitlich geschieden sind. Kann gut sein, dass ihr Leben unbeschwerter und freier ist. Ich habe kürzlich in den *Schlagzeilen [SM-Magazin, d. Aut.]* einen Beitrag gelesen, in dem der Verfasser schrieb: »Ich habe gemerkt, dass mein Leben niemals so sein wird.«

Richtig, mein Leben wird niemals so sein. Aber gut möglich, dass mein Leben heute viel freier und unbeschwerter ist, als es das meiner Freunde jemals war. Sie sind in einem Korsett eingezwängt, in das sie sich von der Gesellschaft haben hineinpressen lassen. Ich bin es nicht. Allerdings war es für mich bis dahin ein weiter Weg. Denn als Teenager sagt man sich ja nicht: »Jawohl, ich habe ein Fetisch, da stehe ich drauf, und das wird in Zukunft Teil meines Lebens sein.« Ich konnte dieses Fetisch ja nicht einmal benennen – weil ich es überhaupt nicht kannte. Wie auch? Wo sollte man davon erfahren haben? Und falls ich doch davon gehört hätte, ich wäre viel zu gehemmt gewesen. Ich kam mir ohnehin schon andersartig vor. Hätte ich mich damit noch näher auseinander gesetzt, wer weiß, wie ich mich empfunden hätte. Als Aussätziger? Als Perversling? Wenn im Freundeskreis – oder das, was ich dafür hielt – über solche Menschen gesprochen wurde, von denen man allenthalben im Fernsehen oder in Zeitschriften las, dann wurde gelästert und gelacht, abfällig und nicht selten böswillig und gemein.

Die ersten Jahre nach der Schule absolvierte ich meine Ausbildung und suchte derweil nach der Liebe. Wer tut das nicht? Jeder sucht nach Liebe. Ich nicht ausgenommen. Doch all das, was drumherum passiert – Hochzeit, Kinder, Häuschen, das, was alle machen, weil es sich so gehört, weil es jeder tut, weil es erwartet wird –, das setzte bei mir nicht ein. Wie oft führte ich Diskussionen mit meinen Eltern! Sich ständig wiederholende Dispute, die mit einer unbedachten Äußerung meiner Mutter eingeleitet wurden: »Junge, was macht der Nachwuchs?« Anfangs machte ich noch den Fehler, ich stellte ihnen meine jeweilige Freundin vor. Ich spürte den Druck, den sie auf mich ausübten, es doch endlich meinen Geschwistern gleich zu tun. »Bert, wann heiratest du? Wann bekommst du Kinder? Wann baust du dir ein Haus?«

So war das bei uns, damit konnte man nicht früh genug beginnen. Kaum von der Schule, schon ins eigene Haus, Kinder, Familie, das Übliche eben. Weil ich diesem Erwartungsdruck nicht gewachsen war, wechselte ich meine Freundinnen schneller, als es eigentlich notwendig gewesen wäre. Man muss sich das mal vor Augen halten: Ich trennte mich von meinen Freundinnen, weil meine Eltern begannen, sie zu mögen und Pläne für mich und meine Zukunft schmiedeten. Es war offenkundig einfacher, ihnen die Illusion zu rauben, indem ich mich von dem Mädchen trennte. Vieles wurde einfacher, als ich endlich die Lehre beendete und von zu Hause auszog. Jetzt brauchte ich meine Freundinnen nicht mehr mitzubringen, meine Eltern blieben außen vor. Zum ersten Mal hielt eine Beziehung länger als ein halbes Jahr.

Gleichwohl fühlte ich mich immer noch gefangen, nicht in der Partnerschaft, sondern in meinem eigenen Körper. Da waren diese Gefühle und Neigungen, die nicht in Worte zu fassen waren, weil ich ihrer nicht Herr wurde. Es gab auch niemand, mit dem ich drüber reden konnte. So schwoll dieses Sammelsurium an Emotionen in mir an – und es war im Grunde nur eine Frage der Zeit, bis es zu viel wurde ...

Zaghaft wagte ich erste Ansätze. Beim Shoppen in der Stadt verbrachte ich mehr Zeit zwischen Damenunterwäsche als in der Herrenabteilung. In Schuhgeschäften galt mein erster Blick den High Heels. Später kam ich auf die Idee, per Katalog Frauenschuhe zu bestellen. Ich probierte sie an und schickte sie wieder retour – nur, um einfach mal zu wissen, wie es sich anfühlt. Mein größter Wunsch wurde es, einmal in einem Kaufhaus Damenwäsche zu kaufen, dabei von einer Verkäuferin bedient und beraten zu werden. Schon komisch, oder?

Meine Freundin damals war Kerstin. Wir waren ein Paar, weil wir öfter was gemeinsam unternahmen, uns eigentlich gut verstanden, ohne dass wir uns geistig wirklich nahe kamen. Es war eine dieser Beziehungen, in denen man schwebt. Nicht vor Freude, sondern vor Belanglosigkeit. Sie floss so dahin, ohne große Komplikationen, ohne dass man sich einen Kopf darum machen brauchte. Heute glaube ich, es war vor allem der Sex, der uns zusammenhielt, aber damals waren wir uns dessen nicht bewusst. Oder zumindest ich war mir dessen nicht bewusst.

Unser Sex war anfangs ganz passabel, aber er wurde besser. Man könnte sagen, er spielte sich ein. Und er wurde von Mal zu Mal immer heftiger. Wir redeten nicht einmal darüber, es geschah von selbst, wahrscheinlich, weil auch Kerstin es zuließ: Sie übernahm immer häufiger die Führung und ich fand mich in der Rolle des passiven Parts wieder, was mich nicht störte. Wahrscheinlich steckte auch in Kerstin diese Ader, jedenfalls wurde unser Spiel im Bett immer ausgefallener. Es begann mit Seilen, mit denen sie mich fesselte. Sie brachte eine Riemenpeitsche mit, dann einen Rohrstock. Sie schnallte mir einen Knebel um, band mir die Hoden ab – immer wieder ging sie ein Stückchen weiter. Sie stopfte mir einen Buttplug in den Po, klatschte meinen Arsch mit Paddles. Irgendwann band sie sich einen Umschnalldildo um und vögelte mich damit anal. Es schmerzte, aber es war ein angenehmer Schmerz. Es gefiel mir, es gefiel mir so sehr. Zum ersten Mal glaubte ich mich in einer Position zu befinden, die meinem Seelenzustand entsprechend war. Daher flehte ich darum, dass sie weitermachte, mich bearbeitete, mich quälte, mir weiter wehtat, mich dieses grauenhafte, wunderbare Gefühl wieder und wieder erleben ließ. Wer weiß, möglicherweise empfand ich diese Pein als gerechte Strafe für meine *anderen* Gedanken. Vielleicht gefiel mir das Spiel aber auch einfach nur.

Irgendwann eskalierte die Situation. Ich bekam keine Luft, Kerstin bemerkte es nicht. Weil ich zu zucken begann, nahm sie an, mir würde es besonders gut gefallen. Umso heftiger schlug sie zu – und erst als die Haut platzte, erwachte sie selbst aus ihrem Rausch und bemerkte mein hochrotes Gesicht.

Später sprachen wir über das, was passiert war, und zum ersten Mal gingen wir in die Tiefe. Zum ersten Mal legte ich meine Neigungen offen, die ich bis dahin nur wie ein eisernes Geheimnis in mir trug. Kerstin hörte mir zu, sie sagte gar nichts. Ich erklärte ihr: »Ich möchte eine Frau sein. Ich möchte mal Frauenkleider tragen, mich in Korsetts einschnüren lassen, auf High Heels laufen – und mich als Frau von dir vögeln lassen.«

Sie meinte, dass sie sich so was in der Richtung schon gedacht habe. Ich war überrascht. Sie erklärte, die Art, mit der ich sie beim Schminken, beim Kleidereinkauf beobachtet hätte und mit der ich sie bat, in Schuhgeschäften anstatt Sportschuhe doch mal High Heels anzuziehen. Bisher hätte sie sich aber nicht getraut, mich darauf anzusprechen. Das Gespräch war wie eine Befreiung – ich fühlte mich verstanden, und nicht wie jemand, der anders ist, pervers, ekelhaft oder gar noch viel Schlimmeres. Ein paar Tage später versuchten wir es. Ich schlüpfte in Kleider, stöckelte auf Absatzschuhen vor Kerstin herum, ließ mich von ihr ausgiebig mit Fesseln, Peitschen und Stöcken behandeln und schließlich von ihr nehmen.

Wenn man eine Phantasie lange mit sich herumträgt und sie dann in der Realität ausprobiert, ist das ja manchmal eine ernüchternde Erfahrung. Wie schon gesagt, ich habe in der Vergangenheit wiederholt erotische Frauenwäsche angezogen – allein und daheim in den eigenen vier Wänden, bei vorgezogenen Vorhängen und gedämpftem Licht. Aber jetzt, als es endlich passierte und ich mit einem anderen Menschen, mit Kerstin, zum ersten Mal meine Träume auslebte, war es genau so, wie ich es mir die vielen Male zuvor ausgemalt hatte. Was sicherlich auch daran lag, dass Kerstin das Spiel mitspielte. Und zwar nicht nur, um mir einen Gefallen zu tun. Ich glaube schon, dass es sie ebenso erregte.

Sie war es auch, die mir vorschlug, es doch einfach mal in einem SM- und Fetisch-Gesprächskreis zu versuchen. Irgendwie war ich nicht einmal erstaunt, dass sie sich mit solchen Dingen auskannte. Man bedenke, die Utensilien, die sie nach und nach in unsere Beziehung einbrachte, waren Anzeichen genug.

Wir gingen gemeinsam zu einem dieser Gesprächskreise, ich war froh, dass sie mich begleitete. Ich weiß nicht, ob ich alleine den Mut aufgebracht hätte. Doch all meine Sorgen waren unbegründet. Erstmals konnte ich mich dem aufrichtig stellen, was mich seit meiner Jugend beschäftigte. Es war angenehm zu erfahren, dass andere Menschen ähnlich funktionierten wie ich. Es war sehr aufschlussreich zu hören, welche Erfahrungen sie machten, wie sie damit lebten, wie sie ihre Zukunft planten. Viele Probleme, die sich vor mir auftürmten, verloren an Bedeutung. Neue Aspekte gewannen an Reiz. Ich fühlte mich zwar noch nicht frei und enthemmt, aber ich spürte, dass der erste Schritt dorthin getan war.

Kerstin und ich blieben noch eine ganze Weile ein Paar. Seit jenem Ereignis klappte auch unsere Beziehung viel besser, als sei diese plötzliche Befreiung meiner sexuellen Wünsche gleichzeitig die Initialzündung für eine funktionierende Partnerschaft gewesen. So unglaublich es sich anhört, zum ersten Mal gab es auch so etwas wie Liebe, Harmonie und Zärtlichkeit für mich, wie immer man diese nun definieren mag. Aber ich glaube, das sollte sowieso jeder für sich selbst entscheiden, bis zu welchem Grad er bereit ist, Liebe, Harmonie und Zärtlichkeit zu geben beziehungsweise zu empfangen.

Allerdings fand Kerstin ausschließlich Gefallen an den dominanten, ja fast sadistischen Spielchen. Ich hatte freilich auch meinen Spaß daran, allerdings verfiel ich mehr und mehr dem Hang, mich auch als Frau zu geben – und zu fühlen. Jetzt, da einmal der Stein ins Rollen gebracht war, begann meine Wahrnehmung sich zu verändern, auch meine Identifikation. Damit kam Kerstin irgendwann nicht mehr zurecht. Sie wollte einen masochistischen Mann, keine Frau. Wir trennten uns.

Für mich begann eine lange Suche, nämlich zu mir selbst. Was wollte ich? Was erwartete ich? Wie sollte es weitergehen? Wie weit würde es noch gehen? Immer öfter ertappte ich mich dabei, dass ich mich abends, wenn es dunkel war, in Frauenkleider hüllte, mir eine Perücke aufsetzte, Stöckelschuhe anzog und ein paar Runden durch die Stadt drehte. Natürlich achtete ich peinlichst genau darauf, so wenig Menschen wie möglich zu begegnen. Immerhin, ich durfte nicht vergessen, ich habe einen Job, in dem man mich als Mann kennt, und der mich nicht selten mit Geschäftskunden zusammenbringt. Doch gleichzeitig machte ich mir meine Gedanken, was das alles sollte und wohin es mich noch führen würde. Früher oder später musste ich mir Gedanken machen, so viel war klar. Denn irgendwann würde wahrscheinlich auch der Tag kommen, an dem in mir der Wunsch reifte, öffentlich als Frau aufzutreten, wo und in welcher Form auch immer.

Ich suchte weiterhin den Gesprächskreis auf. Ein Großteil der Leute, die ich dort kennen lernte, waren Männer mit ähnlichen Erlebnissen und Erfahrungen. Viele von ihnen waren einfach nur schwul, entwickelten sich zur Transe. Andere lebten als Transvestit. Wieder andere ließen sich bereits mit Hormonen behandeln oder standen kurz vor der Operation.

Was davon war mein Weg? Ich wusste es nicht. Ich weiß es heute noch nicht. Eines weiß ich nur ganz sicher: Als schwul empfinde ich mich nicht. Es ist undenkbar für mich, mit einem Mann zusammenzuleben. Natürlich habe ich mehrere Male mit einem Mann geschlafen, aber das war ernüchternd. Für mich ist klar: Ich will den Alltag mit einer Frau verbringen, einer Frau, die meine Obsession nicht nur versteht, sondern auch mit mir teilt. So gesehen würde ich mich als lesbisch bezeichnen, obwohl ich immer noch als Mann in der Öffentlichkeit stehe.

In der nächsten Zeit wird sich auch nichts daran ändern. Meine Eltern leben noch. Bisher ist es mir gelungen, meine wahren Neigungen vor ihnen zu verbergen. Sie sind sehr alt und ich glaube, es würde sie ungemein treffen, wenn ich ihnen jetzt noch die Karten auf den Tisch legen würde. Mag sein, dass sie das eine oder andere ahnen, denn ich war noch nie verheiratet, habe ihnen seit vielen Jahren keine Freundin mehr vorgestellt. Ein Kind habe ich auch noch nicht gezeugt. Doch falls sie etwas ahnen, werden sie es nicht ansprechen. Solche Dinge gehören für meine Eltern nicht zum normalen Leben.

Natürlich fällt es mir schwer, sie zu belügen. Aber es fiele mir noch viel schwerer, ihnen wehzutun. Deshalb lasse ich es bleiben. Ich lebe tagsüber als Mann und nachts lebe ich als Frau, die Frauen liebt. Das ist nicht immer einfach und nicht immer führen Kontaktanzeigen in einschlägigen Magazinen zum erwünschten Ergebnis.

Es gibt Tage, an denen ich – beruflich wie privat – eine Frau kennen lerne, die mich ungemein fasziniert. Wir verstehen uns gut und sie ist nicht abgeneigt, mit mir ins Bett zu gehen. Wie bringe ich dieser Frau bei, dass zwei Herzen in meiner Brust schlagen? Allein die SM ruft ja bei der einen oder anderen schon ein Stirnrunzeln hervor – auch wenn Peitschen oder Handschellen inzwischen zum normalen Hausgebrauch gehören. Aber da ist ja noch mehr, mein Wunsch, als Frau behandelt zu werden. Bizarr, das trifft es ganz gut, nicht meine Neigungen, sondern die Reaktionen der Frauen. Manchmal suche ich daher Erleichterung in SM-Studios. Sie besitzen den großen Vorteil, dass ich nicht lange drumherum reden muss. Ich brauche keine Angst zu haben, mir eine Abfuhr einholen zu müssen. Ich komme wegen Sex, die Frauen bieten Sex.

Ich möchte nicht ausschließen, dass ich eines Tages auch zu Hormonen greifen werde. Eine Operation? Ich weiß es nicht. Manchmal denke ich mir, ich bin zu alt dafür. Es würde reichen, wenn ich dieses Wechselspiel aus Mann und Frau fortführe. Aber manchmal zerreißt mich dieses Gefühl, in letzter Zeit immer häufiger. Aber ich kann es nicht ändern. Nicht solange meine Eltern leben. Und nicht solange ich nicht für mich herausgefunden habe, wohin mich mein Weg endgültig führen soll.

## »WIR STEHEN DEM VERSTÄNDNIS FÜREINANDER SELBST IM WEGE.«

*Rose Kane, 28*

Wenn ich in meinem Bekanntenkreis oder in den einschlägigen Foren der subkulturellen Szene Gespräche über individuelle Findungsphasen, Sexualität und BDSM-Neigung verfolge, höre oder lese ich oft von Kindheits- und Jugenderinnerungen an gewisse merkwürdige Ideen und Abenteuer.

Eine davon ist zum Beispiel das Spiel »Räuber und Gendarm«. Das Fesseln und die Ruten durften dabei, nach dem Jagen und Fangen des erwählten Opfers, natürlich nicht fehlen. Eine andere häufige Geschichte erzählt von heimlichen Selbstversuchen während der pubertären Phase mit Mutters Wäscheklammern, Vaters Bademantelgürtel oder selbstgebastelten Kleinoden. Wiederum eine andere berichtet von den verschämten Streifzügen des Sohnes durch den mütterlichen Kleiderschrank und noch eine andere von Selbstverletzungen in Form von Cutting.

Viele dieser Schilderungen enthalten den Moment, in dem die Eltern irgendwann ihre Schützlinge beim »Herumspielen« in flagranti ertappten. Die Reaktionen der Betroffenen auf diese enthüllenden Situationen sind sehr unterschiedlich ...

Wenn ich gefragt werde, wie ich »es« denn entdeckt habe, kann ich nur sagen, dass es bei mir nicht so gewesen ist. Anders eben. Ich hatte als Kind keinerlei komische Phantasien und habe mich auch nicht seltsam erregt gefühlt, wenn Karl May-Filme über die alte Schwarz-Weiß-Bildschirmröhre meiner Eltern flackerten. Ich gebe zu, ich mochte seine Bücher nie besonders, denn die Seiten bis hin zur eigentlichen Handlung waren mir als Kind einfach zu viele. Manch einer hakt an dieser Stelle des Gespräches noch einmal nach. »Sind die Erlebnisse vielleicht doch nur in Vergessenheit geraten?« Nein. Es gibt sie in dieser Form ganz einfach nicht.

Meinerseits fällt hier oft das Wort »Spätzünder«. Die Initialzündungen für viele Bereiche meines Lebens fanden sich erst in der Abiturzeit und im Studium. Wann genau ich »aufzuwachen« begann, anfing mich vom Elternhaus abzunabeln, zu rebellieren, zu reflektieren, mich mit meiner Sexualität und meinem Körper auseinander zu setzten und mein Selbst zu suchen und zu finden, kann ich nicht sagen. Es sind allmähliche Übergänge.

Ein Erlebnis, das mir gerade sehr deutlich im Gedächtnis herumschwirrt, ist meine Aktion »Ich-bin-jetzt-erwachsen-und-studiere-bald«. Es sind die Tage des Abiturs im Mai 1995 gewesen, kurz vor meiner mündlichen Geschichtsprüfung. Ich wollte mich äußerlich von meiner Schülerzeit abgrenzen, Signale setzen. Ich schockte meine Eltern, Noch-Lehrer und Mitschüler mit einer Ratzeputz-Igelfrisur und mehrfach metallbestückten Ohrläppchen. Ihre Verblüffung über die sonst eher stille, schüchterne, nicht selbstbewusste Tochter, Abiturientin und Außenseiterin, die sich oft nicht gewehrt hatte, wenn andere Schüler sie hänselten und manchmal sogar knufften, sehe ich noch heute vor mir.

Das Studium ist eine rasante Zeit für mich gewesen, in der ich manchmal den Eindruck hatte, dass ich all das Pubertäre nachholte, was ich zu Hause verpasst hatte. Ich zog peu a peu aus, brach alle Kontakte meiner Schulzeit ab – viele waren es nicht – und stellte mich dem Fremden, das mir begegnen sollte.

Viele neue Gesichter lernte ich kennen, fand durch Zufall Anschluss an die örtliche Evangelische Studentengemeinde und engagierte mich auch in der Antifa (Antifaschistische Fraktion). In der Ökoszene fühlte ich mich pudelwohl. Ich spürte plötzlich Zugehörigkeit und schuf mir kleine Nischen des Zuhause-Seins. Ich wollte so vieles wissen, saugte alles um mich herum auf, löcherte meine Umgebung mit unendlich vielen Fragen, fühlte mich oft wie ein ausgedörrter Schwamm, der nach Antworten dürstete. In den bunten, weiten Klamotten, die ich damals bevorzugt trug, konnte ich mein Frausein, mein Selbst, mit dem ich nicht klar kam, dem ich im Weg stand, verhüllen und mehr wie ein Mann wirken. Meine erste sexuelle Erfahrung war ein bierseliger, bartstoppliger, nasser Kuss von einem Typen, dem ich danach fast ein halbes Jahr aus dem Weg ging.

Irgendwann in dieser Zeit begegnete mir der Mann, Geliebte, Kumpel, Gesprächspartner, Freund, Beziehungspartner, Lebensberater, der in meinem Leben vieles ändern und mich über mehrere Jahre begleiten sollte. Er ist es gewesen, der in mir etwas wahrnahm, wovon ich vorher nichts wusste. Der dieses Etwas sehr geduldig mit mir zusammen aus mir herausschälte. Meine Neugier war dabei wohl sehr hilfreich. Zuerst ging es nur um mein Frausein, um den Umgang mit mir selbst und damit auch mit anderen – ein zähes Stück Arbeit. Später kamen verstärkt sexuelle und BDSM-Themen hinzu – nicht unbedingt viel einfacher.

Ich kann mich noch sehr gut an kräfteraubende Diskussionen erinnern, in denen es zum Beispiel um Themen wie Körper- und Intimrasur, weibliche, körperbetonte Kleidung, Selbstbefriedigung, Stringtangas, Sextoys, Anal- und Oralverkehr, zwanglose Nacktheit in den eigenen vier Wänden oder Tampons ging. Damals waren das für mich halbe Revolutionen. Heute sind es Selbstverständlichkeiten.

Einmal bekam ich von meinem ehemaligen Freund die Anweisung, mich vor seinen Augen zu befriedigen. Ich weiß noch, wie ich in Tränen ausgebrochen bin, weil ich mich unwohl, bestraft und sogar erniedrigt fühlte. Heute empfinde ich diese Art von Hingabe als etwas sehr Wundervolles, was aber, meines Erachtens, einiges an gegenseitigem Vertrauen und Kennen benötigt.

Zu meinem Devotsein hatte ich lange Zeit sehr widerstrebende Gefühle, bis hin zur vehementen Verneinung. Einerseits wollte ich, dass mein früherer Freund seine Macht über mich im

Rahmen unseres BDSM-Spiels konsequent und streng ausübt. Andererseits aber versuchte ich oft aus meiner passiven Position heraus steuernd und kontrollierend ins Spiel einzugreifen, umso dem Bezwungen-Werden-Wollen im Rahmen meiner Bedingungen einen Raum zu geben. Simple Gesten, wie vor ihm zu knien, brachten fast immer Machtkämpfe mit sich. Meinen Masochismus konnte ich eher akzeptieren. Heute weiß ich, dass ich Angst vor meiner eigenen Hingabe und auch vor Abhängigkeiten hatte.

Seit ich, nach meiner Trennung, gelernt habe, überhaupt »ich« sagen zu können, losgelassen habe und mich frei fühle, gab es einige sehr schöne, auch erotische Begegnungen mit Frauen und Männern. Dabei sprach mich sowohl die passive, als auch die aktive Seite an. Jede(r) von ihnen hat mich auf ihre (seine) Weise gelehrt, dass sich für das, was auf sexueller Basis ausprobiert und gelebt werden möchte, ein richtiger Zeitpunkt und geeignetes Gegenüber findet, wenn man einander Raum und Zeit lässt und nichts erzwingen will. Offenheit, Ehrlichkeit und ein gesundes Maß an Reflektionsfähigkeit sind, meiner Meinung nach, ebenso wichtig.

Erst vor wenigen Tagen habe ich in meiner BDSM-Community ein paar Worte gelesen, die mich in den jüngsten Erfahrungen mit meinem Devotsein bestärkt haben. Dort schrieb jemand, im übertragenen Sinne, dass der Mensch ein gewisses Urvertrauen zu seinem Gegenüber aufbauen, bei diesem »ankommen«, sich wohl fühlen und sicher sein müsse, dass dieser der (die) Richtige ist. Dann erst kann sich vieles, was vorher unmöglich erschien, bewegen.

Die meisten Punkte, die ich hier bisher angesprochen habe, kennen meine Eltern nicht. Das liegt sicherlich daran, dass ich mich innerlich schon früh von ihnen zurückgezogen habe. Auch die bewusste, räumliche Distanz, die seit meinem Studium zwischen uns existiert, spielt eine Rolle. Es ist nicht so, dass gar kein Interesse aneinander besteht. Im Gegenteil. Nur manchmal beschleicht mich der Verdacht, dass wir selbst dem steten Kontakt, dem Teilhaben am Leben des anderen, dem Verständnis füreinander und der Annäherung im Wege stehen. Wenn Fragen auftauchen, wie zum Beispiel: »Wie geht es dir? Warum bist du das Wochenende nicht ans Telefon gegangen, wo warst du denn? ... Woher kennst du all diese Leute? ... Was treibst du so? ... Warum bist du immer noch Single? Wir hätten irgendwann gerne ein Enkelkind ... «, dann enden die Gespräche oft mit den Worten: »Ich weiß nicht, was in dir vorgeht, verstehe dich nicht mehr. Du bist mir fremd geworden.«

Immer wieder taten sich Chancen für Gespräche auf, gab es Ansätze, Brücken zu bauen. Nur wurden diese oft genug ungenutzt gelassen, oder sie scheiterten kläglich.

Das Studium hatte ich noch nicht abgeschlossen und ich pendelte regelmäßig zwischen Wohnort, Hochschule, Freunden und Eltern durch Deutschland. Den Ring der »O« trug ich zu jener Zeit ständig am Finger. Als ich meine Eltern übers Wochenende besuchte, bemerkte meine Mutter im Verlauf des ersten Abends, dass ich ihr zuviel Schwarz tragen würde, zugenommen hätte und es mal wieder an der Zeit wäre, dagegen anzugehen. Meine Stiefel, die Lederhose, meine Lederjacke und die vielen Ohrringe beäugte sie skeptisch. Als sie am nächsten Tag den Damennassrasierer in meinem Kulturbeutel sah, wollte sie wissen, wofür ich den bräuchte. Ich antwortete ihr, und sie schüttelte nur mit dem Kopf.

Irgendwann, Wochen später, telefonierte ich mit meinem Vater. Früher oder später kam er auch auf das leidliche Thema Beziehung und Kinder zu sprechen und wir stritten uns darüber. Er und meine Mutter wussten nichts oder besser gesagt nur sehr wenig von meinem langjährigen Freund und meinen Versuchen, mich von ihm und einer verworrenen Dreiecksgeschichte zu lösen. Sie wussten nichts von meiner Suche nach mir selbst und von meinen Streifzügen in der BDSM-Szene. In meiner Rage erzählte ich unüberlegter Weise, dass ich auch Frauen mag und noch nicht genau wüsste, wie ich leben wolle. Meine Mutter hatte über Lautsprecher nur die Hälfte mitbekommen. Sie warf mir vor, dass ich in ihren Augen »krank« sei. Ich beendete damals dieses Telefonat, indem ich einfach auflegte.

Vor ein paar Monaten besuchten meine Eltern mich mitten in meinem Umzugschaos. Meine Mutter entdeckte ziemlich bald nach ihrem Eintreffen die Handschellen. Mein großer Kuschel-Teddy, der auf dem Hochbett thronte, trug diese. Ihr einziger Kommentar dazu war ein kühles Schweigen. Die einschlägigen Bücher meiner speziellen Ecke im Regal übersah sie geflissentlich, genau so wie so manches eindeutige CD-Cover. Meine Mutter wollte mir unbedingt beim Auspacken der letzten Umzugskartons helfen. Dabei entdeckte sie die Packung mit den alten Vibratoraufsätzen in einer fast leeren Kiste. Sie meinte nur zu mir, dass da etwas drin läge, was ich wohl vergessen hätte.

Am meisten zehrt an mir der Umstand, dass ich ständig dazu getrieben wurde, nach Ausreden suchen zu müssen. Somit wurden die Kommunikationshindernisse zu meinen Eltern, obwohl ich dies nicht wollte, gepflegt. So in etwa schrieb ich neulich in einer Email, in der es unter anderem um das Thema »Outing« ging. Dabei kam die Frage auf, ob ein solches überhaupt noch nötig wäre. Denn sicherlich würden meine Eltern schon längst die Umstände erahnen und könnten somit Zwei und Zwei zusammenzählen. Aber tun sie das, als Betroffene, auch tatsächlich?

In meinem näheren Freundes- und Bekanntenkreis ist das Thema schon längst bekannt. Zu diesem gehören nicht nur eingefleischte BDSM-ler und Szenegänger, sondern auch Menschen, die mit dem Thema BDSM keine Berührungspunkte und Ängste haben, mir aber durchaus neugierige und manchmal kritische Fragen stellen. Daraus hat sich schon so manche Anekdote ergeben. Eine kleine möchte ich mit auf den Weg geben. Es ist noch gar nicht lange her, da bin ich für ein paar Tage in Berlin gewesen und habe Freunde besucht. Mit einer von ihnen, einer liebenswerten, etwas chaotischen Bayerin, bin ich unterwegs gewesen. Als wir den Checkpoint Charlie passierten und an den Stände der Fliegenden Händler vorbei kamen, blieb sie stehen und betrachte die Gasmasken. »Ja, haben die jetzt alle, wenn sie miteinander poppen und sich nackt durch die Betten wälzen, diese Dinger auf?«

## »DIE BEWEGUNGSLOSIGKEIT, DIE SCHAMLOS AUSGENUTZT WIRD.«

*Heide, 24 & Peter, 35*

**Heide:** Sex war nie wirklich wichtig für mich. Entweder ich hatte ihn oder eben nicht. Was natürlich nur daran lag, dass ich lange Zeit keinen guten Sex hatte.

**Peter:** Dessen du dir aber nicht bewusst warst, denn ...

**Heide:** Ja, ich hatte zwar Sex und empfand ihn als – na, sagen wir mal, ausreichend, aber eben nur, weil ich ihn nicht anders kannte. Erst als ich Peter kennen lernte, erweiterte sich mein Horizont schlagartig, erlebte ich Dinge, an die ich zuvor nicht im Traum gedacht hatte.

**Peter:** Für mich war das nichts Neues. Ich war bereits seit einigen Jahren in der SM-Szene unterwegs, hatte meine Rolle in dem Spiel gefunden, und Heide war nicht die Erste, die mir als Newbie über den Weg lief. Man sieht den Leuten auf der Straße nun mal nicht an, was sie privat unter der Bettdecke so alles treiben. Aber wenn mir jemand gefällt, dann versuche ich den Kontakt herzustellen. Und häufig trügt mich mein Gefühl auch nicht – meist steckt ein bisschen Fetisch oder BDSM in eben jenen Leuten, die mir auf Anhieb ins Auge stechen. Ich habe ein Gespür dafür.

**Heide:** Wobei ich anfangs eher verhalten auf seine Ausführungen reagierte und ihm sagte, dass ich mit SM gar nichts am Hut hätte.

**Peter:** Und das war erst einmal okay.

**Heide:** War es nicht. Eigentlich interessierte es dich nicht.

**Peter:** Das ist so nicht ganz richtig. Aber ich hatte ja das Gefühl, dass du durchaus offen warst.

**Heide:** War ich auch. Denn nach dem ersten Kennenlernen, wo er mir direkt zu Anfang von SM erzählte ...

**Peter:** So bin ich; ich falle immer direkt mit der Tür ins Haus. Zumal ich den Eindruck hatte, dass sie offen dafür ist.

**Heide:** Ich frage mich noch heute, wie du darauf gekommen bist. Aber sei's drum, ich habe mich in den Wochen danach mit dem Thema auseinander gesetzt. Ich habe mir ein paar Bücher gekauft, Magazine gelesen – und währenddessen hat Peter zum ersten Mal mit mir gespielt. Da wurde gar nicht lange gefackelt, er machte es einfach und ich ließ es, neugierig wie ich war, mit mir geschehen.

**Peter:** Was jetzt nicht heißen soll, dass ich die Situation ausnutzte.

**Heide:** Das hätte ich mir auch nicht gefallen lassen.

**Peter:** Aber wie ich bereits sagte: Ich war der festen Überzeugung, dass da etwas in dir steckt, das ich nur befreien musste.

**Heide:** Indem du mich in Ketten legtest – wie paradox. Zumindest war das erste Spiel mit ihm sehr spannend und abenteuerlich.

**Peter:** Wobei ich natürlich nicht alle Register zog.

**Heide:** Aber für den Anfang war es sehr aufschlussreich – und erregend. Er zog mich aus, fesselte mich und spielte an mir rum. Natürlich bat ich darum, das Spiel sofort abzubrechen, sollte er an einen Punkt kommen, der mir nicht behagte.

**Peter:** Aber der Fall trat nicht ein. Ich habe mir auch wirklich Mühe gegeben. Was jetzt nicht heißen soll, dass ich das nicht immer täte, aber gerade für jemanden, der damit bisher noch nichts zu tun hatte, kann der Schuss auch nach hinten losgehen. Deswegen muss man als führende Person besondere Vorsicht walten lassen. Ich wollte Heide schließlich nicht verschrecken, ich war ernsthaft an ihr interessiert, denn abgesehen von der Sexualität, die ich mit ihr gemeinsam zu erleben hoffte, war da noch so vieles andere, was mir an ihr gefiel.

**Heide:** Das Lob gebe ich gerne zurück. Denn alles klingt jetzt so, als wäre es bei uns nur um Sex gegangen. Aber das stimmt ja nicht. Wir verstanden uns auch so hervorragend, hatten sehr viel Spaß miteinander.

**Peter:** Ich finde, wir waren wie geschaffen füreinander. Ich wollte sie haben, unbedingt, und ich wollte sie an meinen Leben, meiner Liebe, meiner Lust teilhaben lassen. Also auch SM.

**Heide:** Unsere Positionen waren dabei von Anfang an klar. Ich war die Devote, seine kleine Sklavin, er war der Dominante, mein Meister. Das stellte ich gar nicht in Zweifel. Wieso auch? Er war derjenige, der seinen Weg gefunden hatte, der Erfahrung besaß, der dominant war. Also musste ich folglich devot sein. So einfach war das.

**Peter:** Dass das aber eben nicht so einfach ist, zeigte sich später.

**Heide:** Allerdings hatten wir bis dahin eine wunderschöne Zeit. Wir gingen von Mal zu Mal einen Schritt weiter. Meine Grenzen verschoben sich, ich war immer mehr zu ertragen bereit. Wobei »ertragen« einen negativen Beigeschmack hat. Ich musste nichts ertragen. Ich wollte es erleben, das klingt besser.

**Peter:** Manchmal war ich selbst verblüfft, wie schnell Heide bei gewissen Dingen dabei war. Da redete sie auch gar nicht lange drumherum ...

**Heide:** Das habe ich von dir gelernt!

**Peter:** ... sondern schlug vor, doch mal dies oder jenes auszuprobieren – Wachs, Klammern, Klemmen. Zum Beispiel reizte sie irgendwann auch ungemein die Suspension-Bondage. Das heißt, ich sollte sie fesseln und anschließend so verschnürt im Raum schweben lassen. »Gut«, sagte ich mir, »an mir soll es nicht liegen.« Ich hatte nämlich schon sehr früh begonnen, mich mit Bondage auseinander zu setzen und es war nicht das erste Mal, dass ich mich an einer Suspension versuchte. Ich hatte also einige Erfahrung und irgendwann hing Heide also vor mir – geschickt umwunden von den Schnüren, gewisse Körperstellen für ein weiteres Spiel zugänglich.

**Heide:** Gerade das gefiel mir an Bondage generell: Diese Bewegungslosigkeit, die vom dominanten Partner schamlos ausgenutzt werden kann.

**Peter:** Was ich dann auch tat.

**Heide:** Unsere Spiele bestimmten zunehmend auch den Alltag. Ich könnte gar nicht sagen, von wem die Initiative dazu ausging.

**Peter:** Du warst zumindest sehr fasziniert und ich hatte manchmal den Eindruck, du würdest gar nicht mehr genug bekommen.

**Heide:** Aber du bist auch der Typ, der gerne das bekommt, was er sich in den Kopf gesetzt hat. Und so wurde ich zu deiner kleinen Sklavin.

**Peter:** Das hatte schon etwas von 24/7.

**Heide:** Irgendwann war der Moment gekommen, indem ich das Halsband umlegte, kaum dass ich von der Arbeit heimkam und unsere Wohnung betrat. Damit war die Session eröffnet. Peter hatte Regeln aufgestellt, wie ich mich zu verhalten hatte. Manchmal gab er Befehle, die ich auszuführen hatte – tat ich es nicht, bestrafte er mich. Inzwischen waren wir bei Peitschen und Paddeln angelangt. Im Schlafzimmer, direkt neben unserem Stahlbett, stand ein Bock, über den er mich legte, wenn ich unartig war. Dort hing ich, nur mit Highheels bekleidet, einen Plug im Po, und spürte die Schläge auf meinen Hintern herabsausen. Dann nahm er mich an die Leine und folgsam lief ich hinter ihm ins Wohnzimmer, wo ich mich mit gesenktem Kopf neben dem Sessel niederkniete – noch immer nackt, noch immer nur mit Highheels an den Füßen, noch immer den Plug im Arsch.

Früher waren anale Berührungen für mich absolut undenkbar. Analfick? Nicht mit mir. Einmal hatte ein Freund von mir versucht, mich anal zu nehmen, aber das hatte in einem handfesten Streit geendet. Ich konnte mir nicht vorstellen, dass so etwas überhaupt möglich ist. Peter bewies mir das Gegenteil. Natürlich war es manchmal unangenehm, aber wer hat behauptet, dass das Leben einer Sklavin angenehm ist?

Manchmal erlaubte er mir, ihn oral zu befriedigen, nachdem er den Fernseher abgeschaltet hatte und sich fürs Bett vorbereitete. Je nachdem wie gut ich es ihm machte, durfte ich die Highheels und den Plug entfernen und mich selbst zum Höhepunkt bringen. Meist schlief ich aber ohne eigenen Orgasmus neben ihm ein. Das machte mir nichts aus, denn ich wusste, ich machte ihn glücklich damit. Dann war ich auch glücklich. Meist bekam ich am nächsten Morgen, wenn ich endlich die Highheels ausziehen durfte und den Plug herauszog, kurz bevor ich unter die Dusche sprang und mich für die Arbeit vorbereitete, meine Belohnung – er schlief mit mir und das war dann wirklich unglaublich schön.

**Peter:** Tagsüber auf der Arbeit war natürlich alles ganz normal. Beinahe ...

**Heide:** Nicht selten klemmte Peter mir, kurz bevor ich das Haus verließ, kleine Klammern an die Brustwarzen oder Schamlippen, die ich dort zu tragen hatte. Gerade im Sommer war das nicht einfach, diese so offensichtlichen Zeichen unter dünner Kleidung zu verbergen. Aber gerade das machte den Reiz aus. Dieses »Wir-wissen-was-was-ihr-nicht-wisst«-Gefühl.

**Peter:** Manchmal rief ich sie auf der Arbeit übers Handy an und forderte sie auf, sich zu einer bestimmten Zeit auf die Toilette zu verdrücken, wo ich ihr dann, erneut übers Handy, Befehle für den Abend, nach ihrer Rückkehr, erteilte.

**Heide:** Allein seine Worte zu hören, erregte mich ungemein.

**Peter:** Außerhalb unserer vier Wände erweckten wir bei anderen Leuten den Eindruck eines ganz normalen, jungen Paares – und niemand sprach uns auf SM an. Okay, meine Freunde wussten davon, viele leben selbst ihre Neigungen auf diese Weise aus.

**Heide:** Aber in meinem Freundeskreis und auch meiner Familie kam niemand auf die Idee, dass wir SM spielten. Gut möglich, dass der eine oder andere etwas ahnte, immerhin wandelte sich mit der Zeit meine Garderobe von »normaler« Straßenkleidung hin zu Lederhosen oder Lackröcke. Aber kaum dass wir daheim waren, begann das eigentliche Rollenspiel.

**Peter:** Natürlich war das eine Gratwanderung. Nicht selten verspürte ich den Wunsch, ihr beispielsweise bei einem Konzert deutlich zu machen, was ich von ihr verlangte. Wenn wir bei ihren Eltern zu Besuch waren, war es immer eine Tortur, ich wollte, konnte aber nicht.

**Heide:** Mir erging es genau so. Wie gerne wäre ich seine kleine Sklavin gewesen, hätte mich zu seinen Füßen niedergehockt, seine Befehle erwartet ... Alles war wie ein Rausch – und was nicht dazu passte, sollte am besten erst gar nicht stattfinden.

**Peter:** Wir waren von unserem Spiel ziemlich gefangen, das ist richtig. Ich glaube, in jener Zeit haben wir auch viele Freunde und Bekannte vernachlässigt, denn eigentlich wollten wir lieber daheim bleiben und spielen. Nichts anderes als spielen.

**Heide:** Aber immerhin hatten wir eine gute Ausrede: Wir waren frisch verliebt, und wenn man das ist, dann hockt man ja anfangs bekanntlich immer aufeinander.

**Peter:** Ich glaube, die meisten haben das geschluckt. Und wir hatten Zeit für uns.

**Heide:** Ich habe dabei Seiten an mir kennen gelernt, wenn ich mit meinen Freunden oder mit meiner Familie darüber gesprochen hätte, hätten sie mich für verrückt erklärt. Für jemanden, der die Gefühle nicht erlebt hat, sie nicht nachempfinden kann, für den SM mit Zweifeln und womöglich Ekel behaftet ist, also für jemand, der noch nie den Rausch devoter Ekstase erlebt hat, ist es schwer nachzuvollziehen – für ihn ist es nur seltsam, wenn man sich wie ich als Sklavin verhält und solch schmerzhafte Dinge mit sich geschehen lässt.

Natürlich, es gab Momente, in denen ich mich fragte, was ich da eigentlich mache. War ich von allen guten Geistern verlassen? Die Antwort gab ich mir selbst, und sie war das Resultat meiner Recherchen, die ich zu dem Thema anstellte, und später auch der Menschen, die ich kennen lernte: Nein, ich tickte richtig. Ich war – und bin – nicht die Einzige, die so empfindet und es ist völlig normal, wenn man diese Neigungen auslebt. Wenn man Spaß daran hat – wo liegt das Problem? Ich musste mich freilich fragen, ob ich nur devot bin oder auch masochistisch. Es war ja nicht damit getan, dass ich mich in der Rolle der Sklavin wohlfühlte, die gedemütigt und erniedrigt wurde. Ich wurde ja auch benutzt, manchmal sexuell, manchmal schmerzhaft. Es blieben zwar keine Wunden zurück, aber die Schläge auf den Po oder Klammern an den Schamlippen spürte ich manchmal noch einen halben Tag lang. Das war alles andere als unangenehm. Es gibt im SM dieses geflügelte Wort vom »süßen Schmerz«. Kann ein Schmerz süß sein? Ja, er kann es. Und deswegen passte auch meine devote Ader mit meinen masochistischen Neigungen zusammen. Ich genoss es.

**Peter:** Ich ebenfalls. Ich sagte eingangs schon, vor Heide hatte ich bereits allerhand Erfahrung in Sachen SM gesammelt. Aber über das gewöhnliche Spiel »oder über die Bettkante – ging's nicht hinaus. Mit Heide war es anders. Natürlich waren die Sessions mit Heide auch nur ein Spiel ...

**Heide:** ... ein Rollenspiel ...

**Peter:** ... das wir ohne ein Wort jederzeit sofort hätten abbrechen können. Aber das wollte keiner von uns. Dazu war es viel zu spannend. Und deswegen wurde aus unserem Spiel auf einmal Realität, mit ganzer Konsequenz.

**Heide:** Ich war seine Sklavin, ohne wenn und aber. Und er war mein Herr und Meister. Wir lebten diese Rollen konsequent. Ich hatte nichts dagegen. Ich liebte ihn und da er meine Liebe auf so besondere Weise erwiderte, genoss ich jeden Handstreich, den er an mir ausführte, jeden Befehl, den er in mein Ohr flüsterte.

**Peter:** Irgendwann gingen wir auch auf Partys.

**Heide:** Es dauerte eine Weile, bis ich mich dazu in der Lage sah. Was in unseren Schilderungen nämlich so selbstverständlich und einfach klingt, war ein langer Prozess, der Monate andauerte. Natürlich genoss ich unser Rollenspiel, aber ebenso selbstverständlich war es, dass ich mir meine Gedanken machte. Davon habe ich eben schon erzählt.

Ich musste mich damit auseinander setzen, mit meinen Gefühlen, den Reaktionen meines Körpers. Wenn ich sage, es hat Peter nicht interessiert, wie ich zu SM stand und er einfach zu spielen begann, dann bedeutet dies nicht, dass wir nicht darüber gesprochen haben. Im Gegenteil, wir haben sehr viele Gespräche geführt, sind uns in allen Belangen – körperlich wie geistig – sehr nahe gekommen.

**Peter:** Was an unserer Einstellung und unserem Verhalten nichts änderte.

**Heide:** Nein, nicht wirklich. Eigentlich wurde alles nur noch intensiver. Jetzt war ich seine richtige Sklavin, mit Haut und Haaren sozusagen.

**Peter:** Und das war auch der Augenblick, in dem wir eine weitere Person in unser Spiel mit einbinden wollten.

**Heide:** Ja, es dauerte nicht mehr lange, da war ich der Ansicht, einen Versuch wagen zu können. Heute kennen wir einige andere SMler und offensichtlich taucht der Wunsch nach einer dritten Person früher oder später bei jedem Paar mal auf.

**Peter:** Allerdings war von Anfang an klar: Wer immer diese Person sein würde, Mann oder Frau, sie würde ebenfalls devot sein müssen.

**Heide:** Ja, sie musste auf jeden Fall noch unter mir stehen.

**Peter:** Was eigentlich sehr komisch ist. Was will man mit so einer Person anfangen? Aber ich hätte Heide nie einer dominanten Frau oder einem dominanten Mann überlassen können. Das wollte ich nicht, da wäre ich wahrscheinlich eifersüchtig geworden ... Schon seltsam, oder?

**Heide:** Wir sind anfangs auf eine Party gegangen. Peter kannte das schon, für ihn war die Party vertrautes Terrain und dementsprechend fühlte ich mich wohl.

**Peter:** Ich habe mich bemüht ihr zu zeigen, dass ich – auch wenn ich ihr entschiedener Meister war – nicht zulassen würde, dass ihr etwas geschah.

**Heide:** Und ich wurde nicht enttäuscht. Die Party war sehr prickelnd. Natürlich geschehen auf solchen Partys immer Dinge, von denen man sagt: »Naja, das muss jetzt aber nicht sein.« Aber das ist doch normal, da kann man hingehen, wo man will. Selbst im Restaurant sitzt am Nebentisch vielleicht ein Pärchen, dass sich streitet. Oder im Kino ein Mann, der die ganze Zeit nur mit der Nase schnieft.

**Peter:** Nichts ist perfekt ...

**Heide:** Wobei ich bei uns beiden schon den Eindruck hatte, dass wir perfekt zueinander passten.

**Peter:** Ja.

**Heide:** Es blieb nicht die einzige Party, die wir besuchten. Es muss wohl ein Dreivierteljahr nach unserem ersten SM-Event gewesen sein. Die ersten Male waren sehr interessant und angenehm; anfangs spielte Peter in Abgeschiedenheit mit mir, später dann erzog er mich vor den Augen anderer. Das war der Augenblick, in dem wir Nägel mit Köpfen machen wollten. Wir waren so weit. Die Party allerdings war nur Vorbereitung. Unsere dritte Person suchten wir mittels Kontaktanzeige.

**Peter:** Wir fanden ein Paar, das die gleiche Konstellation hatte wie wir: Er dominant, sie devot. Wir trafen uns, lernten uns kennen, erzählten uns von unseren Neigungen und Präferenzen, unseren Wünschen und Erwartungen und kamen schließlich zu der Überzeugung, es doch mal zu versuchen.

**Heide:** Wir trafen uns in dem Haus dieses Pärchens, das sich einen richtigen SM-Keller einrichtet hatte. Wir beiden Sklavinnen knieten vor unseren Herren. Das andere Pärchen begann zu spielen und irgendwann hockte die Frau über dem Bock und der Mann sagte zu mir: »Schlag sie!« Was mich natürlich verwirrte. Doch Peter nickte und forderte mich auf, dem Wunsch nachzukommen. Also tat ich es und klatschte den Stock auf ihren schneeweißen Hintern. Anfangs nur zögerlich und vorsichtig, doch je mehr mich Peter aufforderte, um so heftiger schlug ich zu. Und etwas Seltsames geschah – und das Gefühl war meinem Einstieg in die BDSM vor Monaten, ach, vor Jahren nicht unähnlich: Es gefiel mir!

**Peter:** Es gefiel ihr so gut, dass sie sich in der Folgezeit veränderte. Aus meiner Sklavin wurde eine dominante Lady, die nicht mehr fortlaufend vor mir kniete und alles mit sich geschehen ließ.

**Heide:** Das tue ich natürlich auch heute noch, einfach weil das Spiel mich nach wie vor reizt – aber ich bin auf den Geschmack der Dominanz gekommen. Seitdem switche ich.

**Peter:** Ich kann dem nichts abgewinnen. Ich habe es früher schon einmal versucht, auch Heide zuliebe mit ihr. Aber ich fühle mich nicht wohl dabei. Es ist nicht erregend, die Kontrolle über den eigenen Körper zu verlieren. Ich bin der Typ, der gerne die Kontrolle behält – und auf der devoten Seite bin ich todunglücklich.

**Heide:** Ich genieße das Gefühl, mal auf dieser, mal auf der anderen Seite zu stehen. Manchmal ist es, als wäre ich schizophren. Ein Wochenende bin ich die hemmungslose Sklavin von Peter ...

**Peter:** Das ist auch meine Bedingung. Dominieren darf nur ich sie.

**Heide:** ... und eine Woche später bin ich diejenige, die dominiert und stehe mit Peter gleichauf.

**Peter:** Was natürlich auch seinen Reiz hat und gänzlich neue Aspekte eröffnete – auch für mich, der ja in Sachen SM eigentlich schon ein alter Hase ist.

**Heide:** Wir treffen uns noch heute mit jenem Pärchen, das mich zur Switcherin machte und spielen Sessions. Meist sind die Männer außen vor und ich dominiere die Frau alleine. Dabei erlebe ich dann noch eine ganz andere, neue Komponente der Sexualität: Sex mit einer Frau. Wenn die Männer dabei sind, übergebe ich die Sklavin, nachdem ich mit ihr fertig bin, meist ihnen und sie nehmen sie noch einmal ran.

**Peter:** Und dann haben wir noch einen jungen Mann auf einer Party kennen gelernt, mit dem wir uns auf Anhieb verstanden. Er ist masochistisch veranlagt und er dient uns in unregelmäßigen Abständen als Sklave.

**Heide:** Wir treffen ihn vielleicht einmal im Monat. Er kommt dann zu uns und wir spielen. Auch dann bin ich es meist, der dominiert. Peter hält sich im Hintergrund.

**Peter:** Was ich völlig in Ordnung finde. Ich habe kein Problem damit. Ich kann ihr diese Seite der Lust nicht erfüllen. Also gestehe ich ihr zu, sie sich mit einem anderen Sklaven oder einer Sklavin zu erfüllen. Ich habe jederzeit die Möglichkeit, dabei zu sein.

**Heide:** Und dafür liebe ich ihn noch mehr. Nicht nur, dass er mir ganz neue Seiten in meinem Leben eröffnet hat, er unterstützt mich dabei, diese weiterzuentwickeln. Er hat ja nicht einmal einen großen Aufstand gemacht, als ich ihm gestand, dass ich nicht mehr nur auf der devoten Seite stehen könne, sondern auch Gefallen finden würde an der Domination.

**Peter:** Was auch legitim ist. Es ist ihre Entscheidung. Im Übrigen bin ich ohnehin der Auffassung, dass wir unser Rollenspiel nicht auf ewig hätten spielen können. Das wäre zwar traumhaft gewesen, aber wie der Name schon sagt: ein Traum. Auf Dauer wäre es nicht gut gegangen, früher oder später hätte es zu einem Problem geführt, welches auch immer.

**Heide:** Jetzt ist es zu keinem Problem gekommen, sondern wir haben unser Leben um neue Aspekte bereichert. Und das ist schön.

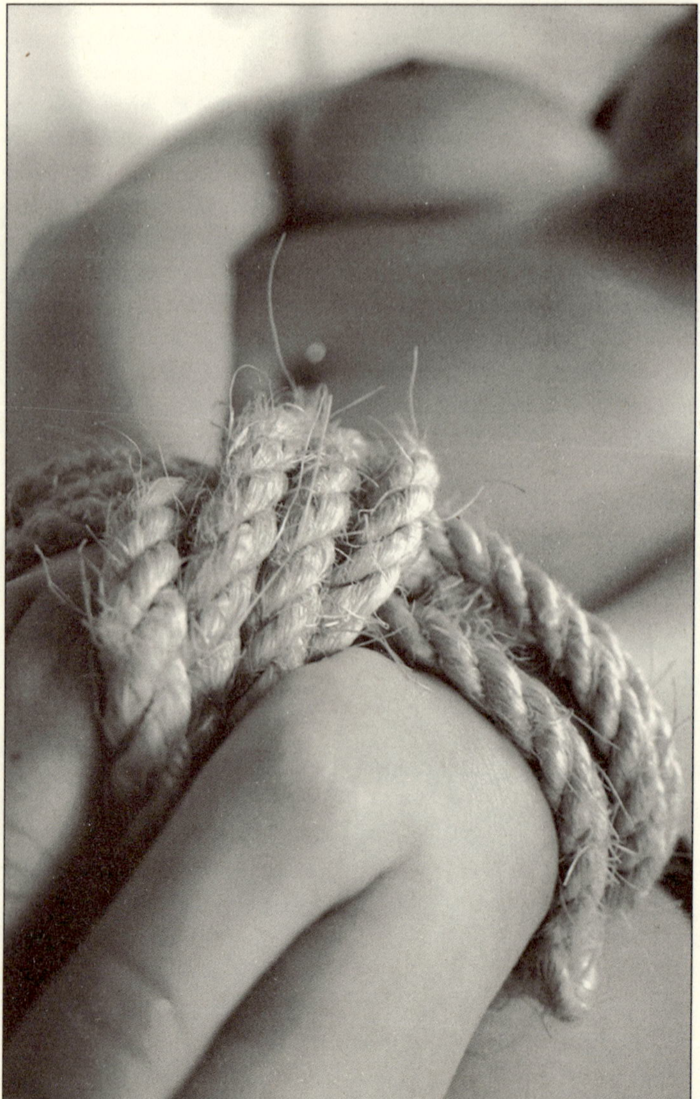

# EXTREM ANDERS

»Bisweilen macht es Freude, einen Menschen dadurch in Erstaunen zu setzen, dass man ihm nicht ähnelt und anders denkt als er.«

*Maxim Gorki*

## »LEIDER GIBT ES ZU VIELE BEZIEHUNGSUNFÄHIGE MÄNNER MIT SEHR AUSGEFALLENEN WÜNSCHEN.«

*Eva, 28, Journalistin*

Inzwischen lebe ich wieder alleine. Ich war zwei Jahre mit einem Mann zusammen. Er war anders. Doch was heißt das? Was bedeutet »anders«?

Grob zusammengefasst: Eigentlich wünschte sich mein Freund zwei Frauen zugleich. Er wollte wohl auch am liebsten zu dritt leben. Für ihn entstand der sexuelle Kick am stärksten durch das Zusehen, nicht durch das Selbst-Handeln. Er wollte mich mit einer anderen Frau sehen und beobachten oder eventuell auch mich und einen anderen Mann. Oder gleich eine ganze Orgie erleben. Für ihn war es nicht von Interesse, mich zu fühlen, zu berühren, zu küssen, zu streicheln oder zu umarmen. Oder mir seine Stöße zu geben – die wiederum *ich* dringend brauchte. Es reichte ihm, geblasen zu werden – worauf er sehr fixiert war, was ich ihm, zugegeben, auch gerne gab und klasse beherrsche ... Aber es reichte ihm auch, wenn er, während er mir und einer anderen Frau oder einem Mann zusah, es sich selbst machte. Monatelang tat er nichts anderes, als es sich selbst zu machen. Aber er sagte nicht selten, dass er dabei oft an mich dachte – aber nicht nur. Seltsamerweise hatte ich das Gefühl, mit einer anderen Frau hätte er wohl eher »richtig« geschlafen als mit mir, was ich nicht verstand und was mir wehtat.

Für mich war diese Konstellation mit einer anderen Frau unerträglich und schmerzlich, denn in der ganzen Zeit unserer Beziehung hatte ich wenig von ihm. Mein Freund war verheiratet. Er behauptete, mit seiner Ehefrau liefe nichts mehr, aber er lebte bei ihr. Ich sah ihn also nicht so häufig. Daher stellte sich mir die Frage: Wenn ich ihn schon selten sah, warum sollte ich ihn dann auch noch mit einer anderen Frau teilen?! Ich fühlte mich dabei, als ob er mich nicht wirklich wollte. Als ob ich nur Mittel zum Zweck sei. Er sagte nie, was ich eigentlich für ihn darstellte.

Insgesamt waren wir zwei Jahre zusammen – oder das, was ich »zusammen« nenne. Irgendwie waren wir nicht wirklich ein Paar. Und trotzdem bestand immer wieder eine extreme sexuelle Anziehung zwischen uns. Warum eigentlich?

Unser Dirty Talk per Telefon oder – mehr noch – per Mail war unerreicht und kein Mann machte mich je so geil. Er empfand das umgekehrt ähnlich. Wobei ihm das Phantasieren oft genügte – ich wollte es aber mit ihm tun. Aber da kam er mir nicht entgegen. Ich ging zwar auf ihn zu, er aber nicht auf mich. Meine Bedürfnisse interessierten ihn nicht, vielleicht, weil er mit seinen zu sehr beschäftigt war. Er war auf der Suche nach einer Frau, die ihm seine Wünsche erfüllte, wie es früher wohl seine Frau getan haben musste.

Ich gebe zu, ich probierte verschiedene Dinge mit ihm aus, um ihm seine Wünsche zu erfüllen. Wir trafen uns mit einem Paar. Wir bezahlten eine Frau für den Sex mit uns. Wir kontaktierten einen Mann. Dabei schickte mein Freund mich grundsätzlich immer vor. Ich sollte alles arrangieren, er blieb im Hintergrund. Manchmal war er es dann, der die eigentliche Realisierung verhinderte. Plötzlich hatte er keine Zeit ... Als ob er sich selbst im Weg stand und verhinderte, was er doch wollte. Ich hab es aufgegeben, das verstehen zu wollen. Für mich war es aber eine Achterbahnfahrt der Gefühle, bis ich zum Ende hin abstumpfte, weil ich sowieso nichts mehr von ihm erwartete. Innerlich schaltete ich ab und dachte: »Was du auch sagst, es passiert ja höchstwahrscheinlich doch nicht.«

Das alles klingt jetzt sicher so, als ob ich die Versuche mit anderen Paaren, Frauen oder Männern nur ihm zuliebe unternommen habe. Aber das stimmt nicht. Die Phantasien haben mich ja ebenfalls angemacht, nur fand ich das reale Erleben schrecklich. Ich bin davon überzeugt: Diese ganze »Paar sucht Paar«-Suche ist – wenn man sich etwas näher damit auseinander setzt – eine regelrechte Subkultur. Ich frage mich, warum so viele so etwas suchen und *was* sie eigentlich finden wollen. Schaut man nämlich genauer hin, so sind die Erfahrungen der Leute, also der Paare, meist enttäuschend. Es gibt extrem viele Fakes und es gibt viele, denen ihre Suche nichts oder nur schlechte Erfahrungen gebracht hat. Ein mir näher bekanntes Paar hat sich anschließend scheiden lassen.

Mir zumindest war es viel zu plump und das Gefühl danach schmerzlich und schal. Ich brauche etwas Subtiles, »Intelligentes«, Kreatives und Spannendes, wobei ich auch das Gefühl von Nähe und Verstehen und Vertrauen haben muss. Und etwas, das mein Gefühl berührt – weil ich sonst einfach »kalt« bleibe.

Ich habe ihn oft gebeten, mehr zu investieren, auch in eine Beziehung zu dritt oder viert. Kennenlernen, Warmwerden, Zeit. Alles braucht seine Zeit. Und Grenzen, auf die ich mich verlassen kann. Aber mein Freund hatte seine Vorstellungen, wie es ablaufen sollte. Und das sollte dann sofort und auf der Stelle passieren. Nicht mal zu zweit hatten wir je eine ganze Nacht. Wir sind nie miteinander eingeschlafen und aufgewacht ... Dann hatte ich manchmal das Gefühl, er würde mich verstehen und auch meine Grenzen akzeptieren. Aber in Wahrheit wurde ich durch diese Grenzen wohl nur uninteressant für ihn. Zuletzt redete er nämlich nur noch mit mir. Zum Sex aber habe er den Kopf zu voll – sagte er. Trotzdem wäre er beinahe mit einer anderen im Bett gelandet. Das war sehr verletzend für mich und ich zog mich seitdem nur noch weiter von ihm zurück.

Dabei gab es viele Dinge, denen ich aufgeschlossen gegenüberstand. Wenn da nur nicht seine Gefühlskälte gewesen wäre und er eben auch seinen Teil dazu beigetragen hätte. Er hätte doch nur ein wenig auf meine Bedürfnisse eingehen können. Wir hätten zum Beispiel durchaus in einen Swingerclub gehen können. Gesprochen haben wir oft darüber – und dann passierte es doch nicht. Ich glaube, alles, was nicht in seinem Sinne perfekt war, interessierte ihn nicht. Ich war nicht perfekt, denn ich stellte zuviele Anforderungen. Manchmal erschien mir sein Verhalten geradezu autistisch. Wenn er mir mehr Gefühl, Wärme und Verlässlichkeit gegeben hätte, hätte er viel mehr mit mir erleben können. Aber nur Geilheit und Lust, ohne Seele und Herz? Das war mir nicht genug. Er wollte alles und gab selber fast nichts. Schade, dass er das nicht kapiert hat, obwohl ich mich so bemüht habe, es ihm verständlich zu machen. Und seltsam, dass er mich trotzdem immer noch emotional und sexuell ansprach.

Ich glaube, mein Freund stand innerlich sehr unter Druck, wusste aber nich wohin damit. Manchmal öffnete er sich ein bisschen, dann entfernte er sich wieder für Lichtjahre. Ich hatte das Gefühl, einfach nicht gut behandelt zu werden – und das wollte ich mir nicht mehr antun. Ich hatte *nie* das Gefühl, ich könnte ihm vertrauen und mich auf ihn verlassen. Mir war, als würde ich auf Glas gehen. In diesem Sinne war er wohl nicht einmal mein »Freund«.

Weil ich ihn insgesamt so wenig verstehe, würde ich noch immer gern erfahren, warum er so ist wie er ist. Vielleicht ist sein Verhalten Ausdruck seiner Borderline-Persönlichkeit oder was auch immer? Jedenfalls zweifle ich nach allem daran, dass diese Spielart etwas Gesundes, Normales ist. Obwohl ich ihn immer so akzeptiert habe, wie er nun mal ist. Ich habe ihn auch nie verurteilt.

Ich weiß heute, dass es für mich mit Sicherheit der falsche Weg war, meine Wünsche den seinen derart unterzuordnen. Ich wollte den Mann, den ich liebte, innerlich erreichen, – nur wollte er sich gar nicht erreichen lassen. Daran hätte auch toller Sex zu viert nichts geändert, sofern es den überhaupt gibt. Ich habe in einer Buchhandlung kürzlich ein Buch mit dem Titel »Strategiespiel« gelesen und da stand sinngemäß der Satz: »Das Problem beim Sex zu dritt ist nicht die Überbeschäftigung, sondern das Gegenteil.« Wie wahr. Ich musste einmal zusehen, wie mein Freund es einer anderen besorgte und das war nicht lustig. Von Erregung keine Spur. Es war einfach nur schrecklich verletzend.

Ich gebe es zu, ich habe diesen Mann sehr geliebt und wollte einfach immer nur ihn. Aber ich werde mich nicht weiter verbiegen. Nur leider gibt es zu viele beziehungsunfähige Männer mit sehr ausgefallenen Wünschen – und zu wenige mit echten Gefühlen. Das ist alles, was ich dazu sagen kann. Mögen andere denken und tun, was sie wollen.

## »WENN ICH EINEM JUNGEN GEGENÜBERSTEHE, WEISS ICH NICHTS MIT IHM ANZUFANGEN.«

*Rosie S., 25, Web-Designerin*

Ich möchte nicht behaupten, dass ich keine Aufklärung erfahren habe. Sex wurde bei mir daheim nie unter den Tisch gekehrt. Wenn ich Fragen hatte, wurden sie mir beantwortet. Bloß wann stellt man als kleines Mädchen seinen Eltern schon solche Fragen? Da denkt man ja nicht dran. Von sich aus sprachen meine Eltern nie über Sex.

Wenn man dann ins richtige Alter kommt, in dem man Antworten braucht, naja, ist es einem fast selbst peinlich, mit den Eltern drüber zu reden. Also sprach ich mit Freundinnen, las die *Bravo* und wartete darauf, dass mein erster, richtiger Freund mir alles andere, was ich ansonsten noch wissen musste, zeigte.

Seltsamerweise warte ich noch heute darauf. Das soll nicht heißen, dass ich in der Zwischenzeit keine Beziehungen führte und sexuelle Erfahrungen machte. Nur ließen diese in meinen Augen leider zu wünschen übrig – sowohl die Beziehungen als auch die Erfahrungen. Ich hatte bis heute erst zwei Freunde und der Sex mit ihnen war alles andere als berauschend.

Meine erste, feste Beziehung war mit 17. Für mich war klar, dass ich Sex erst in einer richtigen Beziehung haben würde. Alles andere zuvor war das übliche Herumgealbere mit Jungs, ein bisschen Knutschen, vielleicht mal die Hand an meine Brüste lassen – das war's. Keine Ahnung, woher meine Einstellung kam, aber ich wollte mich für den »Richtigen« aufbewahren. Klingt irgendwie spießig und prüde, möglicherweise ist das auch der Grund für meine Hemmungen.

Zumindest war es für Kai – so hieß mein erster Freund – genauso wie für mich das erste Mal. Oft heißt es, wenn es für beide Partner das erste Mal sei, wäre das von Vorteil. So könnten sie gemeinsam nach und nach die verschiedenen Spielarten der Sexualität erkunden, ohne sich unter Druck zu setzen. Aber von Erkunden war bei uns nach dem ersten Mal gar keine Rede mehr, geschweige denn von Experimenten. Ich weiß gar nicht, wie ich auf die Idee kam, dass Kai *der Richtige* gewesen sei ... Kai war ziemlich langweilig, nachdem er das erste Mal mit mir geschlafen hatte. Wir hatten zwar regelmäßig Sex, aber es war halt auch nur Sex, gewöhnlich und unspektakulär – Kai kam auf seine Kosten, ich in den meisten Fällen nicht. Die Orgasmen, die ich in dieser Beziehung hatte, kann ich wahrscheinlich an zwei Händen abzählen. Klingt krass, ist es auch. Lange Zeit war ich sogar der Auffassung, so müsse Sex halt sein. Ich traute mich nicht, ihm zu sagen, dass er doch ein bisschen auf meinen Körper eingehen solle. Ich war auch viel zu gehemmt, um selbst die Initiative zu ergreifen. Dazu fehlte mir der Mut, vor allem aber auch die Erfahrung. Ich hatte viel zu viel Angst, etwas falsch zu machen. Also ließ ich es lieber bleiben.

Später trennte sich Kai von mir und ich erfuhr, dass er schon lange eine andere Freundin hatte, mit der er regelmäßig schlief und die offensichtlich viel mehr Engagement im Bett zeigte als ich. Das traf mich natürlich und machte mich nicht unbedingt mutiger. Im Gegenteil, es sorgte nur dafür, dass ich mich noch viel mehr in mein kleines Schneckenhäuschen zurückzog.

Das soll jetzt nicht bedeuten, dass ich ein Einsiedlerleben führe. Ich bin viel unterwegs, habe Spaß und lerne auch Jungs und Männer kennen. Allerdings strahle ich wohl irgendetwas aus, was sie einen Bogen um mich machen lässt, sobald es ums Thema Beziehung oder Sex geht. Ich wage es ja gar nicht auszusprechen: Langeweile! Ist es das, was ich ausstrahle?

Manchmal denke ich, gerade das müsste doch den einen oder anderen Mann ansprechen. Eine junge Frau, die kaum Erfahrung in Sachen Sex hat – ein Mädchen, das sie in die Kunst der Erotik einweisen müssen. Stehen Männer nicht darauf? Wollen die Männer immer nur Weiber, die's voll drauf haben und vögeln, dass sich die Balken biegen? Ich hoffe doch nicht.

Vor vier Jahren lernte ich Andreas kennen. Er zeigte Interesse an mir, wir wurden ein Paar. Aber in den ganzen zwei Jahren unserer Beziehung hat er es nicht einmal geschafft, mich zum Orgasmus zu bringen. Andreas hampelte immer zwei Minuten auf mir herum, bis er kam – und das war's dann! Wenn ich ihn darauf ansprach, meinte er nur, ich könne ja auch mal was tun ... Das war zu hoch für mich. Ich meine, ich habe doch keine Erfahrung, keine Ahnung, das hatte ich ihm von Anfang an gesagt. Mir hat es doch noch kein Mann richtig besorgt, mir hat keiner gezeigt, was ich wie zu machen habe, wenn wir in der Kiste liegen. Ich habe meinen Freunden noch nie einen geblasen. Und keiner meiner Freunde hat mir je meine Möse geleckt. Einfach den Schwanz vorne rein, fertig. Wecke ich nur das Interesse solcher Langweiler?

Die Beziehung mit Andreas zerlief im Sande. Irgendwann waren wir einfach kein Paar mehr. Sagen wir es so: Er hatte keinen Bock mehr auf mich, und ich nicht auf ihn. Seitdem bin ich auf der Suche nach einem neuen Freund, endlich mal einer, der mir zeigt, was alles in der Kiste möglich ist. Auch gegen einen One-Night-Stand würde ich mich nicht wehren, glaube ich zumindest. Dabei müsste allerdings klar sein, dass der Typ die Initiative übernimmt. Er kann mit mir machen, was er will. Aber er muss mir sagen, was ich mit ich ihm machen soll.

Bin ich deswegen prüde? Ich weiß es nicht. Vielleicht. Zumindest wüsste ich, wenn ich einem Jungen gegenüberstehe, nicht, was ich mit ihm anfangen sollte. Da bin ich echt verzweifelt, gehemmt, ängstlich. Ich krieg den Mund nicht auf, kann nicht sagen, was mir gefällt, was ich gerne wie und wo hätte. Schon seltsam, denn es ist ja nicht so, dass ich nicht wüsste, was ich mit meinen Geschlechtsorganen anfangen kann. Ich onaniere gerne. Ich habe mir zwei, drei Vibratoren gekauft, mit denen ich es mir selbst mache. Dabei habe ich meinen Körper ganz gut kennen gelernt. Ich weiß, wie ich es am liebsten mag, wo ich mich mit den Luststäben berühren, wie heftig und wie schnell ich sie in mich drücken muss. Aber sobald ein Typ vor mir steht, ist es aus mit der Bestimmtheit. Dann bin ich dermaßen verklemmt.

Dass ich inzwischen 26 Jahre alt bin und bis heute nicht einmal richtigen Sex hatte, macht die Situation auch nicht einfacher für mich, höchstens peinlicher. So kommt es mir zumindest vor.

Vor zwei Jahren verlor ich meinen Job als Webdesignerin. Vor fünf Jahren war das noch ein aussichtsreicher Job. Dann kam der große Knall, die Seifenblase mit Namen Internet platzte und bevor ich mich versah, stand ich mit vielen anderen Programmierern auf der Straße. Das hat mich ganz schön heruntergerissen, setzte meiner allgemeinen Niedergeschlagenheit noch eins drauf. Die ersten Wochen kam ich mit der Situation überhaupt nicht zurecht. Ich schrieb allerhand Bewerbungen – doch nichts. Der Markt war zusammengebrochen und das wenige, was noch an Jobs vorhanden war, war besetzt. Keine Aussicht auf Erfolg.

Da machte mir eine Freundin den Vorschlag, dass ich doch strippen könnte. Strippen? Ausgerechnet ich, die kleine verstockte Ente. Ich sah mich schon auf irgendeiner Bühne rumhüpfen und mich vor den Augen der Männer entkleiden. Nein, das klang wie ein Witz.

Meine Freundin beharrte und meinte, es wäre nur im Internet. Das war natürlich der absolute Kracher, Ironie pur: Ich, die arbeitslose Webdesignerin, strippe im Internet, ausgerechnet. Dann erfuhr ich, dass es nicht nur ums Strippen ging, sondern auch ums Chatten. Meine Freundin klärte mich über den Unterschied auf: Bei einer Live-Cam konnte der Computernutzer einen Striptease am Bildschirm verfolgen. Beim Chat konnte er vor der Kamera mittels Tastatur konkrete Wünsche zu den sexuellen Handlungen der Frauen äußern. Sie hatte bereits einige

Erfahrung im Internet-Chat sammeln können. Sie sagte zu mir: »Das ist okay! Du verdienst gut Geld.«

Nun, das war im Grunde auch das entscheidende Argument. Ich war arbeitslos, ich brauchte das Geld. Habe ich mir zumindest eingeredet. Doch ich dachte mir auch: Einsicht ist der erste Schritt zur Besserung. Vielleicht würde diese Arbeit mich und meinen Umgang mit Männern und der Sexualität vor ihnen ein wenig lockerer machen.

Ich forstete die »Zweite Hand« durch, das ist ein Anzeigenblatt hier in Berlin, und fand eine Annonce, mit der Leute für einen Internet-Chat gesucht wurden. Ich rief an und wurde zur Vorstellung geladen.

Das war eine eigentümliche Situation. Was musste ich tun? Ich musste mich erst einmal vor der Chefin ausziehen. Ausgerechnet ich kleine, naive, verklemmte Kuh. Die Chefin prüfte meine Klamotten und ob ich damit überhaupt vor die Kamera treten könne. Konnte ich natürlich nicht. Ich will nicht sagen, dass ich mit Feinripp und Baumwolle durch die Gegend marschierte, aber da meine Freunde bisher auch nicht sonderlich anspruchsvoll waren, ließ meine Raffinesse für Unterwäsche und Desssous eher zu wünschen übrig. Die Chefin meinte, sie könne sich durchaus einen Chat mit mir vorstellen, ihr gefiel vor allem meine üppige Oberweite, ich habe 75DD.

»Darauf stehen die Männer«, sagte sie.

Beinahe hätte ich gesagt: »Und warum merke ich davon nichts?« Aber die Bemerkung verkniff ich mir.

Die Chefin empfahl mir, mich zuvor neu einkleiden zu gehen. Das tat ich. Meine Freundin half mir beim Einkauf: ein paar Strings, BHs, Strapse. Und dann war ich bereits im Geschäft. Ich hockte mich vor den Computer und die Kamera. Das klingt jetzt einfach, war es aber nicht. Vor dem ersten Mal, das Ausziehen vor der Kamera, also vor Fremden, die ich eigentlich nicht sah, das war schon eine seltsame Situation. Ich meine, ich wusste, da sitzt irgendwo ein Typ vor dem PC und keult sich einen, in der einen Hand hat er seinen Schwanz, die andere Hand hat er zum Schreiben. Eine unheimliche Vorstellung, nicht ekelhaft, aber trotzdem gewöhnungsbedürftig.

Was im Übrigen auch für die Kundenwünsche galt. Ich meine, ich besitze doch keinerlei Erfahrung in Sachen Sex. Und dann plötzlich sollte ich mich vor der Kamera ausziehen und gleich auch noch an mir herumspielen? Es mag ja Frauen geben, die das bereits mit ihren Partnern ausprobiert haben, Masturbation voreinander. Vielleicht würde ihnen der Job leichter fallen. Ich habe diese Erfahrung nicht machen können, für mich war es daher eine Hürde, die ich zu überwinden hatte, mich mit der Hand zu masturbieren, noch viel häufiger mit dem Dildo, während mir jemand dabei zuschaute. Extremer waren Wünsche wie ... Fisting. Das wollten die Männer absolut sehen. Gerade die Engländer, die waren Spezialisten darin. Fisting vaginal. Anal hatte ich nur einmal!

Meine Chefin hat mir gesagt, ich soll alles machen, was ich möchte. Mehr nicht. Und wenn der Kunde etwas verlangte, was ich nicht wollte, dann konnte ich ihn an ein anderes Mädel weitervermitteln, das bei uns arbeitete. Irgendwie hatten wir für jedes Thema eine »Expertin«, sozusagen. Meine Grenze lag beispielsweise in der SM. Ich wollte mich nicht zu devot verhalten. Also wenn jemand kam und zu mir meinte: »Du kleine Drecksau!«, dann war bei mir Schluss. Dann konnte er zu einer anderen gehen.

Meine Freundin meinte mal zu mir, genau das wäre der Grund, warum die Männer nichts mit mir anzufangen wüssten. Eben weil ich so verstockt wäre und gleich peinlich berührt, wenn man mir mit Dirty Talk käme. Aber so bin ich und es fällt mir schwer, über meinen Schatten zu springen.

Die Arbeit dagegen war okay. Ich glaube, das hatte auch viel mit dem Arbeitsklima zu tun, das wir Frauen uns schufen. Das war sehr herzlich, wir waren ein richtiges Team, das sich am nächsten Tag immer wieder in die Arme fiel. Da war Wärme,

Nähe, Offenheit. Im Gegensatz zu der kalten, technischen Arbeit, die man vor Kamera, Computer und dem fremden Kunden ausführte.

Es war ja im Grunde auch nicht wirklich Arbeit. Manche behaupten, es wäre Prostitution. Nein, so würde ich es nicht nennen. Aber richtig, ich verkaufte meinen Körper. Und ich versuche ihn gut zu verkaufen. Klar, es ist Schauspielerei. Nichts anderes. Das ist Geschäft. Ein Job. Vielleicht fiel es mir deshalb so leicht. Im Wesentlichen bestand er darin, die Männer in der Leitung zu halten. Darum ging es doch. Also versuchte ich, sie in ein Gespräch zu verwickeln. Ein Gespräch braucht Zeit, und Zeit war für mich Geld. Ich versuchte immer herauszufinden, wer die Männer am anderen Ende der Leitung waren. Viele von ihnen waren Geschäftsmänner, die keine Familie, die keine Zeit haben, sich um eine Freundin zu kümmern. Solche Leute sind das, Leute, die in der Mittagspause mal schnell chatten gehen. Ungelogen, man glaubt gar nicht, wie viele meiner Kunden in den Chats sich als solche Leute vorgestellt haben. Manche hielten sich total bedeckt, aber viele gaben so viel von sich preis.

Wenn's richtig gut lief, dauerte eine dieser Sessions eine Stunde. Dann sprangen beinahe 60 Euro raus, das ist ein guter Stundenlohn. Natürlich hing das ganz alleine von mir ab, musste ich den Kunden richtig scharf machen, auch versuchen ihn hinzuhalten. Was manchmal nicht schwer war. Die Männer wollten ja schließlich was, schrieben mir, was sie sich wünschten – und das dauerte seine Zeit. Ich muss meinen String ja nicht innerhalb von ein paar Sekunden abstreifen. Ein halbwegs eleganter Strip kann schon mal ein oder zwei Minuten dauern. Das bringt alles Geld. Natürlich darf man den Bogen nicht überspannen. Deshalb versuchte ich herauszufinden, woher die Männer kamen, die am anderen Ende der Leitung saßen. Dann konnte ich ihnen ein Treffen vorschlagen. Das hielt die Typen dann noch viel länger im Chat, das Wissen, dass sie mich sogar live erleben könnten.

Und echt, es hat mich erstaunt, wie oft die Typen mich tatsächlich treffen wollten. Die schrieben mir gleich: »Wir treffen uns dann und dann auf dem Parkplatz, um zu poppen!« Ich glaube, die dachten, ich bin nur geil, den ganzen Tag über. Die schrieben mir konkrete Termine, Orte, Uhrzeiten. Und später schrieben sie mir dann, warum ich nicht gekommen wäre. Die nahmen den Chat echt ernst ... Ich muss sagen, man kriegt ein anderes Bild von Männern. Wenn ich durch die Stadt lief, dann dachte ich mir bei manchen Männern immer: »Das ist ein potentieller Kunde! Der sieht so aus, als würde er heute Abend vor dem PC sitzen und bei meinem Anblick einen keulen.«

Das wurde mit der Zeit immer schlimmer. Ich will nicht sagen, dass ich Paranoia bekommen hätte, aber es ging hart darauf zu. Ich möchte nicht wissen, worauf das alles hinausgelaufen wäre. Am Ende hätte ich in jedem Passanten einen potentiellen Kunden gesehen. Ich finde, das ist das Verhängnisvolle. Ich habe keine Ahnung, wer am anderen Ende der Leitung sitzt. Ist es der Familienvater von gegenüber? Der Bankangestellte von heute Morgen? Wer weiß das schon. Die Menschen sind heute alle durchgeknallt. Diese Ungewissheit – ich will nicht behaupten: Das war nicht mein Ding. Aber auf Dauer hätte es mich kaputt gemacht. Ich glaube, man kriegt dann Paranoia, entdeckt hinter jedem Mann auf der Straße einen der Chat-Kunden. Man bekommt Hass auf die Männer. Und das wollte ich nicht. Ich wollte doch noch Erfahrung sammeln, Spaß am Sex haben – doch mein Gefühl sagte mir, dass der früher oder später hätte dran glauben müssen. Deshalb hängte ich den Job nach zwei Monaten an den Nagel.

Wenn man mich heute fragt, ob mich diese Arbeit tatsächlich lockerer und entspannter im Umgang mit Männern gemacht hat, dann muss ich antworten: »Nein, hat es nicht.« Diese Erfahrung, die ich bei dem Strippen vor der Kamera machen musste, dieser Ekel bei dem Gedanken, von notgeilen Typen angeglotzt zu werden, während sie sich bei meinem Anblick wichsen, hat eigentlich das genaue Gegenteil bewirkt. Jetzt fällt es mir irgendwie noch viel schwerer, mich einem Mann zu öffnen. Das mag vielleicht auch nur Einbildung sein, aber zumindest kommt es mir so vor, als hätte ich noch viel mehr Hemmungen, auf einen Mann zuzugehen. Nicht selten denke ich mir: War er einer von diesen Typen, die sich im Chat einen keulen?

Zwischenzeitlich war ich zwar mit einem Typen zusammen, aber er hat sich von mir getrennt. Wir waren auch nur zwei oder drei Monate ein Paar. Im Bett lief nicht viel. Er hat nichts zu unserer Trennung gesagt, aber ich glaube, der Sex war schon ein Grund, warum er irgendwann Schluss machte.

Ich bin nach wie vor arbeitslos. Und ohne Freund. Ich bin auf der Suche. Vielleicht finde ich ja bald was. Hoffentlich.

## »DIE MÄNNER WOLLTEN SEX, ICH WOLLTE NUR SCHMERZ.«

*Cora, 30, Grafikerin*

Vor drei Jahren lernte ich ihn kennen. Nach zwei Jahren verlor ich ihn. Ich weiß nicht, was er heute macht. Vielleicht sitzt er in diesem Augenblick auf seiner Hausveranda am Meer. Das war sein Traum – ein Haus am Meer. Er verfolgt seine Ziele straight. Er hielt an seiner Karriere fest, so dass das Zwischenmenschliche dabei nicht selten auf der Strecke blieb. Er war ein ehrgeiziger Mensch. Dass aber unsere Beziehung nicht funktionierte und dass es sie heute nicht mehr gibt, das liegt an mir. Ich trage Schuld daran. Er ist weg, aus meinem Leben verschwunden. Alles ging ganz schnell. Denn ich habe versagt, auf ganzer Linie.

Das Ende der Beziehung war der Anfang meiner eigenen, ganz persönlichen Karriere. Ich habe nie aufgehört, mir die Schuld zu geben. Genauso wenig wie ich niemals aufhörte, ihn zu lieben. An diesen Gefühlen zerbrach ich.

Bereits als ich unsere gemeinsame Wohnung verließ, aß ich kaum noch etwas. Am Anfang war es noch Appetitlosigkeit, das gehört wohl zum Liebeskummer. Ich verspürte einfach keinen Hunger. Warum also etwas essen?

Später wollte ich einfach nichts mehr essen. In meinem wirren Kopf bildete ich mir ein, er habe sich von mir getrennt, weil ich zu dick sei. Natürlich war das glatt gelogen. Und wenn ich durch die Straßen gehe, stelle ich fest, dass ich auf meine Art sehr sexy bin. Natürlich bin ich das, die Blicke, die die Männer mir zuwerfen, unterstreichen es. Es gibt dicke Menschen, aber ich gehöre sicherlich nicht zu ihnen. Das sagt mir mein Verstand.

Mein Gefühl hält allerdings immer wieder dagegen. Deshalb mache ich mir Vorwürfe, dass ich nicht attraktiv genug war. Nicht für ihn. Ich hätte ihm so gerne gefallen. So sehr, dass er einfach nicht von mir hätte lassen können.

In meinen Augen war er das Ideal von einem Mann. Mein Ideal. Unsere Beziehung war schlüssig, wir teilten dieselben Leidenschaften und Neigungen, unser Sex war ausgefüllt. Er war erfüllend, alles war gut.

Doch er verließ mich und das macht mich fertig. Ich habe keinen Sex mehr mit ihm. Nun haben andere Sex mit ihm. Der Gedanke daran wühlt mich fortwährend auf. Auch deshalb bin ich heute, was ich bin. Ich komme mir so leer vor. Unausgefüllt. Ich komme mir vor wie ein Nichts.

Ich habe den Menschen verloren, den andere ihr Leben lang suchen. Viele finden ihn erst gar nicht. Ich besaß ihn und konnte ihn dennoch nicht halten, deshalb begann ich mich zu bestrafen. Auch deshalb verweigerte ich die Nahrungsaufnahme. Niemand bemerkte es. Wer kontrolliert schon, ob sein Bekannter oder Verwandter regelmäßig isst? Niemand. Und falls mich doch jemand mal zum Essen einlud, da habe ich mir anschließend kurzerhand den Finger in den Hals gesteckt. Alles ganz einfach, überhaupt kein Problem. Das Schlimme, ich fand Gefallen daran, mich selbst leiden zu sehen und zu spüren.

Wenn ich alles aus mir herausgewürgt hatte und nur noch Magensäure in die Toilettenschale tropfte, wenn meine Augen aufquollen und voller Tränen standen, mein Gesicht rot vor Anstrengung war, dann betrachtete ich mich im Spiegel und es überkam mich Stolz. Das klingt für Außenstehende verrückt. Aber ich bildete mir ein, ihn damit zu verletzen. Ich glaubte ernsthaft, ich würde ihm damit wehtun, wenn ich mich selbst kaputtmachte. Vielleicht würde er dann aufhorchen. Einen Blick zurückwerfen – auf mich. Das war mein Gedanke.

So begann ich zu jener Zeit immer mehr Gefallen daran zu finden, mich zu quälen und mich zu verletzen. Ich schnitt mir nicht die Pulsadern auf. Ich rammte mir auch keine Gegenstände in den Bauch. Es gibt Dinge, die viel mehr schmerzen – was liegt näher für jemanden, der im Sex so viel Erfüllung fand wie ich? Ich ließ mich mit dem erstbesten Typen ein, der mir über den Weg lief, und vögelte mit ihm. Ich machte mir nicht viele Gedanken darum, tat es einfach, stumpfsinnig und sinnlos. Natürlich fand ich keine Erfüllung dabei. Natürlich war der Sex übel und schlecht. Natürlich fühlte ich mich noch schmieriger und ekelhafter danach. Natürlich war es demütigend. Demütigend, weil ich mich nur benutzen ließ. Weil ich in jeder Sekunde, die ich es mit dem Fremden trieb, nur an ihn dachte. Jede Berührung, jeder Stoß, jeder Kuss war von ihm. Aber er war es nicht. Und das steigerte den Schmerz nur einmal mehr in mir. Ich hatte es so gewollt.

Nachdem ich mit dem Typen gevögelt hatte, kam ich mir wie Dreck unter meinen Schuhen vor. Das war gut, sehr gut. Ich war der festen Überzeugung, nicht mich zu schädigen, sondern nur ihn ... Deshalb machte ich weiter. Noch mehr Typen, noch mehr Vögelei. Mit wem ich dabei den Beischlaf vollzog, wie die Männer aussahen, ob sie Grips hatten oder nicht – all das war mir egal. Es war ja doch niemand wie er. Wozu also viel Mühe bei der Auswahl vergeuden? Er war der Mann meiner Träume. Die anderen waren mir egal.

Wenn das Herz und die Seele gebrochen sind, glaubt man zu wissen, dass dies nur ein vorübergehender Zustand ist. Dieser Zustand hält bei mir allerdings schon seit einem Jahr an. Von wegen: »Nach jedem Regen kommt auch wieder Sonnenschein.« Nicht bei mir.

Besonders schlimm ist es nachts. Ich schrecke oft auf, weil ich denke, ihn gehört zu haben. Dabei war es nur meine Mitbewohnerin, der Nachbar oder die Straßenbahn. Es kommt oft vor, dass ich mir mit der Zunge über die Lippen fahre und ihn schmecke. Natürlich ist das alles nur Einbildung. Wie sehr wünsche ich mir, dass es Realität wäre. Ich habe ihn in meinen Armen halten dürfen. Zwei Jahre lang. Dann war es vorbei. In solchen Momenten habe ich wieder das unbändige Gefühl, leiden zu wollen.

Meist stehe ich auf und plündere den Kühlschrank. Ich esse alles auf, was ich finden kann, um mir dann einen Finger, alle Finger oder sogar die ganze Hand in den Mund zu schieben. Alles muss wieder raus. Ich möchte doch attraktiv bleiben. Oder sogar noch schlanker werden, denn vielleicht taucht er eines Nachts tatsächlich auf. Dann wird er mitten in meinem Zimmer stehen und es wird alles wieder gut.

Solche Dinge rede ich mir ein. Obwohl ich ganz genau weiß, dass sie nie geschehen werden. Aber das ist in solchen Augenblicken der Verzweiflung egal. Ich glaube, mir ist die Realität ohnehin entglitten.

Eigentlich komisch. Ich bin mir bewusst, dass ich Mist baue. Trotzdem lasse ich es nicht bleiben. Im Gegenteil, ich mache mit einer Hingabe weiter, die ihresgleichen sucht. Ich glaube, ich habe in meinem ganzen Leben noch nie etwas mit so viel Hingabe verfolgt wie dies: mich selbst zu quälen.

Nach außen hin wirke ich – seit ich ohne ihn lebe – stark und sehr selbstbewusst. Viele meiner Freunde fragen mich sogar, warum ich mich nicht schon viel früher von ihm getrennt habe. »Du bist kaum wiederzuerkennen«, sagen sie. Dann wird es mir schwer ums Herz. Alle sehen nur die äußere Hülle. Niemand sieht, was wirklich mit mir los ist. Oder will es niemand sehen? Keine Ahnung. Sicher ist nur: Nicht ich habe ihn verlassen, sondern er mich.

Ich weiß auch nicht, wie ich auf andere wirken möchte. Ich habe keine Ahnung, warum ich mich selbst quäle und anderen gegenüber so geschickt verstelle. Warum erlaube ich mir nicht, einmal schwach zu sein? Warum lasse ich nicht zu, dass mich andere weinen sehen? Niemand sieht mich weinen. Auch nicht die Männer, mit denen ich schlafe. Die denken sowieso alle, sie wären die größten Liebhaber. Im letzten Jahr ging ich in viele Clubs, trieb mich im Internet herum und schaltete sogar Anzeigen: »Suche unkomplizierten Liebhaber.« Die Resonanz war sehr groß. Zu Anfang sortierte ich noch aus. Ich schloss zu Beginn sogar jene Männer aus, die zugaben, eine Freundin zu haben. Naja, zumindestens jene Männer, deren Beziehung erst ein Jahr lief. Ich gebe zu, zu Beginn hatte ich Skrupel. Vielleicht habe ich mich in jenen Augenblicken aber auch nur an meine eigene Beziehung mit ihm erinnert. Er liebte Sex. Er liebte die knisternde Erotik. Und jetzt lebte er sie nicht mehr mit mir, sondern mit anderen. Und ich litt darunter.

Ja, ich denke, zu Anfang fühlte ich mit den Frauen, die da von ihren Männern betrogen werden sollten. Das konnte ich ihnen einfach nicht antun. Ich wusste genau, wie sie sich fühlen mussten, würden sie erfahren, was die Partner hinter ihrem Rücken alles trieben.

Ich traf mich mit den Männern, ein kurzes Beschnuppern, dann ging es in die Kiste. Interessanterweise lernte ich entweder Männer im Alter von 23 bis 27 kennen – die explizit auf der Suche nach der schnellen Nummer oder nach dem großen Abenteuer waren – oder Männer, die 33 und älter waren. Diese Spezies war natürlich meist geschieden und hatte Kinder. Für mich waren diese Treffen ohne Bedeutung. Schneller Sex, dem ich ohnehin kaum etwas abgewinnen konnte – bis auf das schmerzvolle Wühlen in meiner Seele.

Ein Großteil der Männer erhoffte sich mehr von unseren Treffen. Von wegen »unkomplizierter Liebhaber«! Die Männer gaben sich sogar allergrößte Mühe, sie gingen mit mir aus, kochten für mich, machten mir Geschenke. Und niemand bemerkte, dass ich niemals wirklich bei der Sache war. Nicht mal beim Ficken. Zum Teil lag ich einfach nur da, aber das ging den meisten am Arsch vorbei. Mir auch. Immerhin wollte ich leiden.

Der Druck, der auf mir lastete, wurde zunehmend größer. Ich wusste kaum, wie ich ihn kompensieren konnte. So kam es, wie es kommen musste. Ich machte die Männer unwahrscheinlich an. Ich trieb sie mit meinen Reizen fast in den Wahnsinn, nur um dann meine Sachen zu packen und gehen zu wollen. Die Männer waren geil und wollten den Fick. Ich dagegen wollte nur den Schmerz. Ich wollte Leid. Die meisten Männer hielten mich, rasend vor Lust, zurück. In den meisten Fällen kam das, was daraufhin geschah, einer Vergewaltigung gleich. Ich erlebte eine. Ich erlebte mehrere. Ungezählte. Die Männer bekamen das, was sie wollten. Ich auch.

Ich wurde gegen die nächstbeste Wand geschleudert, auf den Fußboden geworfen. Oder ein herumstehender Tisch oder Stuhl musste herhalten. Es gab Schläge, manchmal sogar Tritte. Es wurde gekratzt, es wurde gebissen. Mein Körper war danach übersät von den Spuren der Gewalt, die die Männer mir schenkten: blaue Flecke, Schürfwunden, aufgeplatzte Haut. Das ganze Programm.

Trotzdem machte ich weiter, traf mich mit einigen Männern erneut. Es ging noch härter. Dann nämlich, wenn der Mann noch einen oder zwei Freunde dabei hatte. »Ah, da kommt ja das willige Miststück. Die Schlampe, die nicht genug bekommen kann.«

Das ist die Realität.

Er nannte mich auch Schlampe. Aber das war anders, die Situation war eine andere. Der Klang des Wortes »Schlampe« war bei ihm ein anderer, und mir gefiel es, wenn er mich verbal erniedrigte. Bei ihm war es nur ein Spiel, und dieses beherrschte er gut und mit Stil. Er wusste mit meinem Körper umzugehen, ich war ihm vertraut. Er wusste, was ich brauchte und wonach ich mich sehnte. Er war einer der wenigen Männern, bei dem ich schnell zum Höhepunkt kam. Er musste nicht einmal viel dafür tun. Mich erregte schon seine bloße Anwesenheit. Und wie er mich nahm. Wenn ich die Augen schließe, sehe ich ihn ganz deutlich über mir. Ich sehe, wie er mich packt und tief zustößt, diese rhythmischen Bewegungen. Ich habe die ach so vertrauten Geräusche noch heute in den Ohren. Und das nach fast zwölf Monaten!

Wenn ich mit einem Mann oder mit mehreren Männern geschlafen habe, gehe ich meist nach Hause, ich bleibe nirgendwo über Nacht. Wozu auch? Ich gehöre nicht dorthin. Ziellos laufe ich durch die Straßen, so wie ich bin. Schmutzig, stinkend, durcheinander. Irgendwann lande ich vor meinem Hauseingang, ohne eine Erinnerung daran, wie ich dorthin gekommen bin, ohne Wissen, wie lange ich überhaupt unterwegs war.

Ich wasche mich. Nicht selten stundenlang. Wenn ich meine Wunden versorgt habe, schwöre ich mir, es nie wieder zu tun. »Es ist das letzte Mal«, sage ich mir. »Ich fange noch einmal von ganz vorne an.« Manchmal überlege ich, ihn einfach mal anzurufen. Ihm einen kurzen, zwanglosen Brief zu schreiben. Aber es geht nicht, es will mir einfach nicht gelingen.

»Es ist das letzte Mal«, schwöre ich mir auch, wenn ich mir mal wieder die Seele aus dem Leib gekotzt habe. Ich schwöre, obwohl ich ganz genau weiß, dass ich viel zu schwach für eine derartige Entscheidung bin. Ich werde es ja doch wieder tun, immer wieder. Egal, welche Signale mein Körper aussendet. Außer mir wird ohnehin niemand diese Signale empfangen.

Das ist übrigens der Nachteil an einer Großstadt. Man ist stets unter Menschen und trotzdem ist man allein. Nirgendwo ist man anonymer als in einer Großstadt. Man wankt durch die Straßen, will um Hilfe schreien, lässt es aber gleich wieder bleiben. Denn alle Menschen laufen an einem vorbei. Jeder hat ein Ziel. Niemand nimmt Notiz von dir.

Andererseits: Das ist auch ein Vorteil der Großstadt. Egal mit wie vielen Männern ich ficke, ich werde sie nie wieder antreffen, wenn ich es nicht will. Und falls doch, dann ignoriere ich sie. Sie ignorieren mich auch, denn ich passe nicht in ihr »offizielles Leben«. Die meisten haben eine feste Partnerin. Haben Frauen und Kinder. Inzwischen habe ich meine Skrupel über Bord geworfen. Ich bin doch nur ein Ding, das diese Männer für ihre Zwecke benutzen. Das ist auch eine Wahrheit.

Wenn mir dieser Gedanke kommt, ekele ich mich vor mir selbst. Schon leide ich erneut. Wieder muss ich an *ihn* denken. Wie schön es war, als meine Hand in der seinen lag. Wie gut es sich anfühlte. Welch zufriedenes Lächeln auf meinem Gesicht lag. Und jetzt?

Manchmal male ich mir aus, wie es ihm wohl ergeht. Denkt er hin und wieder an mich? An unsere gemeinsame, viel zu kurze Zeit? Hat er wieder eine feste Partnerin? Mir wird schwindelig. Es verschwimmt alles. Ich kann keinen klaren Gedanken fassen, kann mir nicht vorstellen, was er vielleicht tut. Es verwundert mich nicht wirklich. Er war der Mann meiner Träume, aber er war ein Rätsel für mich. Das war er von Anfang an. Gerade das war aber das Reizvolle an ihm. Ich versuchte auch nie, ihn zu knacken. Wahrscheinlich wäre dann der Zauber, der ihn umgab, verschwunden ...

Zauber, Träume, Phantasien – diese Wörter haben schon lange nichts mehr in meinem Leben zu suchen. Ich habe das Gefühl, dass ich dem Leben nichts anderes als Leid abgewinnen kann. Ich kann einfach nicht aufhören, mich weiter zu bestrafen. Es ist schon fast ein Zwang. Ich *muss* immer weitermachen. Ich habe jedes Gefühl für Raum und Zeit verloren. Wird es irgendwann ein Ende geben? Wie könnte es aussehen? Ich vermag es nicht zu sagen. Ich will es auch gar nicht wissen, es macht mir Angst.

Ich überlege, was wäre, wenn ich die Zeit noch einmal zurückdrehen könnte. Wie weit würde ich sie zurückdrehen? Welcher Zeitpunkt wäre ein guter Zeitpunkt?

Könnte ich die Zeit um drei Jahre betrügen, würde ich mich wohl in unserer gemeinsamen Küche aufhalten. Wir hatten eine sehr schöne Wohnung, jeder beneidete uns darum. Ich würde dann auf einem Küchenschrank sitzen. Er steht mir gegenüber, an den Kühlschrank gelehnt. Bei dieser Vorstellung wird mir warm ums Herz. Das ganze Zimmer erfüllt sich mit seiner Präsenz. Mit Wärme. Aber ich sehe und höre mich nichts sagen.

Ich schaue ihn einfach an. Ich wollte, ich könnte ihm alles erzählen. Ihm mitteilen, wie sehr ich ihn mag und schätze. Ich wünschte, ich könnte machen, dass sich der weitere Verlauf ändert. Dass er mich nicht verlässt. Dass er mich nicht noch einmal diese fürchterlichen, erniedrigenden Dinge erleben lässt. Aber es geht nicht. Ich schweige ihn an, er schweigt mich an. Es ist kein unangenehmes Schweigen, aber es ist auch nicht mehr.

Doch Zeit lässt sich nicht verändern. Alles ist, wie es ist. Er ist weg und ich bin hier. Auch morgen werde ich mich wahrscheinlich wieder mit jemandem treffen. Vielleicht übermorgen. Nächste Woche. Mal sehen. Sicher ist nur: Niemand wird da sein, der mich auffängt.

Den Kontakt zu vielen meiner Freunde habe ich aufgegeben. Bei den meisten hat sich der Kontakt einfach zerschlagen. Ich glaube, sie kamen mit meinem »Sexleben« nicht klar. Manche Narben lassen sich einfach nicht verbergen.

Meine Familie stand immer hinter mir. Aber ich habe mich von ihnen losgesagt. Ich wollte mir ein weiteres Mal wehtun. Ich bin der Meinung, ich verdiene die Wärme nicht. Weder die familiäre noch die in einer Beziehung. Ich konnte sie ihm ja auch nicht geben, also – warum sollte ich sie empfangen?

Nein, meine Wut richtet sich auch nach all den Monaten nicht gegen ihn. Sie richtet sich gegen mich. Ab und zu versuche ich meine Gedanken und Empfindungen zu verarbeiten; dann beginne ich zu schreiben. Ich denke, ich habe das Zeug dazu. Aber nur für mich. Ich male dann auch. Schwarz. Alles mit schwarzer und grauer Farbe. Ich male Fratzen, groß und hässlich, mit weit aufgerissenen Augen und Mündern – wie die Männer, die hin und wieder auf mir liegen und mich zerbrechen.

## »ICH WURDE ÄLTER, MEINE PARTNER BLIEBEN JUNG.«

*Maren, 41, Künstlerin*

Ich fühle mich zu jungen Männern hingezogen. Sie sind 16, 17 oder 18 Jahre alt. Nur selten sind sie älter. Kann man noch von Knaben reden? Sicherlich nicht. Sie sind Männer, die zwar noch nicht in der Blüte ihrer Kraft stehen, aber ihre Fertigkeiten längst entdeckt haben. In meinen Augen ist das genau der richtige Zeitpunkt, um Anteil an ihrer Leidenschaft zu haben. Ist das verwerflich? Nein, und doch muss ich mir diese Frage stellen. Wahrscheinlich wäre alles halb so schlimm, wäre ich selbst in ihrem Alter. Aber ich gehe auf die 50 zu, die Jungs könnten meine Söhne sein.

Eigene Kinder habe ich nicht. Ein Kinderwunsch war da, aber es ergab sich einfach nicht. Manchmal sage ich mir, es ist besser so, dass ich keinen Nachwuchs empfangen habe. Was wäre, wenn ich einen Sohn bekommen hätte?

Ich weiß bis heute nicht, woher diese Leidenschaft kommt. Wie oft habe ich versucht, mich und meine Lust zu analysieren. Ich forschte in meiner Kindheit nach Antworten, bei meiner ersten großen Liebe, auch in meinem Elternhaus. Doch ich fand keine Erklärung, warum ich so bin. Bin ich anders? Oder genieße ich nur das, wonach sich viele andere sehnen,es aber nie auszuleben wagen? Zumindest unter den Frauen. Es wird schief geguckt, wenn eine ältere Frau etwas mit einem jungen Mann hat. »Wo gibt es denn so was? Was will der junge Bursche mit der alten Schachtel?«

Dabei haben Männer immer wieder junge Frauen an ihrer Seite – siehe Johannes Heesters. Und wie hieß der Milliardär, mit dem Anne Nicole Smith verheiratet war? Zwar wird abschätzig die Nase gerümpft, wenn man ein Pärchen in dieser Konstellation sieht, aber im Grunde hat sich jeder damit abgefunden. Es ist beinahe ein alltägliches Bild – eine junge Frau, ein älterer Mann. Und noch viel schlimmer, die meisten Männer beneiden diejenigen, die eine jüngere Liebhaberin haben. Aber wehe, ein junger Mann hat eine ältere Frau! Doch warum sollen wir Frauen uns das nicht auch erlauben dürfen? Warum sollte ich mich deswegen mies fühlen?

Schlimm genug, dass ich mich dennoch immer wieder schlecht fühle. Wie oft bin ich losgezogen mit dem festen Vorsatz, mir einen älteren Mann zu suchen. Oder einen Mann, der zumindest genauso alt ist wie ich. Aber es klappte nicht. Am Ende landete ich wieder bei den jungen, und die Jungs landeten bei mir.

Ich kann nicht mal sagen, wann ich bewusst festgestellt habe, dass ich ein Faible für junges Blut besitze. Vor zwanzig Jahren war es nämlich nichts Ungewöhnliches, dass ich mit 16, 17 oder 18jährigen liiert war – da war ich genauso alt. Doch über die Jahre wurde ich älter, meine Partner blieben jung. Das wollte mir auch mit 24, 25 Jahren noch nicht auffallen. Mit 30 begann ich mir zum ersten Mal Gedanken zu machen. Doch da war es schon zu spät. Das klingt dramatisch, irgendwie auch negativ und abwertend, als wäre mir etwas Schlimmes widerfahren.

Ich drehe mich im Kreis: Was ist so schlimm daran? Mich reizt nun mal die zarte, junge Haut, das unschuldige Lächeln, die neugierigen Augen. Die ungezwungenen Gesten. Wenn sie 16, 17 Jahre alt sind – heutzutage noch viel früher –, saugen die Jungs alles auf, was auch nur annähernd mit Sex, Lust und Leidenschaft zu tun hat. Diese Offenheit behagt mir, nicht nur, weil sie es mir einfacher macht, die Jungs kennen zu lernen.

Ich bin Künstlerin. Ich habe Malerei studiert. Mein Beruf ist meine zweite große Leidenschaft, doch entgegen allen Vorstellungen male ich weder nackte Männer noch schöne Jünglinge. Allerdings ist mein Beruf eine gute Grundlage für ein erstes Gespräch. Es fällt leicht, über das Thema Kunst in Kontakt zu treten. Auf einer Vernissage, bei einer Galerieeröffnung oder im Theater.

Mein Freundeskreis ist sehr offen im Umgang mit Sex und Beziehungen. Künstler eben. Oder Freidenker. Beides – Sex und Liebe – wird von den meisten klar getrennt. Mein Drang nach der Jugend war daher auch niemals ein Thema. Ich bin eine selbstbewusste, erfolgreiche Frau und habe keine Feinde. Zumindest nicht dass ich wüsste. Konkurrentinnen sicherlich – aber auch das ist normal und gibt keinen Grund zur Sorge.

Einige meiner Freunde arbeiten beim Theater. Sie organisieren und schreiben Theaterstücke. Ständig sind sie auf der Suche nach Nachwuchstalenten. Erstaunlicherweise gibt es sehr viele junge Schauspieler, die ein Engagement suchen. Einige sind sehr engagiert, andere verfolgen ihr Ziel nicht bis zum Ende. Und einige machen die Schauspielerei ihren Eltern zuliebe oder aus einer Laune heraus.

Manchmal werde ich zu den Proben geladen und ich schaue zu. Es kann schon mal passieren, dass wir nach einer Probe in einem Café oder einer Bar einkehren, auch die jungen Darsteller. Sie fühlen sich geschmeichelt, wenn ich mit ihnen flirte. Nicht dass ich versuche mein Schicksal zu lenken, nein. Es steigt doch nur dann jemand in das Bett einer Fremden, wenn er sich zu ihr hingezogen fühlt.

Die meisten Jungs aber erwidern meine Avancen. Es ist ja auch nicht so, dass ich hässlich bin wie die Nacht, faltig und runzlig. Nein, ich finde, ich habe mich gut gehalten und lege viel Wert auf mein Äußeres.

Für manche Jungs bin ich sogar das erste Mal. Was ist schöner, als erste sexuelle Erfahrungen mit einer reifen Frau zu sammeln? Und nicht nur das, bei vielen stellt sich auch die »Ich-habe-eine-ältere-Frau-als-Liebhaberin-das-macht-mich-zu-etwas-ganz-Besonderem«-Haltung ein. Als ob sie von ihren Freunden tatsächlich mit mehr Respekt behandelt würden. Vielleicht sind ihre Freunde auch einfach nur verunsichert, aber das kann ich nicht beurteilen. Eines steht gewiss fest: Mit mir tun sie etwas Anrüchiges, etwas nicht Alltägliches und das macht die Sache zu einem echten Abenteuer. Sicherlich ist es auch die Erfahrung, die sie an mir reizt. Die Reife macht einen Menschen attraktiv.

Wie auch immer, alles funktioniert nur so lange gegenseitige Sympathie herrscht. Denn im Grunde laufen meine Affären nicht anders als andere, »normale« Partnerschaften: Wir schaffen eine Basis, Vertrauen wird hergestellt. Warum sollte es auch anders sein?

Anders ist vielleicht, dass es bei den Jungs schneller funktioniert. Mit anderen Worten, wir kommen schneller zur Sache. Sie sind noch nicht verbraucht, nicht vom Leben verdorben. Sie sind offen, neugierig und voller Hunger auf Leben und Lust. Sie haben keine Vorurteile und noch viel weniger Ängste. Haben wir uns erst einmal beschnuppert, lade ich sie bald auf mein Grundstück ein. Sie sollen für mich Modell stehen, sich meine Arbeiten ansehen oder einfach nur ein Gespräch führen. Meist wollen sie viel mehr. Alles andere ergibt sich von selbst.

Ich habe das Gefühl, dass sie immer wieder gerne zu mir kommen. Wahrscheinlich, weil ich ein offenes Ohr habe und mich wie eine Freundin verhalte. Nein, nicht wie eine 16- oder 17-jährige Freundin, sondern wie eine Freundin unter Erwachsenen. So entsteht schon zu Beginn zu vielen der Jungs ein sehr inniges Verhältnis. Sie öffnen mir ihre Seele, das genieße ich. Denn es zeigt mir, dass sie mich ernst nehmen – und nicht als reine Fickstute betrachten. Es ist also richtig, wenn ich sage: Es entsteht ein kumpelhaftes Verhältnis.

Ich bin generell eher ein Kumpeltyp. Das war ich schon immer, weswegen ich in meiner Jugend nicht immer Glück mit meinen Partnern hatte. Eine offene, ungezwungene, freundschaftliche Beziehung ist doch für beide Parteien viel angenehmer – dachte ich. Doch einige meiner Partner nutzten diese Ungezwungenheit gerne aus. Zum Schluss betrachteten sie mich als ihr Hausmädchen oder nahmen sich die Freiheit heraus, mit anderen Mädchen zu vögeln. Da war natürlich Schluss mit Kumpelei und Freundschaft.

Doch andererseits mochte und möchte ich noch heute keine Gezwungenheit, keine Verpflichtungen, keinen Stress. Ich möchte niemanden einengen. Und niemanden bedrängen. Weder in einer Beziehung noch in einer Affäre. Auch die jungen Männer, mit denen ich meine Zeit verbringe, zwinge ich zu nichts; alles geschieht freiwillig. Weil Leidenschaft der vorherrschende Faktor ist. Leidenschaft und Lust nach dem Besonderen, bei mir genauso wie bei den jungen Männern.

Es muss also nicht Liebe sein. Ich liebe nicht jeden Jungen, mit dem ich ins Bett steige. Früher oder später muss ich ihnen ohnehin klar machen, dass unser Beisammensein nur ein Spiel ist. Ein Spiel für eine bestimmte Zeit, sozusagen ein Schauspiel. Einige haben damit Schwierigkeiten, andere verstehen das.

So war es auch bei Flin. Er war groß, hatte blaue Augen und blondes Haar. Er beeindruckte mich vom ersten Augenblick an und ich war mir sicher, er sei etwas Besonderes. Vor allem seine Augen stachen aus seiner Erscheinung heraus, sie waren hellblau. Ich hätte nie gedacht, wie viel Wärme blaue Augen ausstrahlen können, aber seine Augen taten es. Als ich mich das erste Mal mit ihm traf, ging mir nur eine Frage durch den Kopf: Was bedeuteten mir eigentlich die vorangegangenen Beziehungen? Was hatte ich in jenen Momenten gefühlt? Liebe? Wohl kaum. Aber was war es dann?

Normalerweise läuft es so ab: Ich sehe einen Jungen und will ihn haben. Das klingt schlicht, aber es sind nun mal sexuelle Bedürfnisse. Ich will seine Lust, seinen jungen Körper spüren. Aber ich will ihn auch in meinem Garten beobachten können, mich von ihm inspirieren lassen. Die meisten Jungs genießen es jedes Mal, wenn sie in meinem Garten sitzen, sich sonnen oder an schlechten Tagen in meinem Wintergarten dem Regen lauschen. Auch ich lausche dem Regen, aber auch dem Jungen und seinem

Atem, denn es zeigt, er ist lebendig, voller Leben, gierig nach den Geheimnissen dieser Welt, die er in sich aufsaugen möchte. Ich beobachte ihn, wenn er neben mir einschläft. Sein Gesicht ist rein und unschuldig. In den seltensten Fällen sind Spuren von Männlichkeit zu entdecken, richtiger, wahrer Männlichkeit; der Junge entwickelt sich erst zu einem Mann. Spätestens dann jedoch wird er uninteressant.

Bei Flin war es anders. Ich weiß nicht, ob Flin überhaupt sein richtiger Name ist. Das ist in meinen Augen auch nicht wichtig. Es ist auch nicht wichtig, wo ich ihn das erste Mal gesehen habe, wo er mich das erste Mal wahrgenommen hat. Was ich allerdings weiß, ist, dass ich nach unserem ersten Treffen direkt nach Hause gefahren bin, um die Farbe seiner Augen auf eine Leinwand zu bannen. Es ging mir nicht schnell genug, der Heimweg erschien mir unendlich lang. Selbst das Spannen der Leinwand auf den Rahmen ging mir nur schwer von der Hand. Ich war sehr aufgeregt. Was war es dieses Mal? War es Liebe?

Das in dieser Nacht entstandene Bild hängt heute im Korridor. Jeder bleibt davor stehen. Es ist so ganz anders als meine bisherigen Werke. Es ist explosiv, steckt voller Dynamik, es ist ein Farbenspiel mit den unterschiedlichsten Blautönen – nur eine Farbe ist nicht darauf zu finden. Die seiner Augen.

Als ich mit Pinsel und Tuben zu Hause vor der Leinwand saß und versuchte, mich an seine Augenfarbe zu erinnern, wurde ich fast verrückt. Ich konnte mich nicht mehr daran erinnern. Sie waren blau, natürlich. Aber was für ein Blau war es? Ich wusste es plötzlich nicht mehr. Und damit wuchs in mir der Wunsch, ihn wiederzusehen – unbedingt!

Das Schlimme war: Ich konnte mich auch nicht mehr daran erinnern, wie er hieß? Wie hieß er doch gleich? Flin? Wer hatte ihn mir vorstellt? Was hat er noch mal gesagt? Wer war er? Was machte er? Ich wusste in diesem Augenblick nichts mehr. Alles war leer. Ich war leer. Und doch so voller Gefühle, die ich nicht beschreiben kann.

Natürlich sah ich ihn bald darauf wieder. Das weiß ich noch ganz genau: Ich war sehr aufgeregt, hatte Angst davor, mich in einen Traum verrannt zu haben. Was, wenn ich bei unserem Wiedertreffen feststellte, dass er ganz anders war, als ich es mir in den letzten Tage ausgemalt hatte? Mir war, als wäre die Zeit die letzten zwanzig Jahre stehen geblieben – als wäre ich immer noch die kleine, unschuldige Maren, die ich einmal auf dem Gymnasium war.

Doch als Flin mir dann gegenüberstand, war ich die Ruhe selbst. Und anstatt auf ihn zuzugehen und ihn auf ein Glas Wein einzuladen – was ich für gewöhnlich zuerst tue –, beobachtete ich ihn. Ich genoss den Anblick. Er trug eine dunkle Stoffhose und ein weites, gemustertes Hemd. Die Ärmel hatte er lässig nach oben geschlagen und die ersten zwei Knöpfe geöffnet. Wie groß er war! Und sein Lächeln, als sich unsere Blicken trafen – umwerfend! Etwas lief in diesen Stunden anders. Wann hatte ich je zuvor einen Jungen mit solchen Gedanken beobachtet? Standen da normalerweise nicht ganz andere Dinge im Vordergrund?

Damals begann ich ernsthaft zu überlegen, welche Rolle ich eigentlich übernehme, wenn ich mich auf eine Beziehung einlasse. Bin ich die Geliebte? Nehme ich die Rolle einer Mutter ein? Ich fand keine Antwort. Ich habe auch nie mit Flin darüber gesprochen. Wozu auch? Sollte ich mich mit einem 17-jährigen Jungen über meine Situation, meine Gefühlswelt, mein Gedankenchaos unterhalten? Ich würde ihn doch damit nur überfordern. Ich selbst war in jenen Wochen überfordert. Da war etwas, was mich verstörte, dieses Gefühl. Es machte mir Angst, es war falsch, da nicht beabsichtigt.

Daher ergriff ich die Flucht. Es fiel mir schwer, Flin zurückzulassen, doch da war ich sehr egoistisch: lieber ich ihn als er mich. Und darauf wäre es früher oder später hinausgelaufen; er hätte mich verlassen. Ganz gelassen nahm er meine Entscheidung auf. Er war für sein Alter erstaunlich reif, das überraschte mich. Vielleicht hätte ich doch mit ihm reden sollen?

Wir hatten eine schöne Zeit. Ob ich jemals einem Jungen das Herz gebrochen habe? Das möchte ich nicht verraten. Doch die Dramatik, die entsteht, liegt wohl auf der Hand, wenn ein Junge aufwacht und ihm erklärt wird, dass die Geliebte nicht die wahre Liebe ist, sondern lediglich ein Rausch der Sinne. Viele Tränen wurden schon vergossen, lange Gespräche geführt.

Ich glaube, auch für Jungs ist es schwer, damit umzugehen, gerade in diesem Alter, mit den wenigen Erfahrungen und dem geringen Wissen über Sex und Liebe. Jeder kann sich an seine erste große Liebe erinnern. Oder an sein erstes Mal. Wie leicht verletzlich man damals doch war. Und wie schnell die kleine wunderbare Welt zusammenbrach, in der man lebte. Die Beziehungen, die danach folgten, waren nie mehr das Gleiche. Sie waren nicht weniger intensiv, das will ich damit nicht behaupten, aber die Empfindungen und die Hoffnungen waren niemals wieder so wie beim ersten Mal. Doch soll ich deshalb darauf verzichten? Ich habe mir die Frage schon mehr als einmal gestellt, doch diesmal habe ich eine Antwort gefunden.

## DANKSAGUNG

Der Autor möchte allen an diesem Buch Beteiligten für ihre Bereitschaft zur Offenheit danken. Ohne sie wäre dieses Buch nicht möglich gewesen.

*Extrem!* 2 wird aber nicht das letzte Buch von Christoph Brandhurst zum Thema Obsession, Piercing, Swinger und SM sein. Weitere Bücher sind in Planung. Wer also auch eine Geschichte zu erzählen hat, der darf dem Autor gerne schreiben:

*info@christoph-brandhurst.de*

# EXTREM!

## Dreiundzwanzig Frauen, Männer und Paare erzählen über ihre geheimen Obsessionen

Dieses Buch handelt von Frauen und Männern, die sich auf die Suche nach neuen Geheimnissen begeben haben. Der »normale« Sex reicht ihnen nicht mehr. Sie gehen ein ganzes Stück weiter und leben ihre Fantasien aus. Sie suchen nach dem besonderen sexuellen Kick. In dem Buch »EXTREM!« erzählen dreiundzwanzig Frauen, Männer und Paare von ihrer Lust und ihren Leidenschaften, was sie an die Grenze trieb und warum sie noch einen Schritt weiter gingen. Manche geben sich mit einem kleinen Piercing durch die Brustwarze zufrieden, mit denen sie sich von Freunden und Fremden abheben. Einigen Menschen reicht dies aber nicht. Sie forschen nach dem ultimativen Kick – und zwar in der Realität. Sie brechen auf zu neuen Ufern, sie wollen ihr Leben anders leben. Die, die ihre Lust und Leidenschaft, das Ritual der Liebe und des Lebens, im Extremen ausleben, wissen, dass sie damit auf Unverständnis stoßen – bei Familie, Freunden, Kollegen und dem Rest der Welt.

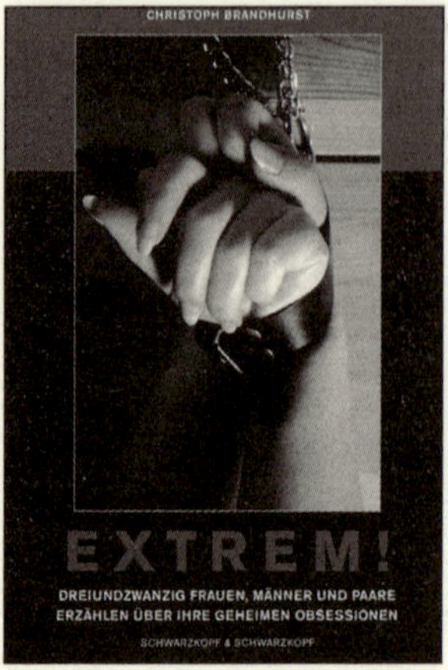


Christoph Brandhurst

EXTREM!

Dreiundzwanzig Frauen, Männer und Paare erzählen über ihre geheimen Obsessionen

272 Seiten, Taschenbuch,
ISBN 3-89602-457-4
12,90 EUR

# SM-LEXIKON

Der Inside-Führer zum Sadomasochismus. Praktiken, Personen, Literatur, Film, Philosophie und vieles mehr.

Zwischen fünf und zehn Prozent der Bevölkerung bezeichnen sich als Sadomasochisten, eine weit größere Gruppe hat Umfragen zufolge ein generelles Interesse in dieser Richtung – auch wenn diese Menschen lediglich gerne einmal eine erotische Geschichte über Herrschaft und Unterwerfung lesen oder einmal das eine oder andere harmlose Fesselspiel ausprobieren möchten. Nur schade, dass die Lack- und Lederwelt zwar für viele reizvoll, aber oft auch sehr fremd wirkt. Mit diesem Lexikon hat ein langjähriger Insider erstmals ein ebenso umfassendes wie informatives Nachschlagewerk für alle verfasst: für den Neuling in der Szene ebenso wie für den Außenstehenden, der sich z. B. als Journalist einen raschen Überblick verschaffen möchte, aber auch und erst recht für so manchen »alten Hasen«. Denn die SM-Subkultur umfasst dermaßen viele glitzernde Facetten, dass die wenigsten sich auf allen Gebieten gleichermaßen auskennen werden. Das Buch ist ein Grundlagenwerk.

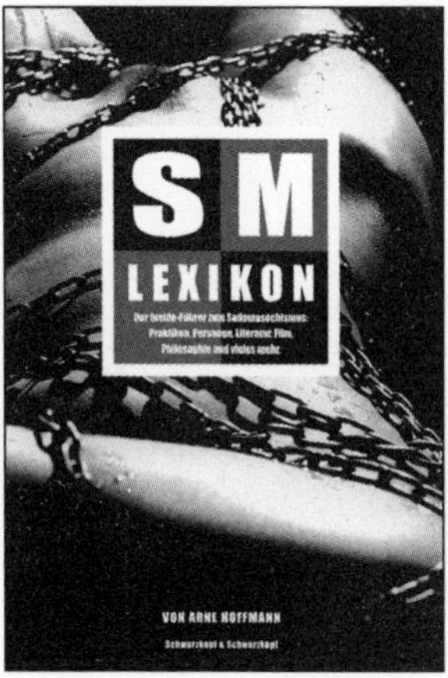


Arne Hoffmann

SM-LEXIKON

Der Inside-Führer zum Sadomasochismus. Praktiken, Personen, Literatur, Film, Philosophie und vieles mehr.

448 Seiten, 100 Abb., Taschenbuch,
ISBN 3-89602-533-3
12,90 EUR

# PIERCING INTIM

## Mein kleines Geheimnis – Ein sinnlicher Bildtextband

Schon seit langer Zeit erfreuen sich Piercings wachsender Beliebtheit. Der Körperschmuck hat sich über die Jahre zu einem gesellschaftlich akzeptierten Modetrend entwickelt. Eine ganze Generation schmückt ihre Körper mit dekorativen Piercings. Doch bisweilen bleiben sie auch ein Geheimnis. Denn unter Jeans, Anzug und Kleid sieht man ihn nicht: den Stecker durch die Brustwarze, den Prinz Albert durch die Eichel oder den Ring über der Klitoris. Aber dennoch: Das intime Piercing ist Körperschmuck, und Schmuck ist dazu da, dass er bewundert wird. In dem Buch »Piercing intim« offenbaren Menschen ihr Geheimnis. Das Buch ist in erster Linie ein Bilderbuch. Es ist aber auch ein Lesebuch. Hier erzählen Menschen über sich und ihre Beweggründe, Neigungen und Erfahrungen. Manchmal verborgen, schüchtern und anonym, manchmal aber auch offen und unbefangen.

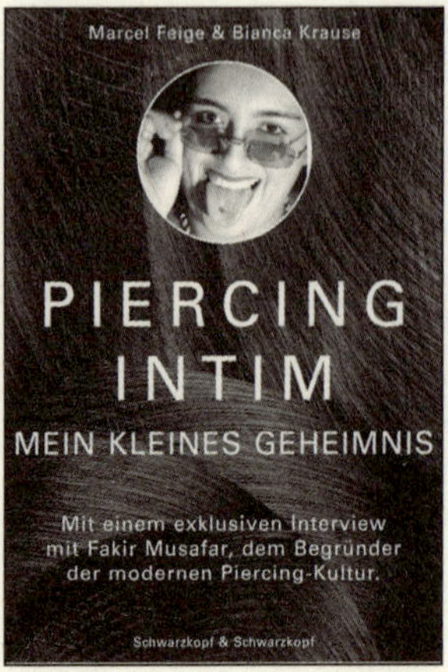


Marcel Feige & Banca Krause

PIERCING INTIM – MEIN KLEINES GEHEIMNIS

Ein sinnlicher
Bildtextband

320 Seiten, 300 Abb., Paperback auf Kunstdruckpapier,
ISBN 3-89602-446-9
29,90 EUR

# DER KICK IM KOPF

Protokolle und Interviews über die
Lust am erotischen Unterwerfungsspiel

Für viele Menschen ist Sexualität etwas Körperliches, für andere jedoch beginnt wahre Erotik im Kopf: Entstehen doch dort ihre Phantasien, ihre geheimen Wünsche und Begierden. Oft gehen dabei Wirklichkeit und Traumwelt ineinander über und die Betreffenden brechen aus ihrem Alltag aus, indem sie sich in kühnen Rollen neu erfinden. Der Kick im Kopf, das ist für sie jener Kitzel, bei dem die Seele, die Gedanken und Phantasien eine größere Rolle spielen als der Unterleib. Das Buch stellt einige dieser Menschen vor und schildert, wie sie ihre Sexualität auf psychischer Ebene erleben. Es verrät, warum für manche Frauen wie Männer in der Versklavung Freiheit liegt und in der Herrschaft eine Form von Zärtlichkeit. Dabei berichtet es über die Höhenflüge und über die Abgründe. Es nimmt die Befragten mit ihrem ganzen Wesen ernst und zeigt ihre Hoffnungen ebenso wie ihre Ängste, Stunden des Zweifels ebenso wie Stunden der Erfüllung.

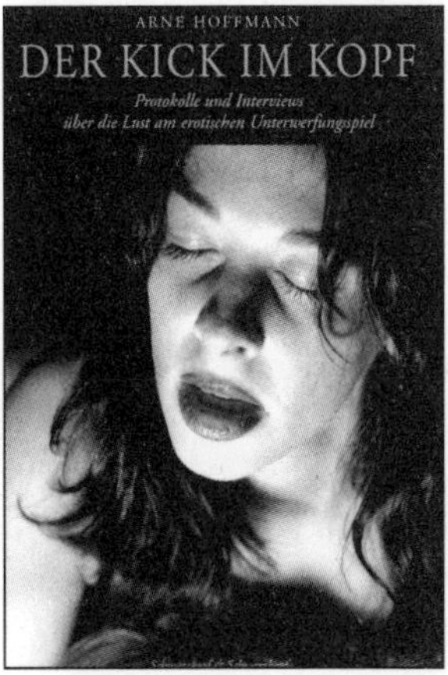


Arne Hoffmann

DER KICK IM KOPF

Protokolle und Interviews
über die Lust am erotischen Unterwerfungsspiel

304 Seiten, Taschenbuch,
ISBN 3-89602-455-8
9,90 EUR

# ICH BIN MEINES VATERS SOHN

## Geschichten von Männern zu einer ganz besonderen Beziehung

Jeder Sohn hat ihn: einen Vater. Ob leiblich oder sozial, dauerhaft oder temporär, gemocht oder abgelehnt. Für manche ist er Lehrer, Freund, Begleiter, für andere Unterdrücker und Despot. Und egal, ob der Vater anwesend ist oder aufgrund von Trennung nicht – der Vater ist eine grundlegende Bezugsperson, in Anziehung wie Abstoßung. Jahrtausende lang war der Vater der Ernährer und »Bestimmer« in der Familie und gab diese Rolle an seinen Sohn weiter. Heute bricht dieses Verständnis – durch veränderte Gesellschaftsbedingungen und vor allem durch die Frauenbewegung – allmählich auf. Daraus entsteht eine Reihe von Fragen: Wie sieht ein »modernes« Verständnis von Vaterschaft aus? Können Väter noch Vorbilder sein? Wollen Väter überhaupt Vorbilder sein? Einige Söhne treten in Vaters Fußstapfen, andere grenzen sich bewusst ab. Die Geschichten in »Ich bin meines Vaters Sohn« spiegeln die Bandbreite der Beziehungsgeflechte von Vätern und Söhnen wider.

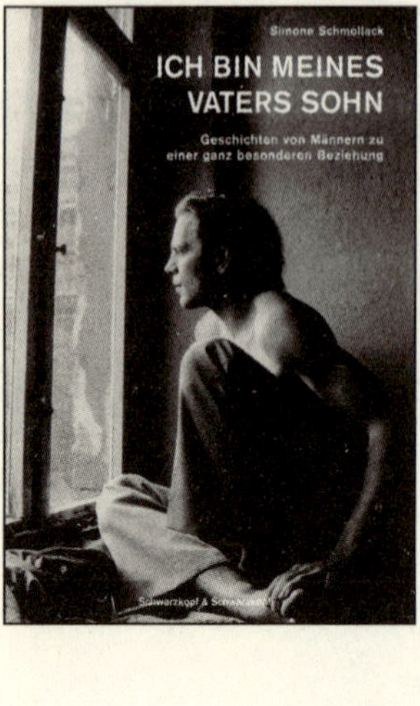


Simone Schmollack

ICH BIN MEINES VATERS SOHN

Geschichten von Männern
zu einer ganz besonderen Beziehung

272 Seiten, Taschenbuch
ISBN 3-89602-429-9
12,90 EUR